12주에 완성되는
슬림한 요가

여동구, 이정은 지음

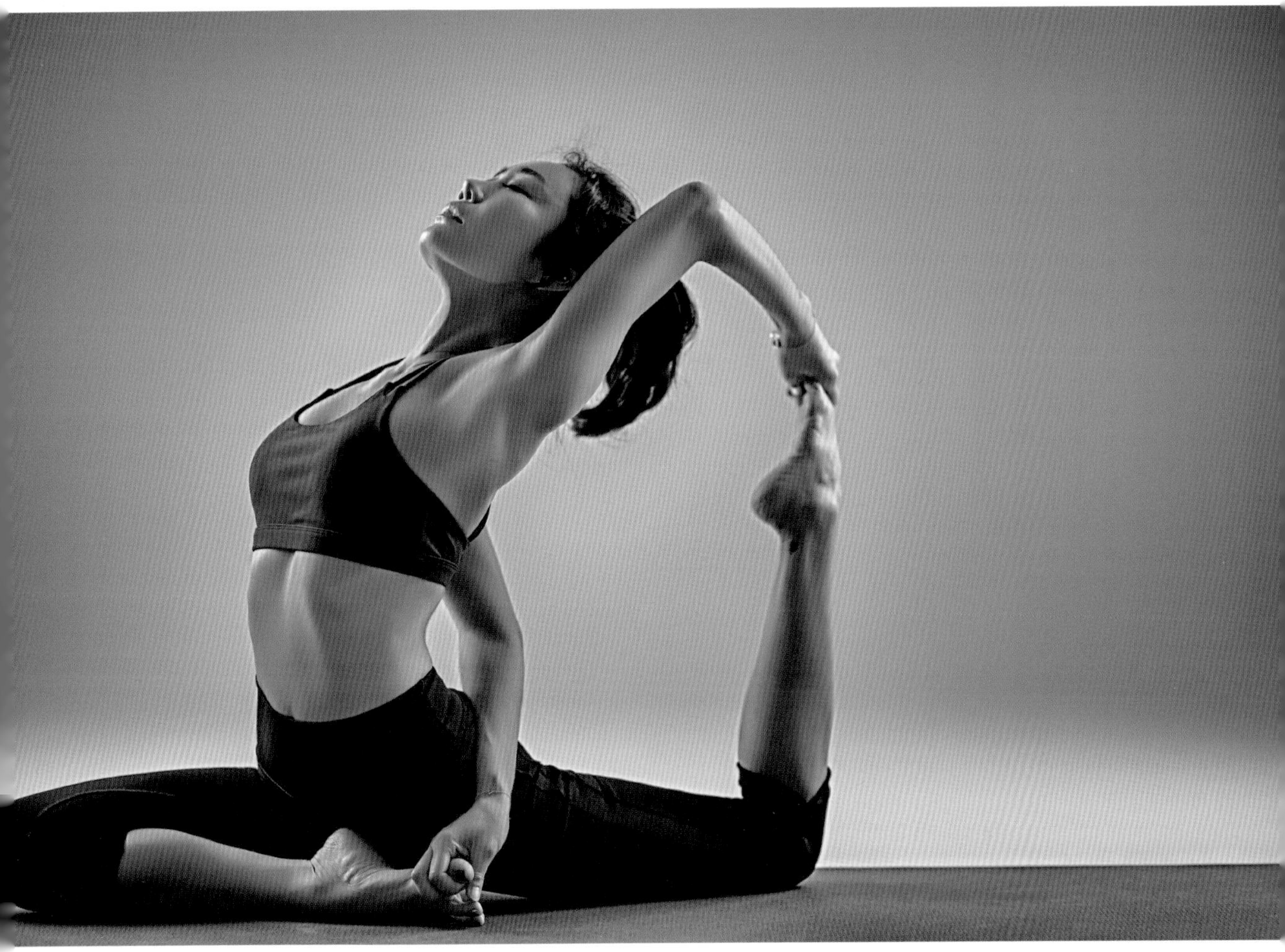

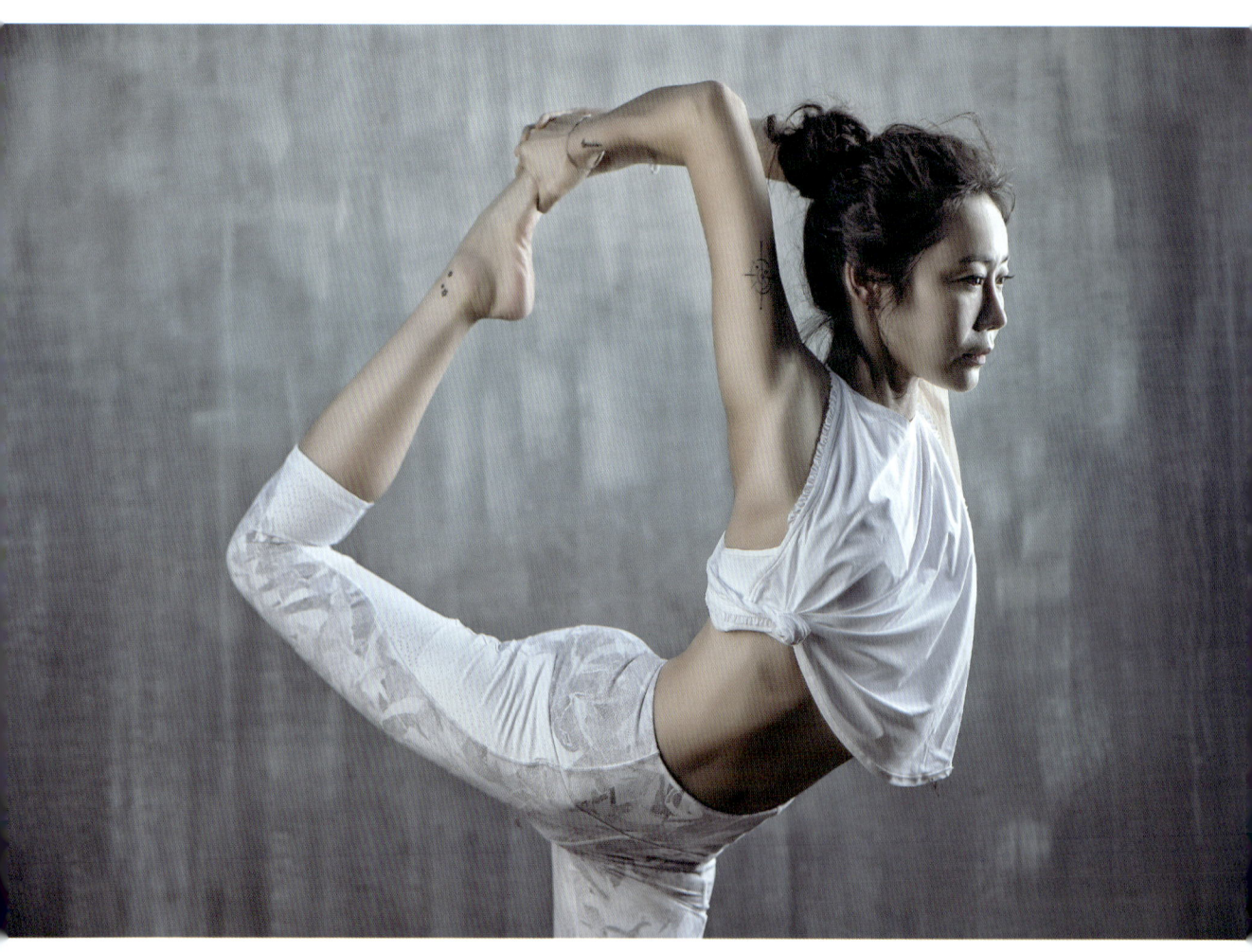

Introduction
; Jeong Eun's Letter

대한민국에 사는 대부분의 여성들은 새해가 되면 늘 하는 결심이 있죠.
하나는 영어, 또 하나는 다이어트!

저 역시 우리나라에 살고 있는 여자 중 한 명, 새해만 되면 항상 똑같은 새해 계획을 하곤 했습니다.

여러분들도 그렇지 않나요? 그런데 쉽지 않죠?

요가를 처음 접했을 때를 상상해 봤어요.

저의 첫 직업은 아이들을 가르치는 선생님이었어요. 늦은 시간까지 일을 하고 다음 날은 늦잠자고 계속 이렇게 살아왔어요. 쉼이 무엇인지 모르면서…….

보여지는 모습만 망가진 게 아니었어요. 건강뿐 아니라 마음까지 상처투성이었던 저, 그때 만난 것이 요가였어요.

밖에서 받은 스트레스를 매트 위에 쏟아내고 나면 마음이 그렇게 편할 수가 없었어요. 마음이 편안해지니 건강도 좋아졌고 건강이 좋아지니 겉모습 또한 달라지기 시작했습니다.

예쁜 몸, 슬림한 몸 갖고 싶으시죠?

나이가 어려도, 나이가 들어도,, 결혼을 하고 출산 경험이 있으신 분도, '여자는 무덤에 들어가기 전까지 여자다.'는 옛말도 있듯 대부분 여성분들은 예뻐지고 싶다는 마음이 크다고 생각합니다.

건강뿐 아니라 마음까지 치유되는 요가! 하면 할수록 점점 빠져드는 요가! 누구나 쉽게 할 수 있는 요가!

유명인도 연예인도 아닌 지극히 평범한 일반인 저의 이야기 한 번 들어보실래요? 그렇게 어렵지 않아요. 여동구 선생님이 알려주시는 슬림한 요가, 지금부터 시작해 볼까요?

동구가 알려주는 슬림한 요가 이정은

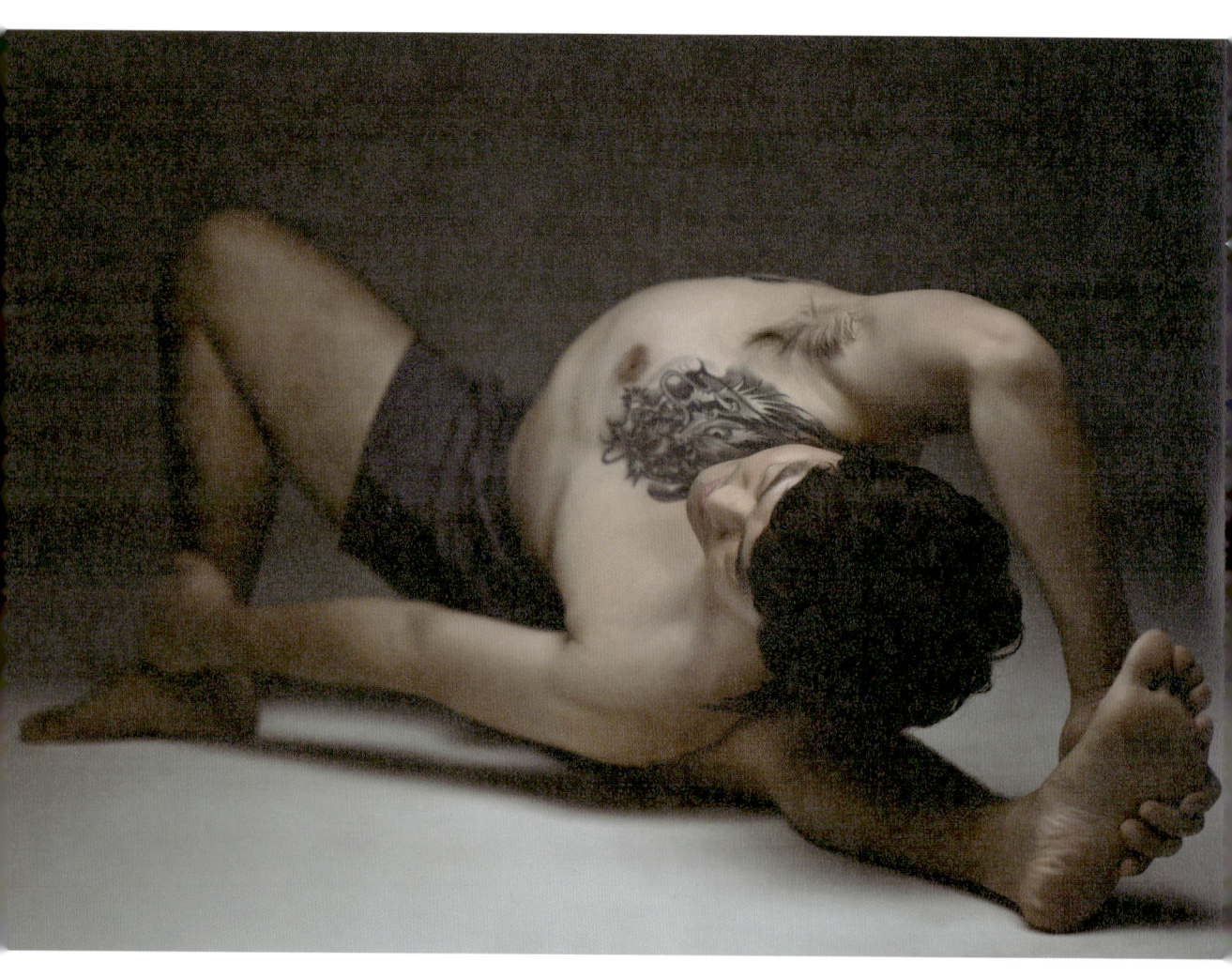

Yeo Dong Goo's Letter

나마스테!

아마 요가를 떠올리면 '요가는 스트레칭이다.' 이렇게 생각하시는 분들이 많을 겁니다. 스트레칭으로 설마 살이 빠질까? 하고 생각하시는 분도 계시리라 생각해요. 대부분 그렇게 생각하지 않았나요?

사실 요가는 종류가 참 많아요. 하타요가, 인요가, 양요가, 빈야사요가, 나우플로우요가, 아쉬탕가요가 등 종류가 많아요. 인요가처럼 편안하게 몸을 이완하고 긴 홀딩으로 하는 요가수업도 있지만, 빈야사나 아쉬탕가요처럼 근력을 많이 필요로 하는 요가수업도 있어요.
근력을 많이 필요로 하는 수업은 땀도 많이 나고 엄청 힘이 들어요.

요가는 분명 일반 운동과는 차이점이 있어요. 요가를 운동이라 표현하지 않고 수련이라고 하는 것만 봐도 그렇죠. 의식, 호흡 등 보통 운동을 하면서 생각히지 않는 부분까지 우리는 가지고 가야 해요. 의식을 집중하고 호흡을 제대로 한다는 것이 쉬운 일은 아니지만, 분명한 건 여러분 요가로 살을 뺄 수 있다는 것! 그리고 건강하게 살을 뺄 수 있다는 것!

매년 해마다 살과의 전쟁, 우리 다들 하고 있잖아요. 비밀이지만 저도 살과의 전쟁을 늘 하고 있답니다.
요가로 '살' 뺄 수 있어요. 그럼요. '슬림한 몸매' 만들 수 있어요.

지금부터 제가 이정은 원장님과 함께 알려드릴게요.
슬림한 몸매를 위한 다이어트 요가, 함께 시작해 봐요.

동구가 알려주는 슬림한 요가 여동구

요가란 무엇일까요?

요가라는 말의 어원부터 살펴볼까요?

요가는 '말을 마차에 묶다'는 뜻의 산스크리트어인 'Yuj'에서 유래했어요. 여기서 '마차'는 인간의 육체, '말'은 자유 분방한 마음, '마부'는 영혼(순수정신)을 의미하며 우리의 몸과 마음을 통제하는 것이 바로 요가에요. 산스크리트어에서 '요가'란 단어는 '모든 형태의 연결'을 표현하기 위해 사용되어졌어요. 몸의 움직임과 호흡, 몸과 정신의 연결, 자아와 초월의 존재와의 연결 등 다양한 형태의 연결을 표현하기 위해 사용되어 졌어요.

그럼 요가란 뭘까요?

위대한 현인 파탄잘리는 요가에 대한 정의를 이렇게 내렸어요. "Yoash chitta vrtti-nirodha(요가쉬 칫타 브리띠니로다) - 요가는 요동치는 마음의 활동을 잠잠히 하는 것이다." 마음의 작용을 없애고 늘 한결같이 한다는 뜻이겠죠.

그렇지만 요가에는 하나의 정의만 있는 것이 아니에요. 요가를 통해서 진리를 경험하려면 전통적인 요가의 의미를 알아야 함은 물론, 우리의 경험과 이해가 투영된 각자의 요가의 의미를 되새겨 봐야 해요. 만약 우리가 직관력과 창의력을 발현하는 우리 안에 있는 무궁한 가능성을 주는 존재와 연결하고자 한다면 요가의 참된 의미가 무엇인지 숙고해봐야 할 거에요.

잠재 의식을 깨우고, 고등존재 혹은 초월의 존재와 우리를 연결시키고자 하는 수많은 요가적인 방법론과 수행론들이 존재해요. 대표적인 예로 탄트라, 만트라, 쿤달리니, 박티, 즈나나, 카르마 등 다양한 요가의 형태들이 있지요. 어떤 요가는 동작적인 측면(아사나)를 강조하고, 어떤 요가는 호흡(프라나야마)를 강조하며 그 외에도 에너지 컨트롤(무드라와 반다), 몸과 마음의 정화(샤트 카르마), 명상, 만트라 챈팅 등을 강조하는 등 다양한 모습들을 보이고 있지요.

    각 형태의 요가는 자신들이 추구하는 방법론과 수행법들을 강조하긴 하지만, 모든 형태의 요가가 궁극적으로 추구하는 바는 더 큰 깨달음과 초월자와의 연결로 동일하답니다. 수행자들의 가는 길이 다를 뿐 목적지는 같다는 걸 알 수 있어요.

    요가가 처음 보급되기 시작한 초기에는 동작과 호흡적인 측면을 강조하여 미용과 건강을 위한 운동이라는 개념이 널리 퍼지게 되었고, 그로인해 신체적 움직이만을 강조했던 과거의 형태에서 벗어나 요가의 정신적인 수행에 많은 사람들이 관심을 갖기 시작했어요.

    시간이 지나 요즘은 건강에 대한 정의도 많이 변했어요. 신체적인 움직임만을 강조했던 과거의 형태에서 벗어나 요가의 정신적인 수행에 많은 사람들이 관심을 갖기 시작했죠.

    오늘날에는 요가가 신체와 정신의 균형을 통해 심신의 건강을 추구하는 수행방법으로 인식하게 되었고, 요가 수행을 통해 자아를 발견하고, 마음을 다스려 좀 더 나은 삶을 살기 위한 수단으로 요가를 활용하고 있어요.

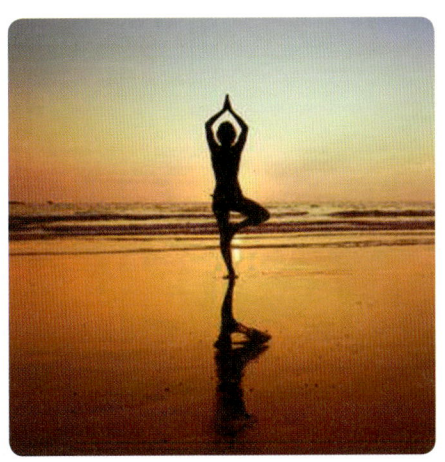

요가의 종류에 대해 알아보아요.

*카르마 요가(Karma yoga) - 행동의 요가

행동의 요가로써 외향적인 성격에 적합한 요가입니다. 사심을 버리고 결과에 치우침 없이 행동 하기를 바라며, 행동에서 오는 결과를 신에게 맡김으로써 결과로부터 자유로워질 수 있어요. 바른 앎 보다는 바른 행을 강조한 요가이며 '바가바드기타'는 카르마 요가를 강조한 경전이랍니다.

카르마(Karma)는 업을 의미하며 불교의 윤회 사상과도 연결되어 있습니다. 그러나 불교의 윤회 사상은 이생에서 윤회의 고리를 끊을 수 있지만, 힌두교의 윤회 사상은 이생에서 고리를 끊을 수 없으니, 그냥 인정하고 살아야 한다는 차이점이 있습니다.

*박티 요가(Bhakti yoga) - 신에 대한 헌신과 사랑의 요가

헌신의 요가로써 감성적인 사람에게 적합합니다. 박티 요가의 핵심은 '사랑'이에요. 신은 사랑의 화신이에요. 진정한 헌신자는 기도와 예배를 통해 신을 찬양하고 신에게 모든 것을 바치는 무조건적인 사랑을 중요하게 생각하죠. 우주, 자연, 신, 절대자의 원리나 섭리와 법칙과 질서에 복종하고 헌신하는 길을 통해 구원받으며 깨달음을 얻고자 하는 요가입니다.

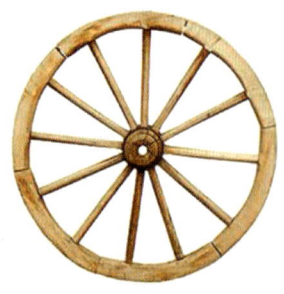

www.alamy.com · E7AM3Y

*즈나나 요가(Jnana yoga) - 지혜와 지식의 요가

배움, 지식, 지혜의 요가입니다. 무지로부터 벗어나는 것이 진아(眞我)에 이르는 길이며, 인간의 고통은 무지와 무명으로부터 생겨나는 것이기 때문에 정지(바른 앎, 바른 이해)를 통해서 괴로움에서 벗어나 깨달음에 도달하는 요가입니다.

베단타 철학에 따르면 즈나나 수행자는 본성을 깨닫기 위해 지성을 사용합니다. 즈나나 요가는 우리가 우리의 안과 밖을 다르게 보는 것처럼 우리 자신은 신으로부터 분리되어 있다고 생각합니다. 결국 즈나나 요가 수행자들은 지성을 통하여 신과 하나 됨을 깨달을 수 있다고 생각합니다.

또한 다른 요가에 통달해야 즈나나 요가를 수행할 수 있다고 생각합니다. 왜냐하면 이기적이지 않고, 신에 대한 사랑이 넘치며, 강한 몸과 마음이 없이는 진정한 자아를 찾기 어려울뿐더러 잘못하면 공허한 망상에 빠지기 쉽기 때문에 몸과 마음을 강하게 만들고 난 뒤 구도자의 길을 가려는 자세로 임해야 합니다.

문제는 머릿속 이론과 상상력으로 풀어가는 요가이기 때문에 오류가 많을 수 있습니다. 다양성을 가지고 주의를 갖고 수행해야 문제가 생기지 않습니다.

*라자 요가(Raja yoga) - 응념, 정려, 삼매에 관한 요가

몸과 마음을 과학적으로 통제하며 요가의 최상의 길(王道)이라 부릅니다.

명상요가로써 마음의 평온을 찾고 지혜를 얻으며 해탈의 경지를 추구합니다. 라자는 '왕'이라는 뜻을 갖고 있으며, 모든 요가의 궁극적인 종점은 라자 요가로 귀결됩니다.

몸과 마음의 에너지를 영적인 에너지로 바꾸어 생각의 흐름을 통제합니다.

결국 마음을 다스려 육체를 다스리는 것은 라자 요가이며, 육체를 다스려 마음을 다스리는 것은 하타 요가라고 볼 수 있습니다.

요가의 8단계에 대해 들어보셨나요?

요가 수트라 경전의 저자 현인 파탄잘리는 몸과 마음의 정화를 위해 요가의 8단계를 정리하였습니다. 총 8 단계로 구분되어지는 수행법은 우리 몸과 마음의 에너지를 영적인 에너지로 바꾸어 궁극적인 깨달음으로 인도하는 요가 수행 체계 중 하나입니다.

1단계 야마(Yama)

야마는 하지 말아야 할 규범으로 비단 요가뿐 아니라 우리 삶의 전반에 영향을 미치는 요가철학의 기본이라 할 수 있습니다.. 야마는 아힘사(Ahimsa), 사트야(Satya), 아스테야(Asteya), 브라마차리아(Brahmacharya), 아파리그라하(Aparigrha) 총 다섯 가지 규범으로 이루어져 있습니다.

이 중 첫 번째 '아힘사'는 요가수트라 실수품 제35절에 '불살생이 확립되면 그의 앞에서 적의가 포기된다'고 하여 불살생, 나아가서는 비폭력을 지향합니다. 이를 글자 그대로 생명체에 폭력을 가하지 않는 정도로 해석할 수도 있지만, 좀 더 깊게 생각해 보면 정신적인 폭력도 포함된다고 할 수 있습니다. 사랑을 나누고 좋은 말과 맘만 나누기에도 아까운 순간을 아픔으로 물들이지 말았으면 합니다. '아힘사'의 큰 뜻은 사랑에 있다고 생각합니다.

두 번째 '사트야'는 요가수트라 실수품 제36절에 '거짓말을 하지 않은 결과에 대하여 불망어가 확립되면 행위와 그 결과가 일치한다'하여 정직함을 지향합니다. 즉, 말과 행동이 정직하면 그 말에 따른 행동과 결과가 일치하여 이루어진다는 것입니다. 이를 위해서는 정직하고 진실된 자세로 수련에 임하는 것이 중요합니다.

세 번째 '아스테야'는 요가수트라 실수품 제37절에 '도둑질 하지 않은 결과 대하여 불투도가 확립되면 모든 재물이 그에게 모인다'라 하여 도둑질 하지 말 것을 지향합니다. 즉, 타인의 것을 탐하지 말고 자신의 노력으로 자신의 땀의 대가로 살 것을 말하는 것이다. 나의 언행 하나하나가 한 우주를 흔들어 놓을 수 있다는 것을 마음에 새기면서 행동한다면 '아스테야'를 지킴에 있어 한 걸음 더 다가갈 수 있을 것입니다.

네 번째 '브라마차리아'는 요가수트라 실수품 제38절에 '정결이 확립되면 정력을 얻는다'라 하여 금욕과 절제를 지향합니다. 즉, 진리에 입각한 생각과 행동을 통해 욕구를 절제하고 수행하기를 강조하고 있습니다. 건강하게 킬 수 있도록 절제함이 발현시중요합니다.

다섯 번째로 '아파리그라하'는 요가수트라 실수품 제39절에 '탐이 확립되면 전생의 상태를 그대로 알 수 있다'라 하여 무소유를 지향합니다. 무소유라 해서 글자 그대로 아에 소유하지 않는 것이 아니라 자신에게 필요한 만큼만 원하고 취할 것을 말하는 것입니다. 물질적으로 너무도 풍요로운 현대 사회에서 아마도 가장 지키기 힘든 덕목 중 하나가 아닐까 싶습니다. 타인과 비교하거나 집착하지 않고 온전히 내 것에 만족하고 그 이상은 부족한 사람과 나눌 수 있는 나만의 선을 찾기 위해 노력해야 할 것입니다.

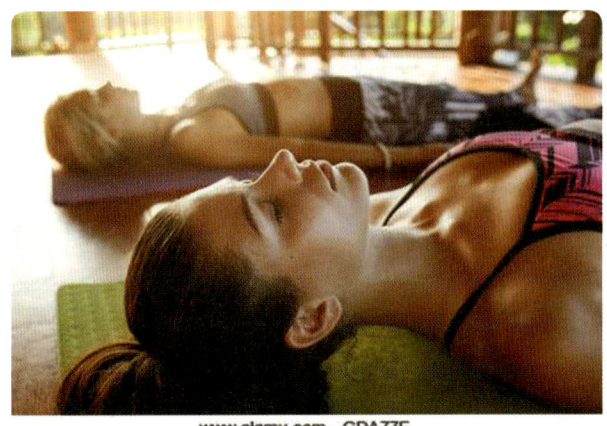

2단계 니야마 (Niyama)

야마와 니야마는 요가의 기본철학으로 조금 다른 방향으로 우리에게 수련의 길을 제시합니다. 야마가 외적인 관계를 맺고 삶의 전반에 영향을 미치는 것에 대한 규범이라면, 니야마는 나 자신의 내면과 몸을 수련하는 것에 대한 지침입니다. 이처럼 니야마는 개인의 몸과 마음을 정화하고자 할 때 지켜야 하는 권장사항으로 샤우챠(Saucha), 산토샤(Santosha), 타파스(Tapas), 스와디야아(Svadhyaya), 이쉬바라 프라디하나(Ishvara Pranidhana) 총 다섯 가지로 이루어져 있습니다.

이 중 첫 번째로 샤우챠는 순수와 청결 등 정화됨을 의미하여 깨끗이 정화된 신체, 착한 마음 등이 샤우챠에 해당합니다. 신체 외부는 깨끗이 씻어 청결을 유지하고 신체 내부는 크리야나 식습관의 개선을 통해 정화할 수 있으며, 에너지는 호흡을 통해서 안정을 찾도록 정화합니다. 샤우챠의 과정을 통해 정화된 몸과 마음으로 수련을 하면 신체와 정신이 조화를 이루게 되고, 에너지가 막힘 없이 흐르는 데 도움이 됩니다.

두 번째 산토샤는 만족감을 의미하여 필요한 것 이상을 원하지 않고 가진 것에 감사하는 만족을 뜻합니다. 육체적으로는 과장된 행복이나 쾌락을 추구하려 하지 말고, 감정적으로는 어느 한 쪽에 치우치는 강한 호불호를 느끼지 않기 위해 수련해야 합니다. 우리의 삶은 긍정적인 일이 가득하기도 하고, 때로는 부정적인 일들로 가득 차기도 합니다. 요가를 수련하는 사람은 이런 변화에 휘둘리지 않고, 현재 내가 가진 것이나 내가 처한 상황에서도 만족할 수 있어야만 합니다. 이처럼 모든 것을 그대로 받아들이기 시작하면 그 이상에 대한 필요를 느끼지 않게 되고, 가진 것에 대한 고마움을 느끼게 되어 이미 가진 것만으로도 충분하다는 것을 알게 됩니다.

세 번째 타파스는 열, 태워짐을 의미하며 고된 수행이나 노력을 뜻합니다. 타파스는 산토샤를 보완하기 위한 수행법 중 하나로 우리가 만족에 도달할 수 있는 좀 더

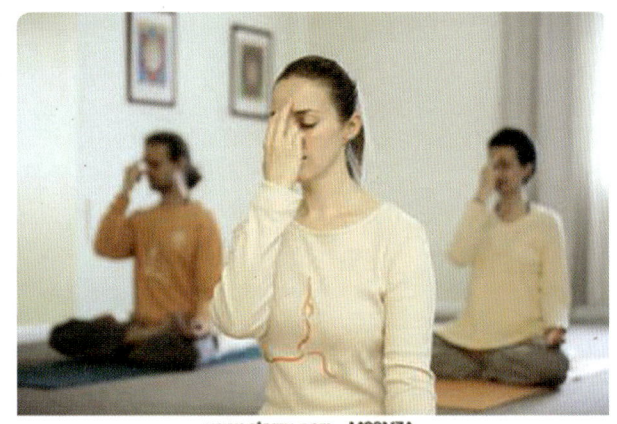

구체적인 방법을 제공합니다. 어떤 물질이 불과 결합하면 형태나 성질 자체가 변하듯이 우리의 신체, 정신과 에너지도 수련을 통해 열을 내며 변화합니다. 또한, 타파스는 불타오르는 집중을 의미하기도 한다. 설왕설래하지 않고 자신이 갖고 있는 신념대로 수련하며 의지력을 바탕으로 요가를 수련하는 것도 타파스가 내포하고 있는 뜻입니다.

네 번째 스와디야야는 자기탐구를 의미하며 영적인 수련을 뜻합니다. 아사나을 통해 우선 신체를 수련하고, 차크라 에너지나 호흡법 수련과 라자에 대해 공부하며 에너지와 정신적인 수련을 겸합니다. 스와디야야에 있어서 가장 중요한 수련은 무엇보다도 내면을 바라볼 수 있는 명상에 있습니다. 아사나, 차크라, 호흡 등을 통해서 점차 자신을 알아가고, 더 가까워지며, 관찰하고 주시하는 능력이 향상되어 결국에는 명상을 통해 온전한 나 자신을 바라 볼 수 있게 되는 것입니다. 불변하는 진실과 지혜가 담긴 가르침을 담고 있는 경전을 읽는 것과, 만트라와 탄트라 등도 모두 스와디야야의 수련법 중 하나입니다.

마지막으로 이쉬하라 프라디하나는 신에 대한 헌신을 뜻합니다. 이는 이쉬하라와 프라디하나의 합성어로 이쉬하라는 최고의 존재, 하나님, 참된 자아 등을 뜻하고 프라디하나는 고정을 의미합니다. 여기서 말하는 신은 하늘 위에서 우리를 바라보고 있는 신으로만 생각할 게 아니라 보다 고차원적인 의식이나 더 큰 힘 등 신성한 어떤 것으로 인지하는 게 나을 것입니다. 고대 요가에서는 분명 요가를 신에게 바치는 헌신이나 제례 등으로 생각하기도 했지만, 현대에 와서는 꼭 '신'이란 단어에 갇혀 있을 필요는 없습니다. 우리는 모두 각자가 하나의 '우주'이며 '신'이 될 수 있습니다. 그래서 이쉬하라 프라디하나를 수련하여 '우주'와 '신'에 대해 깨우치게 되면, 우주는 근본적으로 부족함이 없으므로 우리 모두는 사실 부족함 없이 모두가 만족하고 행복으로 충만한 삶을 살 수 있다는 것을 알 수 있게 됩니다.

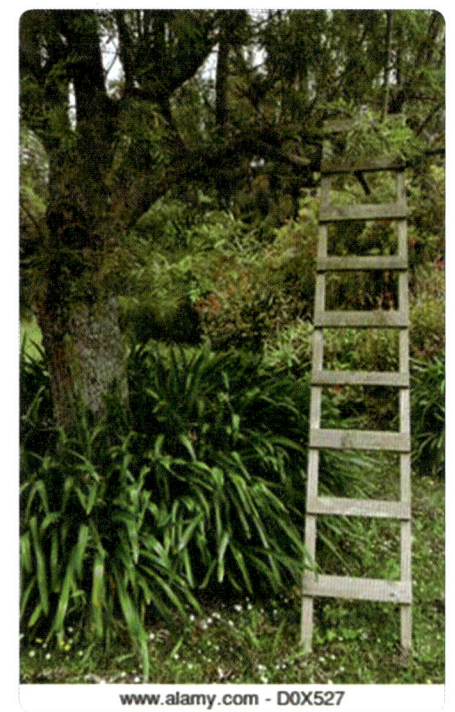

3단계 아사나(Asana) 자세

4단계 프라나야마(Pranayama) 규칙적인 호흡법

5단계 프라트야하라(Pratyahara) 밖으로 향한 감각을 내면으로 돌리는 것

6단계 다라나(Dharana) 마음을 한 곳에 집중하는 것

7단계 디야나(Dhyana) 명상의 단계

8단계 사마디(Samadhi) 무의식의 절정, 사마디 즉 초의식의 절정

차크라를 통해 자신의 몸을 점검해 보는 시간을 가져요.

차크라(Chakra)는 산스크리트 용어로 '원' 또는 '바퀴'를 의미해요. 인도의 전통에 걸쳐 생리학 및 심령 센터에 밀교 중세 시대 이론의 일부입니다.

차크라는 인간의 삶이 하나의 '육체'와 '미묘한 몸'이라고 불리는 다른 '심리적, 감정적, 정신적'이라는 두 가지 평행한 차원이 동시에 존재한다고 가정하에 정리된 이론이에요. 차크라 이론에서는 정신 또는 마음은 신체와 상응, 상호작용하며, 신체와 마음이 서로 영향을 미친다고 생각해요. '미묘한 몸'은 '차크라'라고 불리는 에너지의 노드들로 연결된 nadi (에너지 채널)로 구성되죠.

총 8만 8천 개이 차크라가 있지만 이 중 가장 중요한 차크라가 7개, 7개의 차크라는 척추를 따라 기둥에서 머리 꼭대기까지 수직 채널로 연결되어 있어요. 수슘나관을 따라 여섯 차크라가 위치하며 일곱 번째인 사하스라라 차크라는 머리 상부에 위치합니다.

각 차크라에서 관장하는 나디의 숫자는 연꽃잎의 숫자로 표시됩니다. 연꽃잎은 쿤달리니(Kundalini 인간 안에 잠재된 우주에너지)가 차크라를 통과할 때 발생되는 소리의 진동으로 나타나죠. 수슘나관의 맨 아래는 물라다라 차크라이며 항문 위에 선골 신경총이에요 여기에 쿤달리니가 잠자고 있어요. 쿤달리니가 각각의 차크라를 통과할 때마다 각기 다른 의식을 경험하게 됩니다. 쿤달리니가 사하스라라 마지막 7번째 차크라에 도달되면 사마디(초의식)에 이르게 됩니다. 이때 비록 물질 세계에 연결되어 있다하더라도 수련자들은 시간과 공간과 인과를 넘어선 참 존재의 경지에 이르게 될 수 있답니다.

⊙ 7개의 중요 차크라에 대해 살펴볼게요.

1. 물라다라 (Muladhara) - 뿌리 차크라

골반저근에 있어요. 우리가 현실에 단단히 뿌리를 내리도록 도와주며, 우리와 지구를 연결하는 뿌리에요. 음식, 수면, 섹스, 생존에 관한 본능적 욕구가 담겨 있고, 회피나 두려움의 정서와도 관련이 있어요. 또한 우리의 가장 강력한 잠재력(쿤달리니)가 숨겨져 있는 곳이기도 하답니다. 수련을 통해 이곳에 잠들어 있는 힘에 생명을 불어넣을 수 있어요.

물라다라의 균형이 깨지면 자존감이 낮아지며, 자기 파괴적인 행동을 하게 되죠. 반대로 균형을 회복하면 힘과 자신감이 넘치게 된답니다.

2. 스와디스타나(Svadhisthana) - 골반 차크라

천골에 있어요. 물이 모이는 곳이며, 생식기나 욕망과 관련이 있어요. 그대로 해석해도 좋지만, 행복하고, 풍족하고, 창의적인 삶과 연관 지어 생각해도 좋아요. 스와디스타나의 균형이 깨지면 애착에 휘둘리게 되죠. 죄책감을 느끼며 불안감에 휩싸이게 된답니다. 하지만 균형이 회복되면 창의력이 넘치고, 성격이 긍정적으로 바뀌게 되고, 변화를 잘 수용할 수 있게 된답니다.

3. 마니푸라 (Manipura) - 배꼽 차크라

배꼽에 있어요. 소화기관, 불의 원소, 내면의 힘이나 목적과 관련이 있지요. 어마어마한 양의 생명력이 저장된 인체의 에너지 발전소라고 생각하면 됩니다. "몸의 기운이 펄펄 난다."는 말을 들어보셨죠? 마니푸라의 균형이 잘 맞으면 몸에 생동감이 넘치고 자존감과 자신감이 향상돼 생산적인 행동을 취할 수 있게 됩니다. 반면에 균형이 깨지면 용기를 잃고, 자존감이 상실되고, 기력이 없고, 삶이 정체된 느낌이 들게 됩니다. 열심히 단련하여 내면의 진정한 힘을 일깨워 실패에 대한 두려움 없도록 자신감을 갖도록 해요.

4. 아나하타 (Anahata) - 심장 차크라

가슴 중앙에 있어요. 탄트라교에서는 심장 차크라가 모든 차크라 중에서 가장 강력하며, '영혼이 머무는 곳'이라고 가르쳐요. 폐, 공기의 원소와 관련이 있으며, 인간의 다양한 감정이 하나로 모이는 곳이에요. 아나하타가 막히면 소유욕이 강해지고, 타인에게 의존하게 되며, 비정상적인 관계를 맺게 돼요. 사회로부터 고립되기도 하구요. 하지만 이곳을 자극하면 가슴을 다시 열어서 과거의 상처를 치유하고, 사랑을 베푸는 방법을 터득할 수 있답니다.

5. 비슈다 (Visuddha) - 목 차크라

말하거나 듣기와 관련된 에너지가 모이는 곳이에요. 영적인 차원에서 보면 신과 나누는 대화와도 관련이 있지요. 차크라가 막히게 되면 본심을 입밖으로 내지 못해요. 수다스러워 남의 말에 귀를 기울이지도 못하죠. 열심히 자극하면 더 적극적인 방식으로 감정을 전달할 수도 있고 타인의 말도 경청하게 되며, 편견 없이 타인의 진심을 읽을 수 있어요.

6. 아즈나 (Ajna) - 눈 차크라

우리 몸의 지휘본부인 아즈나 차크라는 미간에 있어요. 몸 안을 흐르는 중요한 에너지의 통로인 이다 나디와 핑갈라 나디가 만나는 곳이에요. 이 차크라가 막히면 편협해지고, 논리에 집착하며, 타인을 믿지 못하는 냉소적인 사람이 될 수 있어요. 제3의 눈 차크라를 단련하면 마음이 열려 더 큰 그림을 보고, 색다른 관점을 수용하는 게 쉬워지죠. 오감으로는 감지할 수 없는 지혜도 받아들일 수 있답니다.

7. 사하스라라 (Sahasrara) - 정수리 차크라

정수리 차크라는 아름다움 자체와 연결되어 있으며, 영적인 세계와 관련이 있어요. 우리 자아와 바깥세상을 연결해 주는 차크라에요. 우리의 1차원적 지능이나 개인적 욕구, 취향, 경험의 범위를 넘어서는 모든 것과 관련돼 있어요. 깨달음으로 가는 관문이라고 봐도 됩니다. 이 차크라는 육체의 한계를 벗어나 당신의 진정한 모습을 발견할 수 있게 해줘요. 즉 당신이 영적인 존재라는 사실을 깨닫게 도와준답니다. 정수리 차크라는 몸 안에 존재하는 게 아니라 정수리 위에 떠 있어요. 이 차크라가 닫히면 행복을 외부에서만 찾기 때문에 괴로움을 겪게 될 수 있어요. 하지만 이 차크라를 단련하면 어떤 상황에서도 자유로움을 느낄 수 있어요.

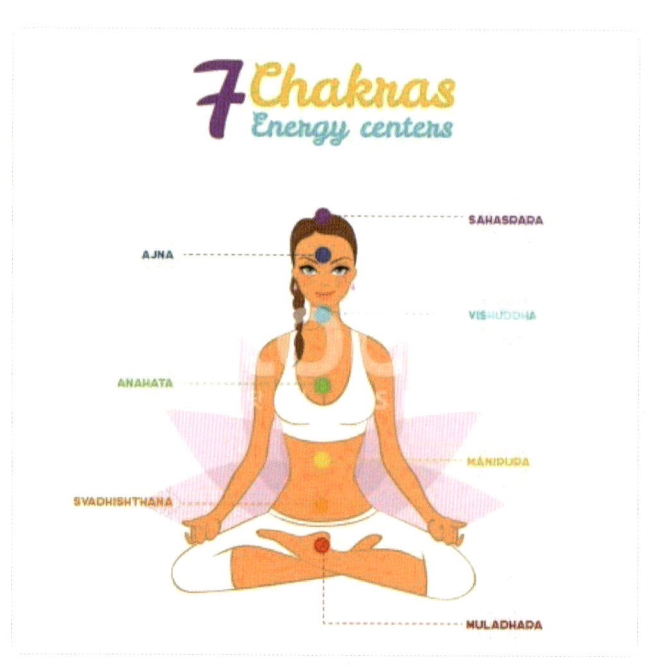

드리시티(Drishti)

드리시티는 요가 수련시 시선을 한곳으로 모으게 되는 시선점을 말해요. 하지만 진짜 눈으로 보는 육안과는 관련이 없어요. 진실 되게 바라보는 것은 내적으로 향한다고 해요.

드리시티는 마음, 호흡, 반다와 함께 우리의 주의를 하나로 집중하게 하는 것을 의미합니다.

드리시티늘 통해 집중력이 좋아지고 아사나의 완성도가 높아질 수 있어요. 응시점은 아홉 가지가 존재하며 단순히 물리적인 시선을 의미할 뿐만 아니라 마음의 시선까지 포함하고 있다는 것을 꼭 잊지마세요!

1. 나사그라이(Nasagrai) 시선 - 코끝 / 이다(ida)와 핑갈라(pingala) 나디의 중앙 가장 자주 사용 되는 드리쉬티에요.
2. 브루마디야(Broomadhya) 시선 - 미간 / 아갸(Ajna) 차크라, 제 3의 눈 눈을 뜬 채 미간을 보려 하거나 눈을 감고도 미간을 볼 수 있어요.
3. 나비 차크라(Navi Chakra) 시선 - 배꼽
4. 하스타그리아(Hastagrai) 시선 - 손
5. 파다요라그라이(Padhayoragrai) 시선 - 발가락
6 & 7. 파르쉬바 드리시티(Parsva Dristi) 시선 - 왼쪽 멀리 혹은 오른쪽 멀리 지평선을 바라보 듯
8. 앙구스타 마 디야이(Angusta Ma Dyai) 시선 - 엄지손가락
9. 우르드바 드리시티(Urdhva Dristi), 안타라 드리시티(Antara Dristi) 시선 - 위, 하늘

당신의 구나(Gunas)는 지금 어디쯤입니까?

우주와 우주에 속한 모든 존재와 행동은 세 가지 특성의 에너지로 구성되어 있어요. 이것을 구나(Gunas)라고 해요. 이 세 가지는 사트바, 라자스, 타마스로 서로 균형을 이루고 있어요. 사트바(Sattva)는 순수성, 빛의 성질을 가지고 있으며 라자스(Rajas)는 감정, 행동, 변화과정을 의미하여 적극적이고 활기찬 한 편 그만큼 불안함이나 동요적인 성질도 갖고 있으며, 마지막으로 타마스(Tamas)는 정체성과 어둠을 의미해요. 일단, 에너지가 형체를 갖게 되면 한 가지 성질이 지배적일 순 있지만 딱 한 가지 성질만으로는 설명할 수 없어요. 행동은 타마스적일지라도 그 의도는 사트바나 라자스적 일 수도 있지요.

우리 모두는 우주에 존재하므로 구나의 영향을 받고 있어요. 구나는 여러가지 요인에 영향을 받아서 형성되기때문에 의지만 있다면 나에게 지배적으로 영향을 끼치는 구나를 바꿔낼 수 있는데 대부분의 사람은 이에 대해 아예 무지하거나, 설령 안다 할지라도 쉽게 포기하고 살아가는 경우가 대다수에요. 그러나 요가 수행자들은 구나를 선택하고 변화할 수 있으므로, 어떤 것들이 우리의 구나 형성에 영향을 끼치는지 여기서 이야기해보고자 해요.

첫째, 우리를 구성함에 있어 음식의 섭취가 많은 영향을 끼치므로 식습관이 구나 형성에 큰비중을 차지해요. 사트바적인 음식은 에너지가 안정된 음식으로 요가 수행자들에게 가장 알맞은 음식이라고 할 수 있어요. 우리 몸에 알맞은 영양을 공급하고 마음을 편안하게 유지시켜주죠. 중독이나 갈망 혹은 욕심 등을 불러일으키지 않는 음식으로 신선하고, 튀기거나 굽는 등의 많은 요리과정이 필요치 않아서 공기를 많이 품고 있는 좋은 음식들이죠. 과일, 채소, 견과류, 꿀, 우유 등의 음식이 이에 해당해요. 언뜻 보기에 사트바적인 영양섭취는 채식주의로 보이기도 하지만 굽거나 튀기지 않고 삶은 육류는 사람에 따라서 사트바적으로 받아들이기도 해요. 이처럼 평화로운 사트바적인 음식을 섭취하게 되면 우리의 의식에 변화가 일어나지 않으므로 음식으로 인해 쌓이는 카르마(업보)를 걱정하지 않아도 되고, 공기가 많은 음식을 섭취하여 건강한 에너지도 다량 섭취할 수 있게 됩니다. 라자스적인 음식은 맵고, 쓰고, 짜거나 영양소가 다량으로 들어있는 등 자극적인 음식을 말해요. 이러한 음식은 에너지를 다량 품고 있어 몸과 마음을 고요하게 유지하기보다는 열정적으로 깨워내어 흥분이나 중독으로 이어지게 만들죠. 자극적인 양념이나 뜨거운 속성의 양념이 들어가는 모든 음식이 해당되고, 생선, 계란, 소금과 초콜렛 등 그리고 음식을 빨리 먹는 것도 해당된답니다. 일에 많은 에너지를 쓰거나 스트레스를 음식으로 푸는 등의 현대 도시인들에게는 에너지 공급에 필요한 음식이 되기도 하지만 요가와 명상 수행자들에겐 아무래도 득보다는 해가 되는 음식이 많죠. 마지막으로 타마스적인 음식은 한 마디로 몸과 마음에 좋지 못한 음식이에요. 사트바적인 음식이 공기를 많이 품어서 프라나를 공급해주는 음식이었다면, 타마스적인 음식은 반대로 프라나가 몸에서 빠져나가게 하는 음식으로, 몸을 쉽게 피곤하고 게으르게 만들며 질병에 걸리기 쉬운 상태로 만들어요. 알코올, 담배, 발효식품, 인스턴트 등 신선도가 떨어지거나 누가 봐도 몸에 좋지 않은 음식이 해당되죠. 또한, 너무 익은 과일도 타마스적으로 봐요. 이렇게 세 가지 구나별로 음식 섭취의 구분이 가능하기에 우리는 자신이 원하는 에너지적으로 음식을 섭취하여 자신의 에너지 형성에 영향을 끼칠 수 있어요.

둘째, 마음가짐에 따라서 구나는 달라질 수 있어요. 사트바적인 마음가짐을 갖기를 원한다면 요가의 8단계 중 두 번째 단계인 니야마의 산토샤를 이해하고 실천하면 몸과 마음을 고요한 상태로 만드는 데 도움이 될 것이. 산토샤는 만족감을 의미하여 필요한 것 이상을 원하지 않고 가진 것에 감사하는 만족을 뜻해요. 육체적으로는 과장된 행복이나 쾌락을 추구하려 하지 않고, 감정적으로는 어느 한 쪽에 치우치는 강한 호불호를 느끼지 않은 것을 뜻해요. 심적으로 안정을 찾게 되면, 부정적인 상황에 닥쳤을 때 다급하게 문제점을 해결하려 하기보다는 그 상황을 받아들이고 회피하려 하지 않을 것이고, 긍정적인 상황에서는 그 행복이 사라지지 않게 꼭 붙잡으려 초조해하지도 않기 때문에, 어떠한 상황에서도 만족감을 쉬이 느낄 수 있게 된답니다. 이처럼 모든 것을 그대로 받아들이기 시작하면 필요 이상에 대한 갈망을 갖지 않게 되고, 가진 것에 대한 감사함을 느끼게 되어 이미 가진 것만으로도 충분하다는 것을 깨닫고 편안한 상태를 갖게 되죠. 긍정적인 마음가짐을 갖게 된다면 우리는 모든 일에 감사를 느끼게 되겠죠?

셋째, 인간관계도 구나에 영향을 끼치는 요인 중 하나에요. 우리는 모두 사회적인 존재로 인간관계란 살아감에 있어 필수불가결한 요소로, 따라서 에너지 형성에 굉장히 큰 영향을 끼칩니다. 이는 예부터 친구 따라 강남 간다, 까마귀 가는데 백로야 가지 말라 등의 속담에서도 엿볼 수 있어요. 인간관계는 서로의 에너지를 주고받는 것이기에 타마스적인 에너지를 가진 사람과의 관계는 나에게 타마스적인 영향을 주게 돼요. 반면 사트바적인 사람과의 관계는 나에게 사트바적인 영향을 주게 됩니다. 그래서 헌신적이고 참된 스승과 그 스승을 따르는 제자 등의 관계는 사트바적인 관계의 좋은 예시로 볼 수 있어요. 그러므로 좋지 않은 에너지를 가진 사람과의 관계는 억지로 유지하기보다는 정리하는 등의 단호한 태도도 바른 에너지 형성을 위해서 필요해요.

넷째, 주변 환경도 구나에 많은 영향을 끼쳐요. 과할 정도로 많은 것을 가지고 누리며 살아가는 우리는 라자스적이고 타마스적인 환경에 쉽게 노출되어 있어요. 만약 사트바적인 구나 형성을 원한다면 요즘 유행하는 미니멀 라이프가 알맞은 환경 형성 방법 중 하나가 될 것이에요. 필요한 만큼만 가지고 살아가는 것을 추구하는 미니멀 라이프는 일단 덜어내기에서 부터 시작해야해요. 30일에 걸쳐서 첫째 날에는 하나, 둘째 날에는 둘, 셋째 날에는 셋 등 최근 사용하지 않거나 앞으로도 사용할 일이 없어 보이는 소지품을 하나둘 버려가며 마지막 날에는 서른 개의 소지품을 버려서 미니멀한 환경을 조성하는 캠페인이 유행하기도 하고, 과도한 비용을 필요로 하는 정형화된 결혼식을 거부하는 스몰 웨딩도 미니멀 라이프 방식 중 하나라고 할 수 있겠지요.

　마지막으로 요가 수행자들은 수련을 통해 구나 형성에 영향을 끼칠 수 있어요. 요가 수행자는 청결한 몸과 마음으로 수련하여 수행자에게 가장 적합한 구나인 사트바에 한 발 더 다가갈 수 있어요 . 우선, 요가 수행자는 신체 외부는 깨끗이 씻어 청결을 유지하고 신체 내부는 크리야나 식습관의 개선을 통해 정화하고, 에너지는 호흡을 통해서 안정을 찾도록 정화해요. 감정의 경우 누구나 부정적인 감정을 본능적으로 느낄 수 있지만, 부정적인 감정은 독이 되므로 근본적으로 제거하기 위해 노력하며, 다양한 감정이 혼재하는 마음은 명상을 통해서 정화하도록 해야 합니다. 이같은 정화 과정을 통해 정화된 몸과 마음으로 수련에 임하도록 합니다. 아사나에 힘써서 우선 신체를 수련하고, 차크라 에너지나 호흡법 수련과 라자에 대해 공부하며 에너지와 정신적인 수련을 겸하세요. 가장 중요한 수련은 무엇보다도 내면을 바라볼 수 있는 명상에 있어요. 아사나, 차크라, 호흡 등을 통해서 점차 진정한 자신을 알아가고, 더 가까워지며, 관찰하고 주시하는 능력이 향상되어 결국에는 명상을 통해 온전한 나 자신을 바라볼 수 있게 되는 것이지요. 이처럼 요가적인 수련을 하게 되면 신체와 정신이 조화를 이루게 되고, 에너지가 막힘 없이 흐르는 데 도움이 되어 사트바가 좀 더 지배적인 구나가 되는데 효과적일 것입니다.

　서두에 우주의 어떤 행동이나 성질 모두 구나를 가지고 있다고 했지만, 사실 깨달은 자는 구나를 완전히 초월할 수 있다고 합니다. 세 가지 구나를 모두 넘어선 진정한 자아는 요가의 마지막 단계인 사마디에 이를 수 있습니다. 깨달은 자는 구나의 굴레로부터 자유로울 수 있는 것이구요. 이번 삶에서 깨달음을 얻을 수 있을지는 미지수겠죠? 그러니 욕심 없이 음식 섭취, 마음가짐, 인간관계, 주변 환경, 수련 등을 통해서 차근차근 사트바가 당신의 가장 지배적인 구나가 되는 것만도 도전적인 목표가 될 수 있을거에요.

　그렇다면 이제 알아봐야겠지요? 당신의 구나는 지금 어디쯤인가요?

요가 심리학 - 마음에 상태

모든 우주만물의 전변 속에서 고뇌하는 인간을 이해하기 위해서는 우선 인간의 마음에 대해 알아야 합니다.

"Yogas Citta Vrtti Nirodha 요가는 마음의 작용을 멈추게 하여 사라지게 하는 것입니다."

치타(Citta)는 종합적의미로서의 마음으로 매순간 나타났다 사라지는 산란한 마음을 말합니다. 요가철학에서 치타는 붓디(Buddhi), 아함카라(Ahamkara), 마나스(Manas)의 복합체입니다.

마나스(Manas) – 외부대상의 정보들을 내면에 전달하는 인식의 작용을 하는 것을 의미해요.
아함카라(Ahamkara) – 기존에 습득된 정보를 토대로 사유하는 마음작용을 말해요.
붓디(Buddhi) – 정보를 판단, 결정하는 지성의 기능이라 할 수 있어요.

치타를 통해 바라본 대상은 실재가 아니에요. 분명 오해와 착각이 있을 수 있지요. 우리가 수행을 할 때 수행을 방해하여 괴로움을 갖게 만들어요. 하지만 참 자아인 푸루샤(purusa)는 마음이 정보를 판별할 때 왜곡시키지 않아요. 있는 그대로 바라보고, 온전하게 받아들이게 하죠.

집중의 단계를 이해하려면 마음에서 나오는 파장이 어떻게 작용 하는지 알아야 해요. 요가에서는 사람의 마음에는 모두 다섯 가지 마음의 단계가 있다고 설명하죠.

그 다섯 가지 마음의 작용(Citta Vrtti)을 알아볼게요.

1. 무다(Mudha)

무다의 상태에서 사람의 마음은 고통을 알아차리고, 고통을 만들어. 이와 같은 타마스(Tamasic) 상태에서 사람들은 행복을 부정하고, 자신의 불행을 주위에 있는 다른 사람에게 투영하게 되죠. 창조적인 에너지가 차단되고 갇힌 듯한 느낌을 갖게 되며, 좀 더 고귀하고 지금보다 나은 존재가 될 수 있다는 가능성을 아예 잊어버리게 됩니다.

2. 크쉽타(Kshipta)

라자스(Rajasic)의 상태로 산만한 마음이 특징이에요. 이 상태에서는 욕구 충족과 직접적으로 관련이 있는 행동들을 통해 기쁨을 느끼기도 하고 고통을 느끼기도 하죠. 자신의 행동으로 인해 어떤 결과가 나타날지 깨닫지 못하고, 더군다나 그 행동으로 인해 부정적인 결과가 초래될 것이라는 사실을 알게 되더라도 자신의 행동을 정당화시키며 원하는 것을 꼭 하게 돼요. 기쁨과 고통이 모두 지나가고 나면 두려움, 탐욕, 이기적이고, 혼란스러우며, 마음이 안정되지 못하게 됩니다.

무다보다는 가망성이 있지만 사실 아직은 타마스쪽에 가깝다고 해도 무관해요.

3. 비크쉽타(Vikshipta)

비크쉽타의 상태에서 사람들은 자신의 내면을 돌아보기 위해 노력해요. 의식적으로 마음의 가닥들을 모두 모아 한 곳에 집중시키려고 노력하게 되죠. 이런 노력들이 성공할 때도 있고, 실패할 때도 있어요. 집중에 성공한 후 기쁨을 느꼈다가 다시 마음이 흔들리기도 하고, 다시 마음을 다잡아 내면을 향하도록 만들기도 하죠. 밖으로 향하는 여러 생각의 파장들을 모으기 위해서는 많은 노력이 필요하지만, 성공하면 그에 따른 만족감은 커지게 된답니다. 라자스와 사트바 사이 정도라고 할까요?

4. 에카그라타(Ekagrata)

에카그라타의 상태에서는 몰입을 하게 돼요. 일단 이 상태가 되면 더 이상 집중력을 모으기 위해 노력을 하지 않아도 되는거죠. 쾌락을 느낄 때보다 집중을 할 때 더 큰 행복감이 찾아온다는 것을 깨닫게 됩니다. 사트바(Satvic)dp 해당되는 마음 상태에요.

5. 너루다(Niruddaha)

너루다는 사트바의 상태로 마음이 더 이상 흐트러지지 않고, 최고조에 달하는 기쁨을 느낄 수 있게 됩니다. 깊은 명상에 빠져든다면 너루다를 경험 할 수 있어요.

사람들이 가장 쉽게 접할 수 있는 마음 상태는 '무다'의 상태에요. 마음이 침체된 상태에서 벗어나지 못하는 것을 의미해요. 또한 마음이 이리저리 떠돌아다니며 집중이 어렵고 자신의 삶, 심지어 자기 자신에 대해서도 깊이 이해를 하지 못하는 상태를 '크쉽타'라 해요. 우리가 집중을 하는 목적은 '무다'와 '크쉽타' 상태에 있는 마음을 '비크쉽타' 상태로 끌어올리기 위해서에요. 전체적인 정신 에너지를 하나의 사물에 집중시키는 방법을 배워야 해요. 집중을 하면 할수록 더 많은 힘이 하나의 중심점에 모이게 되므로 어떤 일을 하든 현재 하고 있는 일에 온 정신을 집쭝하는 것이 성공의 비결이고, 명상을 할 때도 이렇게 집중을 하는 것이 진짜 중요하답니다.

이런 법칙은 모든 것에 적용할 수 있어요. 자연 상태에서 흩어져 있는 모든 종류의 힘은 느리게 움직이고 위력이 약하죠. 그러나 흩어진 것들이 하나로 모아 응집하게 되면 훨씬 강력한 힘을 띠게 됩니다. 강물을 댐에 가두어 두면 한때는 자유롭게 흘렀던 물이지만 이제는 상상할 수 없는 위력을 내뿜으며 수문을 통해 뿜어져 나오는 것처럼 집중을 하게 된다면 이런 위력을 발휘할 수 있답니다.

누구나 집중력은 갖고 있을겁니다. 그리고 대부분의 행동에는 집중력을 필요로 하고 있지요. 책을 읽거나 편지를 쓰는 일에도, 환자를 수술하거나 설계를 하는 건

축가나 사업을 하시는 분들도 집중력 정도의 차이가 있겠지만, 상당한 부분의 집중력을 요하지만 기술의 빠른 발전, 불균형한 식생활, 또 다른 기타 요인들로 인해 집중을 할 수 있는 시간이 상당히 줄어들고 있어요.

집중을 잘 하려면 어떻게 해야 할까요?
먼저 마음이 어떻게 움직이는지 이해해야 해요. 먼저 알아 두어야 할 점은 믿을 수 없을 만큼 빠른 속도로 대상이 바뀌기 때문에 한 번에 여러 가지를 이해하고 처리한다고 스스로 믿을 뿐이지 원래 사람의 마음은 한 번에 단 한 곳에만 집중을 할 수 있다는 것이지요.

Contents

Introduction   정은샘이 전하는 Letter _ 5
　　　　　　　　　about yoga _ 6

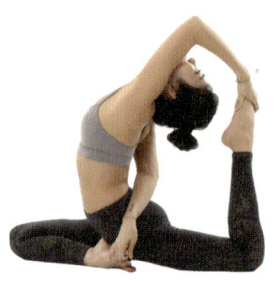

Chapter 1　　　　요가 호흡으로 몸과 마음을 편안하게 _ 33
사랑하고 싶은　　　기분 좋은 하루를 위한 수리아나마스카라 I II III _ 38
여자들을 위한　　　슬림한(嫺)요가 _ 50
요가　　　　　　　 톡톡! 디톡스하세요 _ 63
　　　　　　　　　삶에는 쉼이 필요해요 _ 74

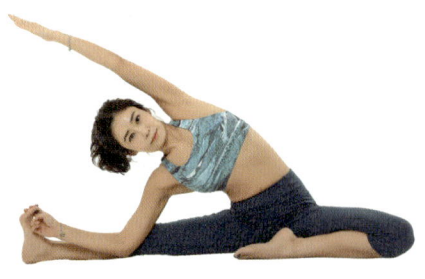

Jeongeun's Healing Song _ 84
Jeongeun's Healing Destination _ 86
Yoga Drink & Food _ 88
Yoga Plant _ 90

Chapter 2
몸도 힐링!
마음도 힐링!
힐링 요가

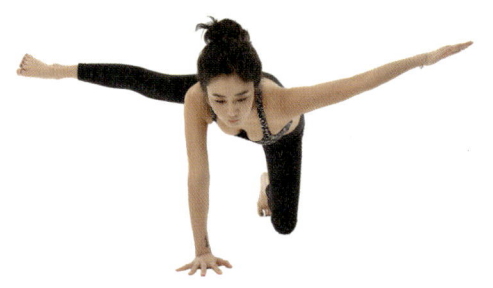

쇄골부터 자신 있어요 _ 97
옆구리도 슬림 슬림 슬림 _ 105
11자 복근 어렵지 않아요 _ 123
허리에서 엉덩이까지 탄력 S라인 만들기 _ 143
갖고 싶은 애플 힙 _ 159
물결 다리 라인 사용설명서 _ 183
허니버터 꿀벅지 _ 202
뒤로 돌아! 섹시 백 _ 214

Chapter 3
건강하게!
슬림하게!
슬림한 요가!

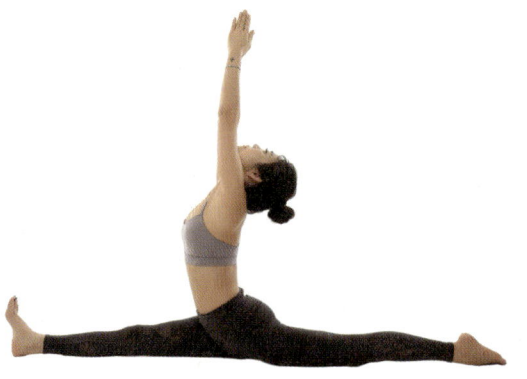

동구가 알려주는 슬림한 요가

요가 그 첫 번째 이야기 **사랑**

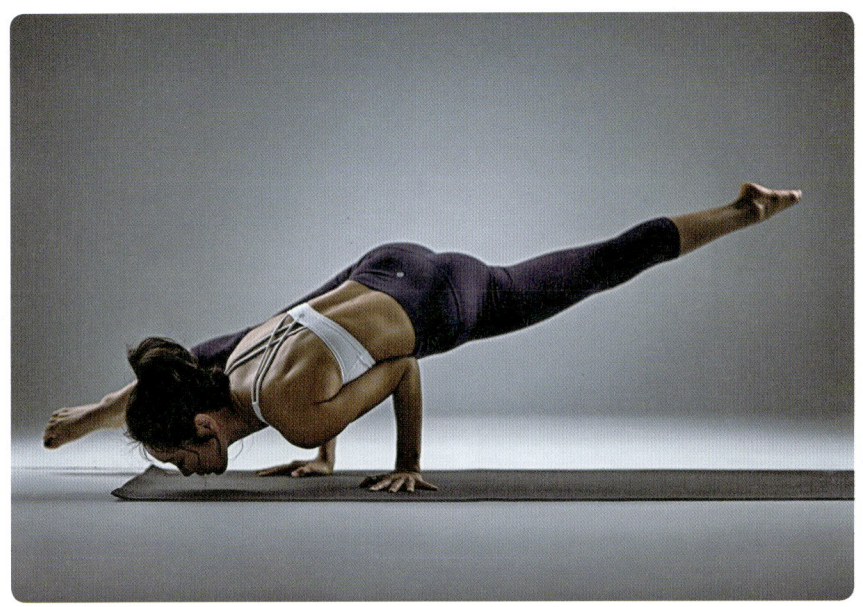

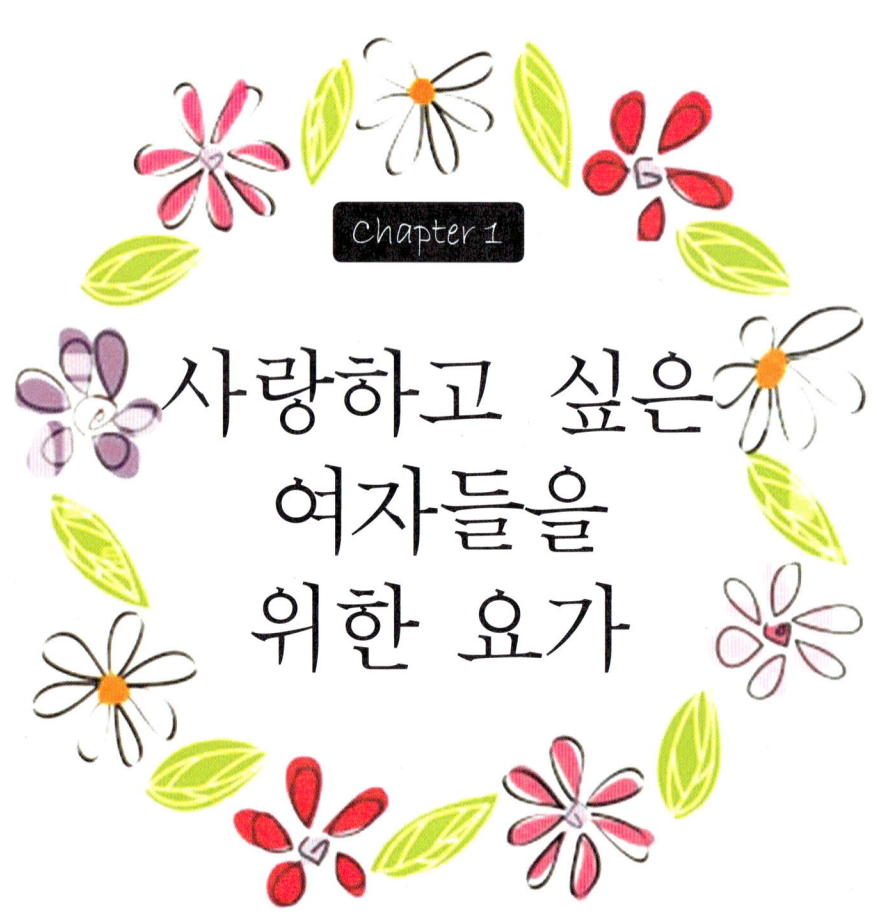

Chapter 1

사랑하고 싶은
여자들을
위한 요가

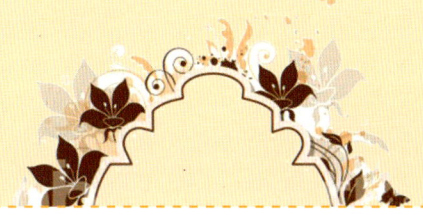

요가 호흡으로 몸과 마음을 편안하게

목적지를 향해 달려 나가는 가쁜 호흡도 좋지만 가끔은 멈춰 서서 숨 고르기 하는 차분한 호흡도 필요하겠죠? 깊이 들여마시고 천천히 내쉬는. 요가의 호흡은 마음의 상태를 바라보며 몸과 마음을 연결해. 주는 다리와 같습니다. 호흡의 흐름으로 마음의 작용을 조절할 수도 있죠. 그럼 본격적인 요가 동작에 앞서 몸과 마음을 정리하는 호흡을 시작해 볼까요?

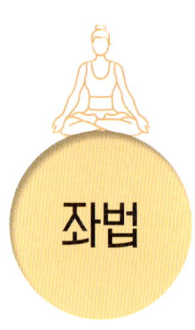

좌법

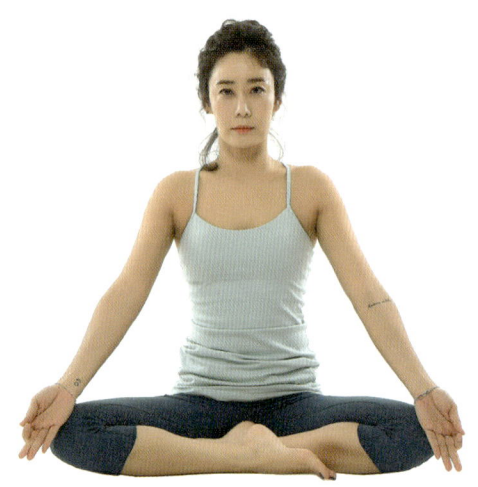

01 Sukhasana

한발은 회음부쪽으로 당기고, 한발은 발목 앞에 놓습니다. 이때 두 발뒤꿈치가 일직선이 되도록 해줍니다.
손은 Gyana Mudra로 무릎 위에 편하게 올려 둡니다.
척추를 바로 세워주고 골반의 중립으로 바른 자세를 만들어 줍니다.

Gyana Mudra
앎(나)으로부터의 자유, 지혜라는 뜻을 갖고 있습니다. 엄지와 검지를 붙여 나머지 손가락은 편하게 펴줍니다.

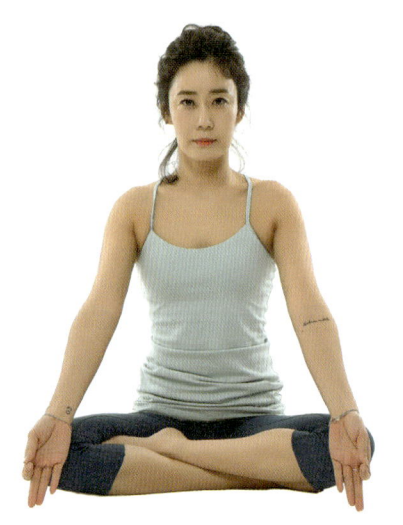

02 Siddhasana

왼 발가락을 오른 무릎 뒤에 넣어주며 오른쪽 발가락은 오른 무릎 뒤에 넣어줍니다. 일정한 시간이 흐른 뒤 반대쪽도 반복해줍니다.
달인좌는 싣다siddha는 순결하고 성스러움을 지니고 싣디스siddhis 즉 초자연적인 능력을 지닌 반신적인 존재를 뜻합니다. 또한 싣다siddha는 영감을 얻는 현인, 미래를 볼 수 있는 사람, 즉 예언자를 뜻하기도 합니다.
모든 신경체계를 안정되게 하여 심신을 편안하게 해줍니다. 무릎과 발목의 경직을 다스려줍니다.

03 Ardha padmasana

오른발을 왼쪽 비키니라인에 올려주며 뒤꿈치는 치골에 닿도록 합니다. 왼발은 오른발 밑으로 넣어줍니다. 일정 시간이 지난 뒤 반대쪽도 반복합니다.

Tip
초보자들이 수련하기에 좋은 자세입니다.

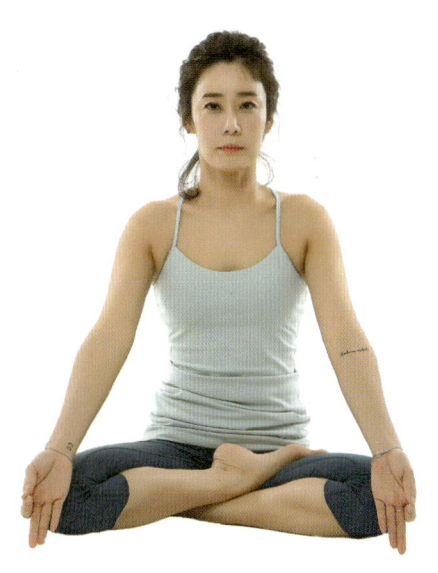

04 Padmasana

오른다리 위에 왼다리가 왼다리 위에 오른다리가 완전히 겹쳐지도록 결가부좌로 앉습니다.

허리 아랫부분에 압력을 적용시켜 신경계를 이완하여 호흡은 느려지고, 근육의 긴장은 감소되며 혈압이 낮아집니다.

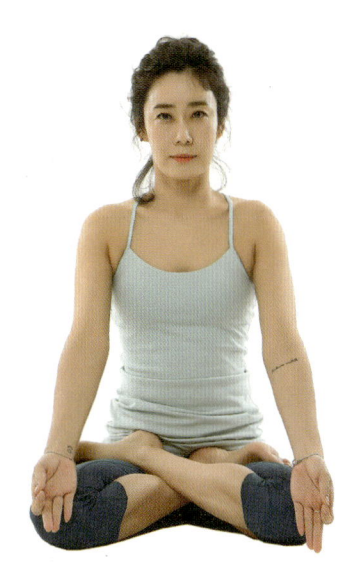

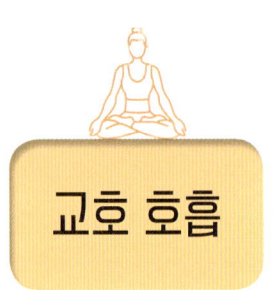

교호 호흡

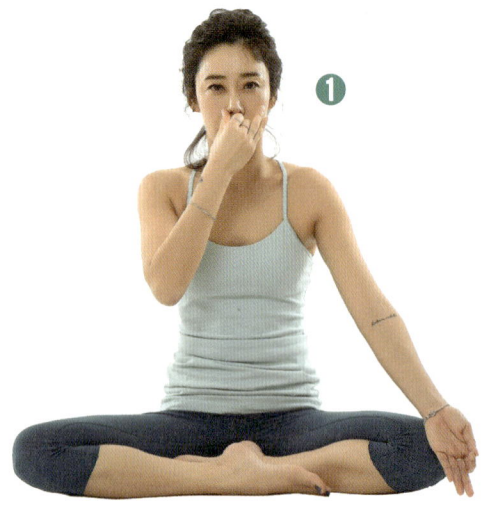

❶

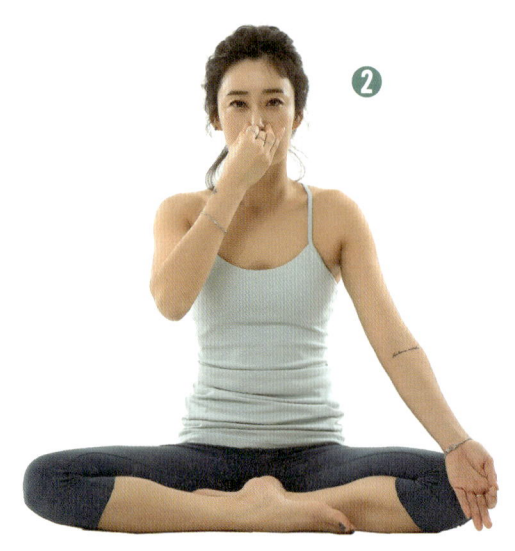

❷

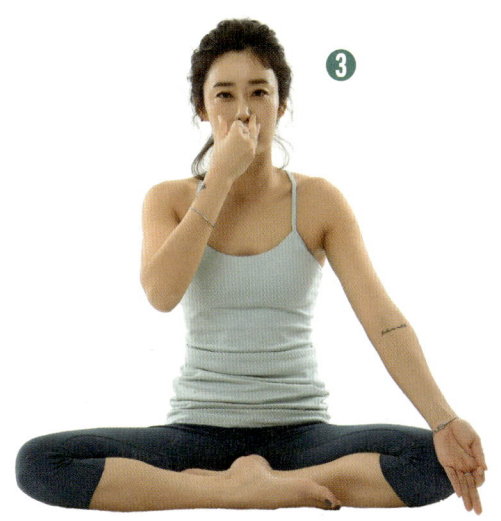

❶ 엄지손가락으로 오른쪽 코를 막고 왼쪽 코로 숨을 내쉰 후 다시 숨을 들이마십니다.
❷ 양쪽 코를 막고 잠시 숨을 멈춥니다.
❸ 네번째 손가락으로 왼쪽 코를 막은 채 오른쪽 코를 열어 숨을 내쉰 후 다시 오른쪽 코를 통해 숨을 들이마십니다.
❷ 양쪽 코를 막고 잠시 숨을 멈춥니다.
❶ 엄지 손가락으로 오른쪽 코를 막고 왼쪽 코로 숨을 내쉽니다.
  (호흡은 평소보다 조금 느리게 합니다. 같은 동작을 8~10회 반복하세요.)

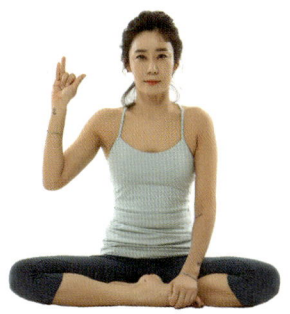

> **Tip** 왼손은 엄지와 검지를 붙여 작은 원을 만들고, 나머지 손가락은 붙여 아래를 향하는 Gyana Mudra를 한다.
> 오른손은 두 번째, 세 번째 손가락을 굽혀주고 나머지 손가락은 펴줍니다.

기분 좋은 하루를 위한
수리야나마스카라 ⅠⅡⅢ

수리야나마스카라(태양경배자세)는 호흡과 함께 음양의 조화를 맞춰 빠른 시간에 몸을 완벽하게 풀어주는 동작입니다. .

수리야나마스카라(Surya Namaskara)

수천년 동안 힌두문화에서는 수리아라고 불리는 태양을 사람들에게 건강을 주는 신(Lord of Surya)으로써 숭배해왔습니다. 힌두 및 요가의 가자 오래된 경전으로 인정되는 베다의 전반에 걸쳐 태양을 향한 경배의 내용과 다양한 제사 방법들이 기록되어 있을 정도로, 힌두 문화에서는 태양이 차지하는 부분이 매우 크다고 할 수 있습니다.

태양에 경의를 표하는 방법 중 하나가 '수리야나마스카라'라고 하는 아사나 시퀀스입니다. 산스크리트어인 에서 수리야(Surya)는 태양을 의미하고 나마스카라(Namaskara)는 인사, 경배를 의미합니다. 모든 생명체의 근원인 태양에 경의와 존경을 받친다는 의미로 태양경배자세로 불리기도 합니다.

수리야나마스카라는 12개의 연결되는 아사나로 구성되어 있으며, 한쪽이 끝나면 반대쪽이 완벽한 대칭과 짝을 이루도록 되어 있습니다. 각각의 자세 또한 바로 앞의 자세와 짝을 이뤄 몸의 균형을 잡아 주며 가슴은 팽창 수축되어 호흡을 부드럽게 합니다. 수리야나마스카라를 꾸준히 반복해서 수련하면 몸 전체를 풀어주는데 있어 탁월한 효과가 있어 요가 아사나를 본격적으로 수행하기 전에 웜업으로도 많이 활용되기도 합니다.

수리야나마스카라는 몸과 마음의 긴장을 없애고, 순환을 증진시키고, 신경계를 활성화시키며 심박수를 올려줍니다. 몸의 모든 관절들이 부드러워지고 척추 전체의 유연성을 길러지며 또한 복부와 골반, 척추의 근육들이 강화됩니다. 규칙적인 리듬의 호흡은 마음을 안정시키고 집중력을 높여줍니다.

천천히 수행하면 안정효과를, 조금 빠른 속도로 수련하면 신체 에너지 레벨을 높여 기운을 북돋을 수 있습니다.

그 외에 수리야나마스카라 A와 B가 있는데 A는 9가지 동작으로 이루어져 있고, B는 17가지 동작으로 이루어져 있습니다. 수리야나마스카라 A와 B는 아쉬탕가요가, 빈야사요가에서 몸풀기 동작으로 이용합니다.

그럼 지금부터 좀 더 재미있는 새로운 수리야나마스카라 수련을 시작해 볼까요?

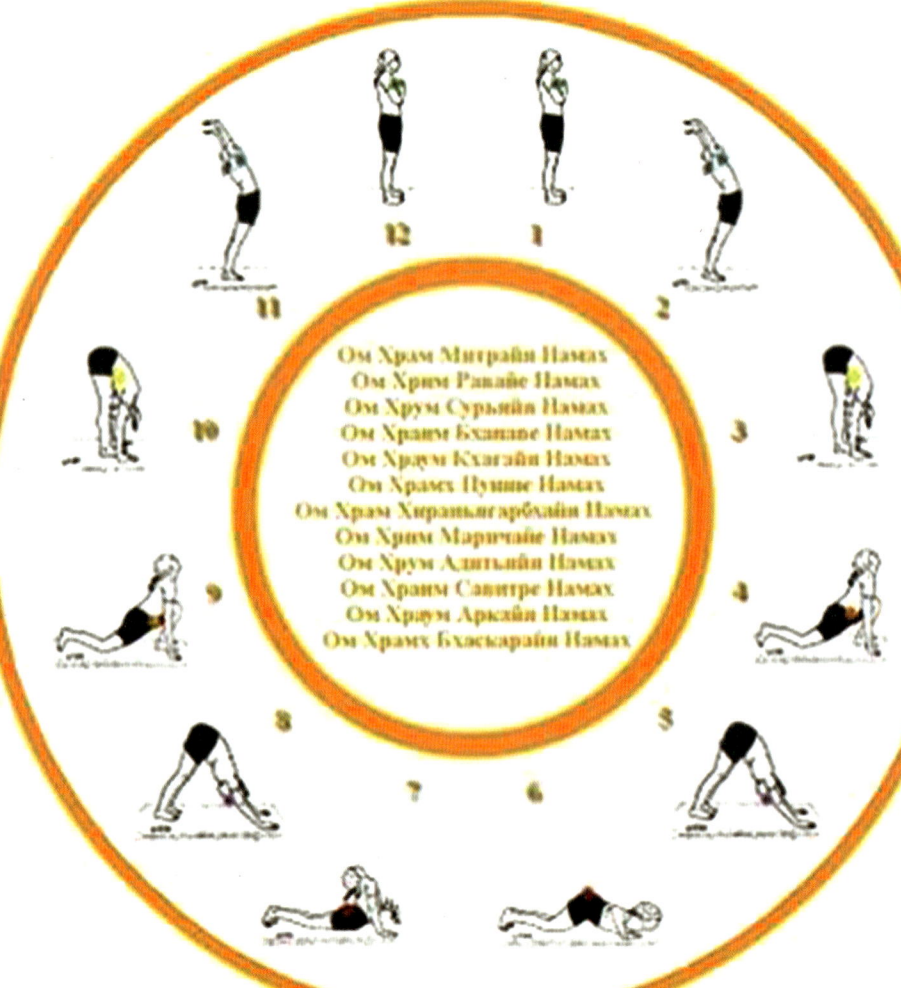

슬림한요가(수리야나마스카라) A

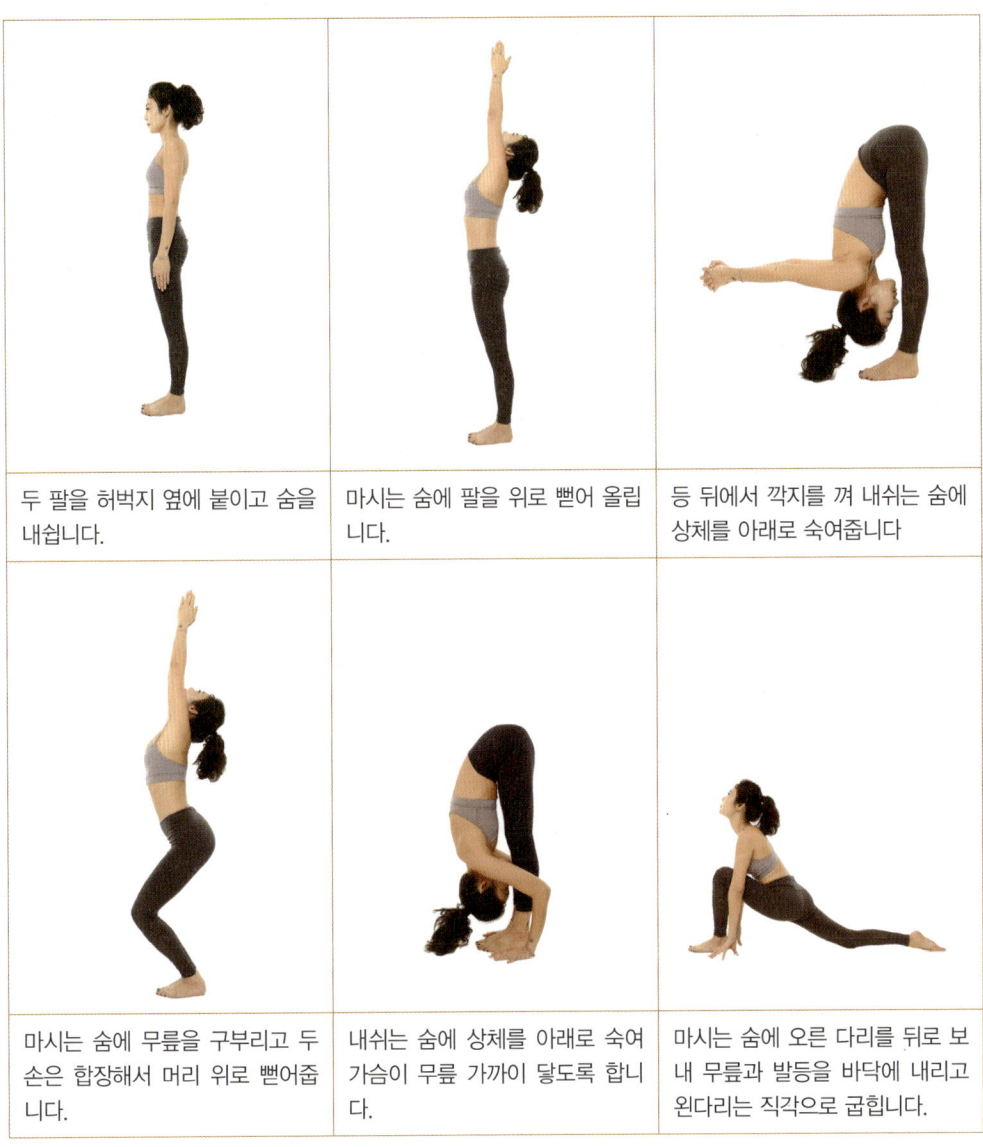

두 팔을 허벅지 옆에 붙이고 숨을 내쉽니다.	마시는 숨에 팔을 위로 뻗어 올립니다.	등 뒤에서 깍지를 껴 내쉬는 숨에 상체를 아래로 숙여줍니다
마시는 숨에 무릎을 구부리고 두 손은 합장해서 머리 위로 뻗어줍니다.	내쉬는 숨에 상체를 아래로 숙여 가슴이 무릎 가까이 닿도록 합니다.	마시는 숨에 오른 다리를 뒤로 보내 무릎과 발등을 바닥에 내리고 왼다리는 직각으로 굽힙니다.

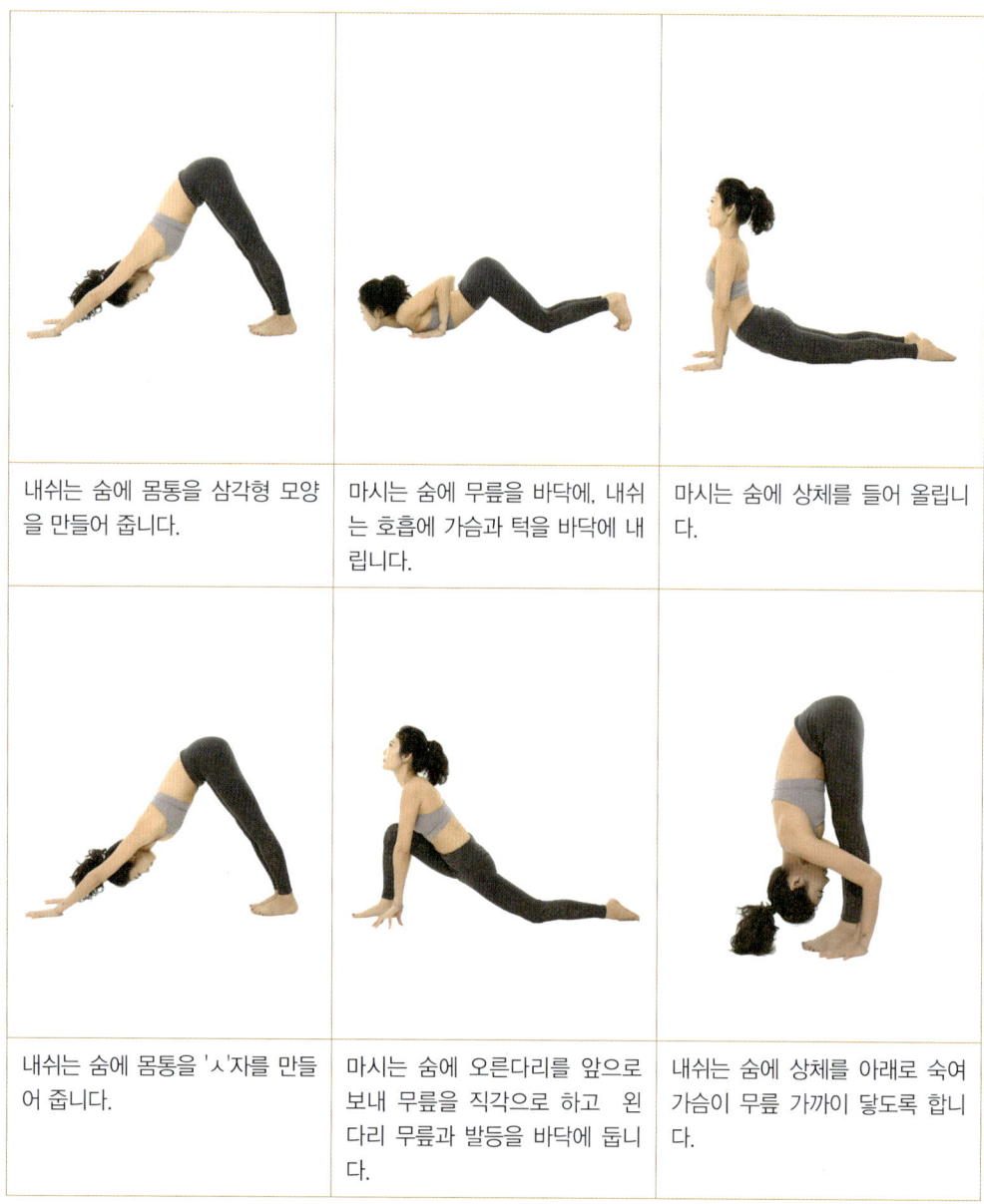

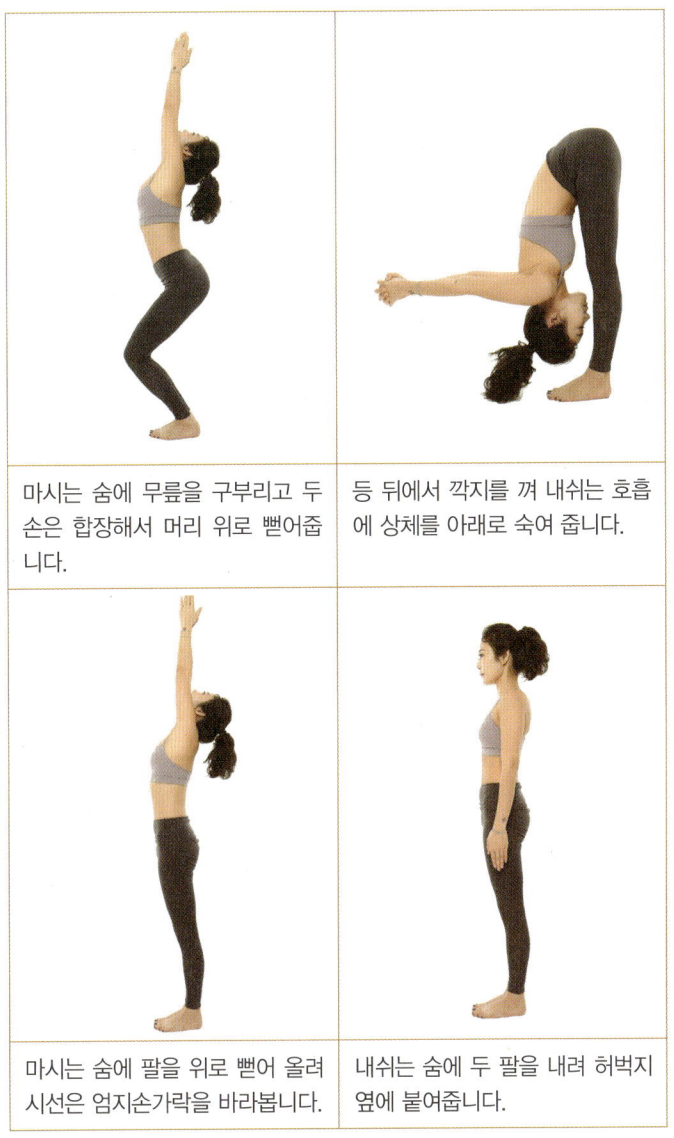

마시는 숨에 무릎을 구부리고 두 손은 합장해서 머리 위로 뻗어줍니다.	등 뒤에서 깍지를 껴 내쉬는 호흡에 상체를 아래로 숙여 줍니다.
마시는 숨에 팔을 위로 뻗어 올려 시선은 엄지손가락을 바라봅니다.	내쉬는 숨에 두 팔을 내려 허벅지 옆에 붙여줍니다.

슬림한요가(수리야나마스카라) B

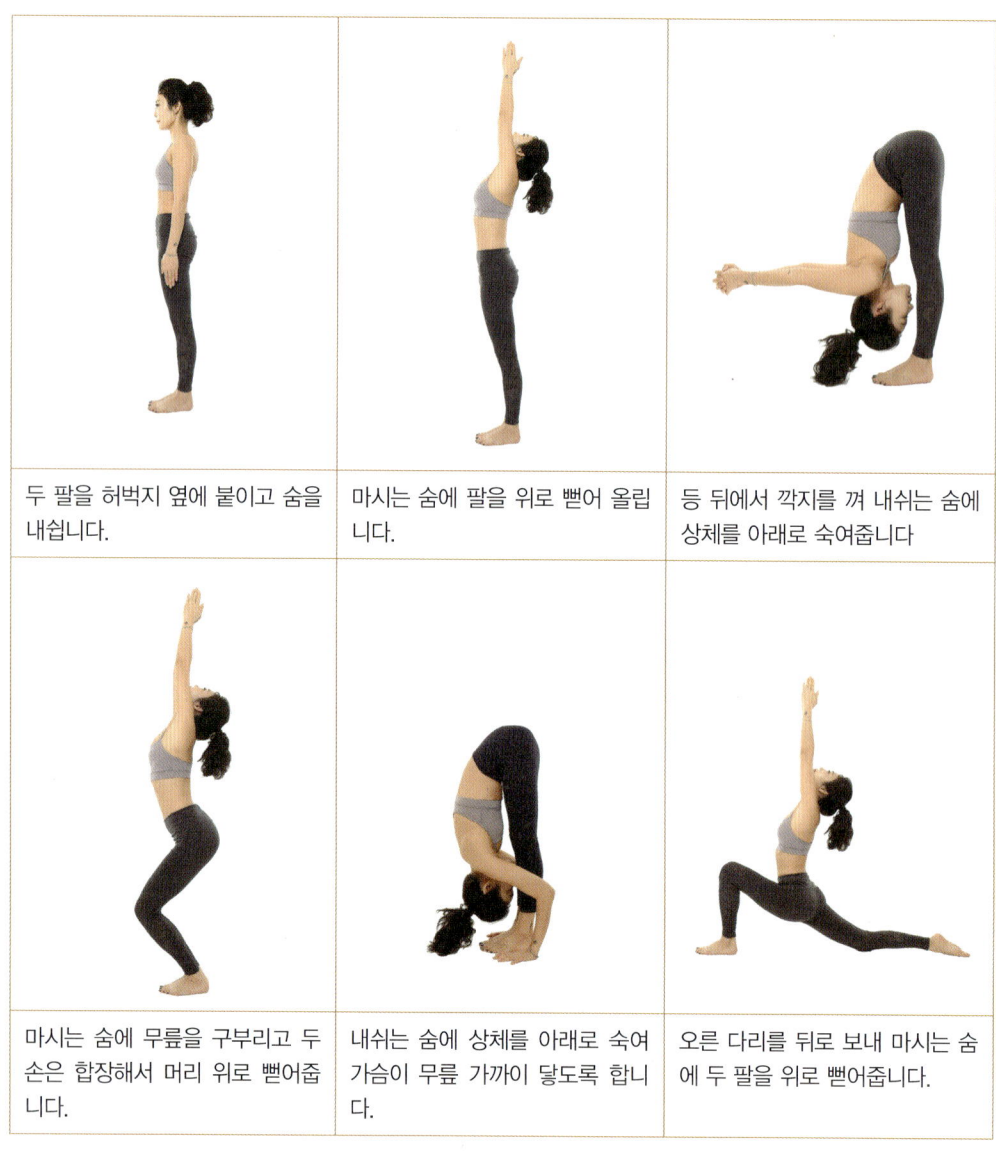

두 팔을 허벅지 옆에 붙이고 숨을 내쉽니다.	마시는 숨에 팔을 위로 뻗어 올립니다.	등 뒤에서 깍지를 껴 내쉬는 숨에 상체를 아래로 숙여줍니다
마시는 숨에 무릎을 구부리고 두 손은 합장해서 머리 위로 뻗어줍니다.	내쉬는 숨에 상체를 아래로 숙여 가슴이 무릎 가까이 닿도록 합니다.	오른 다리를 뒤로 보내 마시는 숨에 두 팔을 위로 뻗어줍니다.

내쉬는 숨에 몸통을 'ㅅ'자 모양으로 만들어 줍니다.	마시는 숨에 무릎을 바닥에, 내쉬는 호흡에 가슴과 턱을 바닥에 내립니다.	마시는 숨에 상체를 들어 올립니다.
내쉬는 숨에 몸통을 'ㅅ'자 모양으로 만들어 줍니다.	오른다리를 앞으로 가져오며 마시는 숨에 두 팔을 머리 위로 뻗어줍니다.	내쉬는 숨에 상체를 아래로 숙여 가슴이 무릎 가까이 닷도록 합니다.

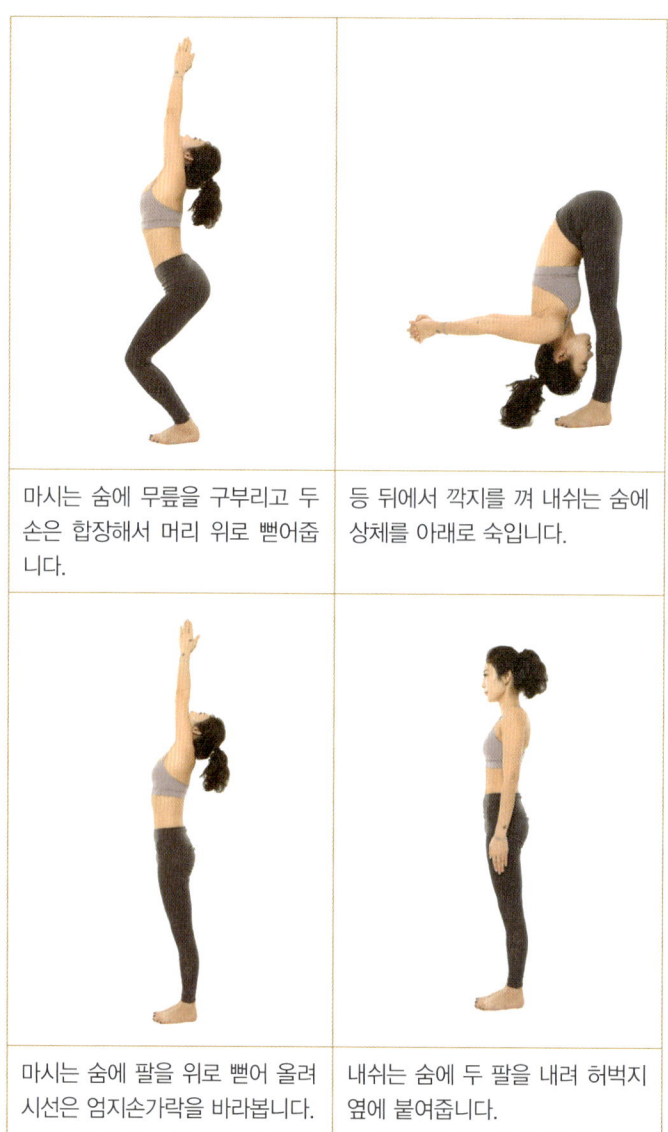

마시는 숨에 무릎을 구부리고 두 손은 합장해서 머리 위로 뻗어줍니다.	등 뒤에서 깍지를 껴 내쉬는 숨에 상체를 아래로 숙입니다.
마시는 숨에 팔을 위로 뻗어 올려 시선은 엄지손가락을 바라봅니다.	내쉬는 숨에 두 팔을 내려 허벅지 옆에 붙여줍니다.

슬림한요가(수리야나마스카라) C

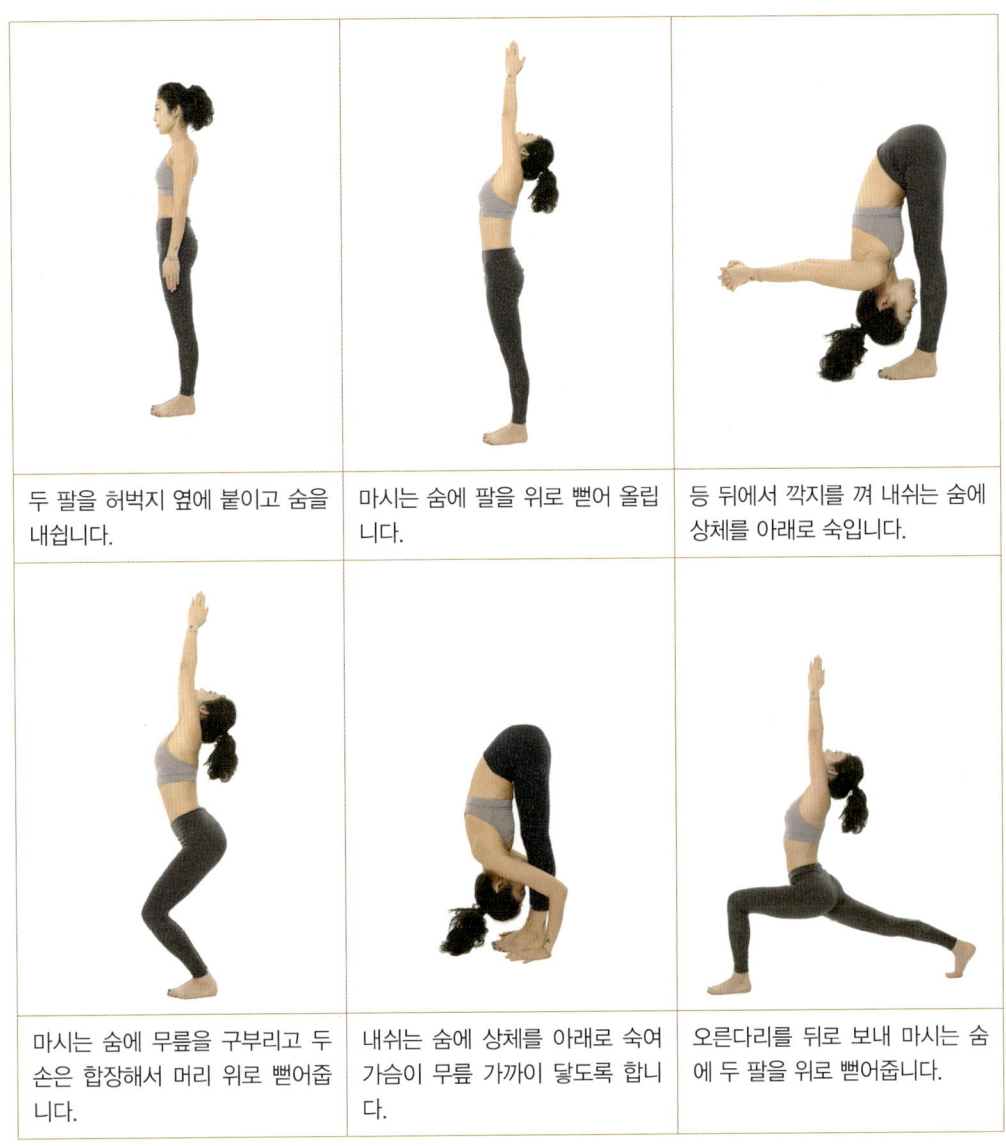

두 팔을 허벅지 옆에 붙이고 숨을 내쉽니다.

마시는 숨에 팔을 위로 뻗어 올립니다.

등 뒤에서 깍지를 껴 내쉬는 숨에 상체를 아래로 숙입니다.

마시는 숨에 무릎을 구부리고 두 손은 합장해서 머리 위로 뻗어줍니다.

내쉬는 숨에 상체를 아래로 숙여 가슴이 무릎 가까이 닿도록 합니다.

오른다리를 뒤로 보내 마시는 숨에 두 팔을 위로 뻗어줍니다.

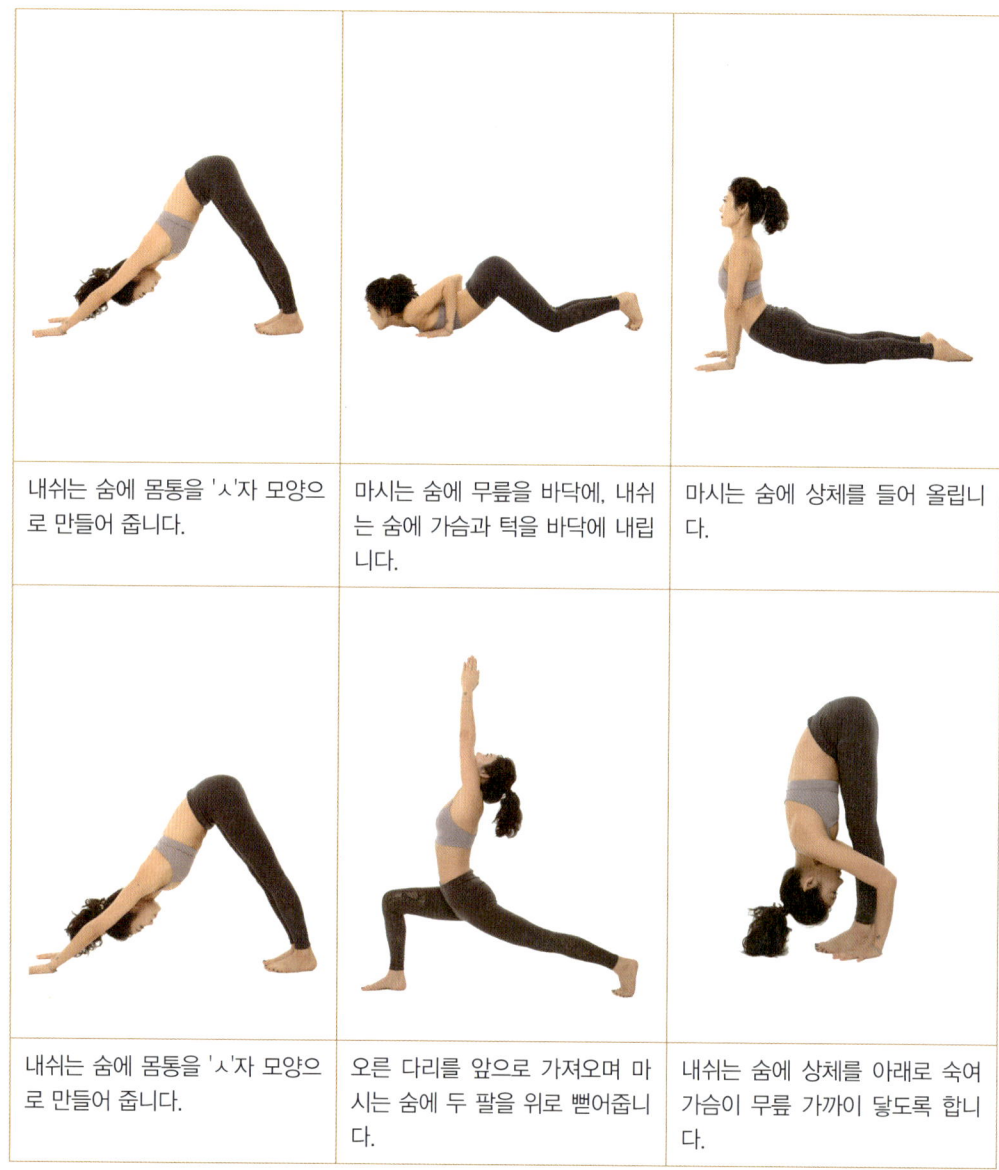

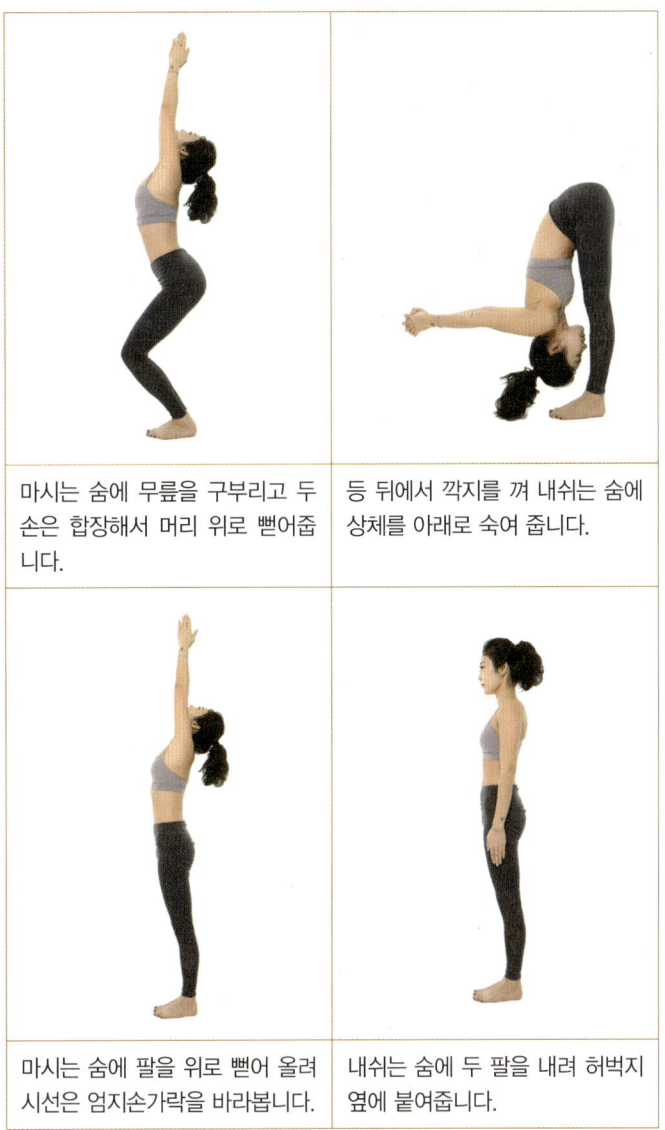

마시는 숨에 무릎을 구부리고 두 손은 합장해서 머리 위로 뻗어줍니다.	등 뒤에서 깍지를 껴 내쉬는 숨에 상체를 아래로 숙여 줍니다.
마시는 숨에 팔을 위로 뻗어 올려 시선은 엄지손가락을 바라봅니다.	내쉬는 숨에 두 팔을 내려 허벅지 옆에 붙여줍니다.

슬림한(嫺) 요가

嫺 '우아하다'는 뜻을 가지고 있어요. 슬림하면서도 우아하게..

우리 한 번 슬림하게! 우아하게!
 동구샘의 동작들을 따라가 볼까요?

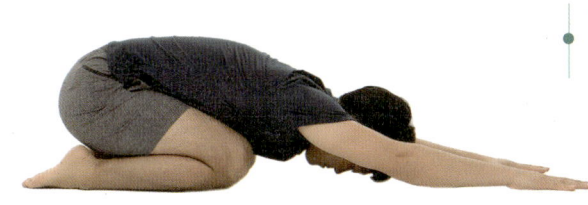

1. 무릎을 골반너비로 벌려주며 두 팔을 뻗어 편안하게 호흡을 5번 해줍니다.

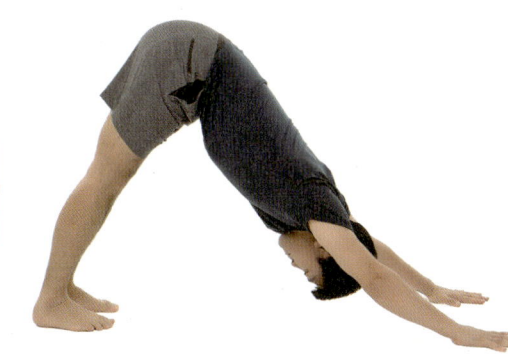

2. 내쉬는 숨에 다운독자세를 유지하며 엉덩이를 뒤쪽으로 밀어주며 다리 뒤쪽을 늘려줍니다. 호흡은 1~2분 정도 유지합니다.

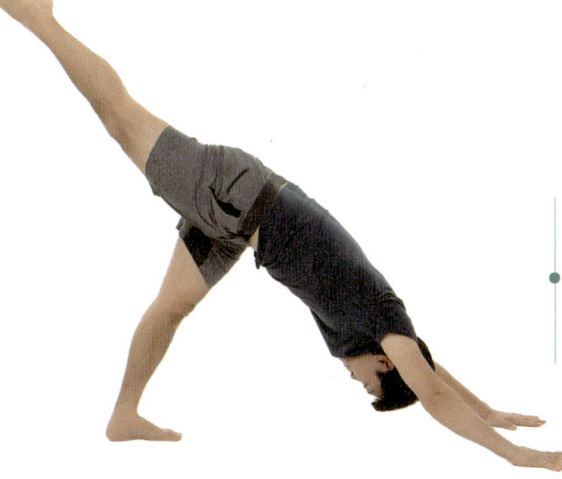

3. 아기자세로 잠시 휴식 후 다운독 자세를 만들어 줍니다. 마시는 숨에 오른발을 뒤로 뻗어주고 내쉬는 숨에 골반을 닫아줍니다. 30초 정도 유지 후 반대쪽도 반복합니다.

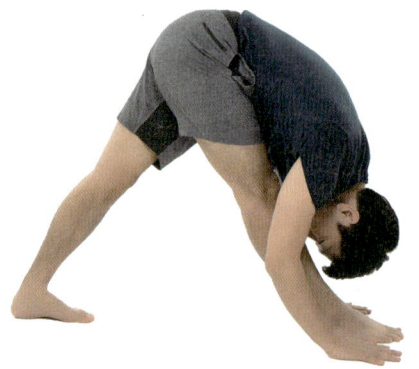

4. 두 발이 11자가 되도록 만들어 주며 오른 발을 앞으로 놓고 내쉬는 숨에 상체를 깊이 숙여 1~2분 정도 자세를 유지한 후 반대쪽도 반복합니다.

5. 마시는 호흡에 왼손을 오른 새끼발가락 옆에 짚어주며 내쉬는 숨에 오른손을 위로 들어올려 상체를 회전합니다. 1~2분 정도 유지 후 반대쪽도 반복합니다.

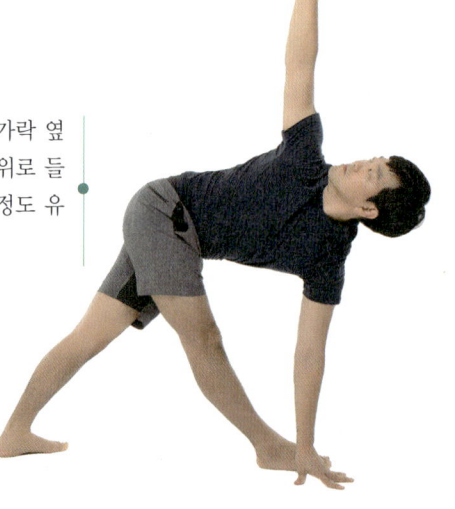

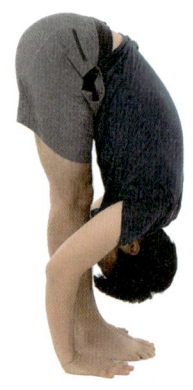

6. 두 발을 붙여주며 내쉬는 숨에 상체를 깊이 숙여줍니다. 이때 체중을 발쪽으로 70프로 정도 실어줍니다. 1~3분 정도 유지합니다.

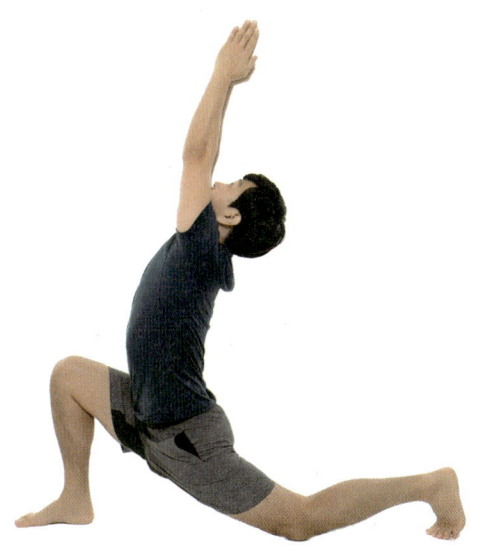

- 7-1. 왼발을 뒤로 빼주며 오른 다리는 직각이 되도록 만들어 줍니다. 마시는 숨에 두 팔을 위로 뻗어주며 시선은 엄지손 끝을 바라봅니다.

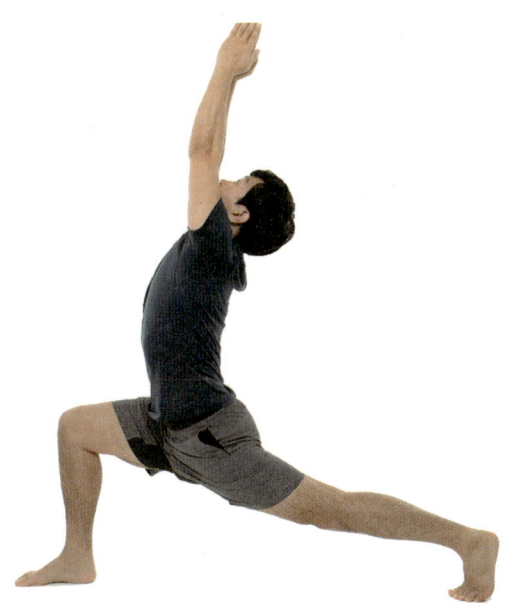

- 7-2. 자세가 안정되면 마시는 숨에 왼쪽 무릎을 강하게 펴줍니다. 이때 골반이 무릎보다 높이 올라가지 않도록 하며 숨을 내쉽니다. 합10번 정도 호흡한 후에 반대쪽도 반복합니다.

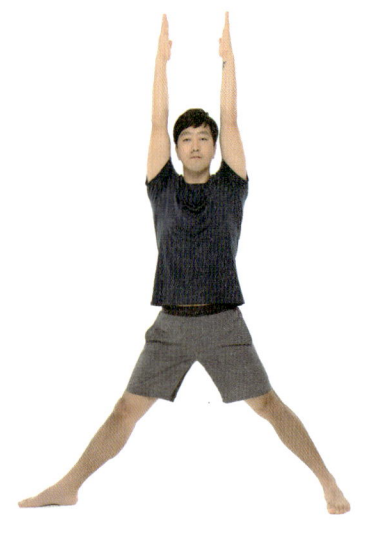

8-1. 두 발을 어깨의 2배 이상 벌려주며 오른발은 90도로 돌려줍니다. 마시는 숨에 두 팔을 위로 뻗어주며 골반은 반듯하게 정렬합니다.

8-2. 내쉬는 숨에 오른 무릎을 직각으로 굽혀주며 무릎이 발을 넘어가지 않도록 하고 상체가 중앙에 있도록 합니다.

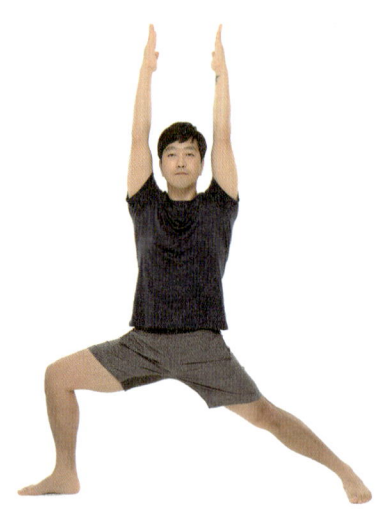

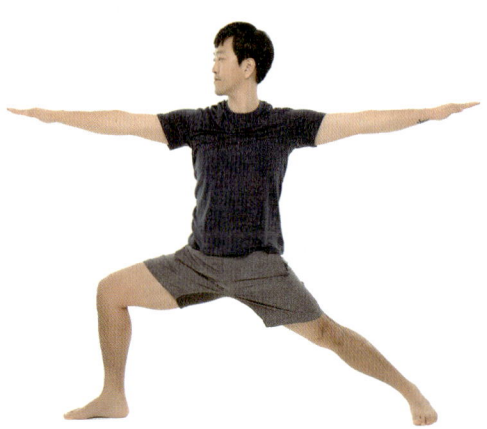

8-3. 자세가 안정이 두 팔을 옆으로 벌려주고 전사2번 자세를 만들어줍니다. 시선은 오른 손끝을 바라봅니다. 10번 정도 호흡한 후에 반대쪽도 반복합니다.

9. 두 발을 골반 2배 넓이로 만들어 주며 마시는 숨에 왼손을 중앙에 짚어주고 내쉬는 숨을 위로 뻗어 왼손과 일직선이 되도록합니다. 10번 정도 숨한 후 반대쪽도 반복합니다.

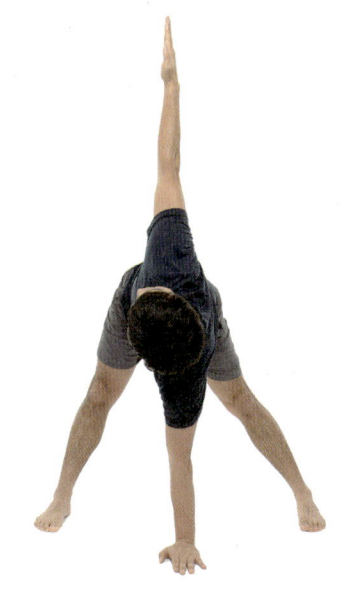

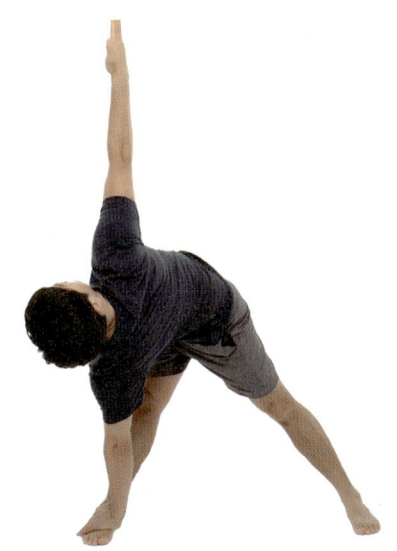

10. 두손을 오른쪽으로 이동하며 왼손으로 오른발등을 잡고 눌러줍니다. 마시는 숨에 상체를 비틀어주며 내쉬는 숨에 오른손을 위로 뻗어줍니다. 10번 정도 호흡한 후에 반대쪽도 반복합니다.

11. 두 발끝을 바깥으로 60도 이상 돌려 주고 두 손은 무릎을 짚어줍니다. 숨을 마셨다가 내쉬는 숨에 오른쪽 어깨를 밀어 상체를 왼쪽으로 트위스트 합니다.
5번 정도 호흡한 후에 반대쪽도 반복합니다.

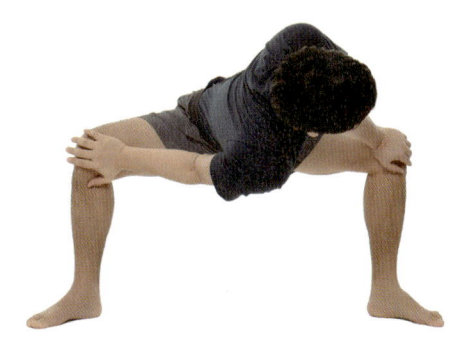

Chapter 1 사랑하고 싶은 여자들을 위한 요가 _ 55

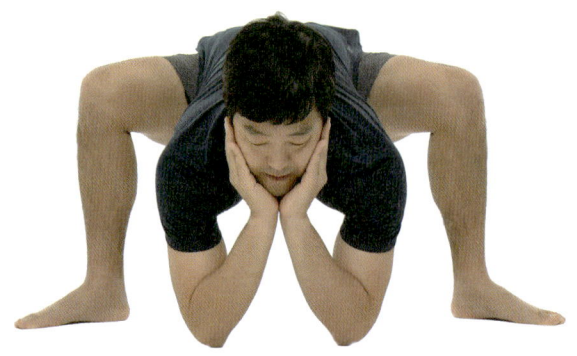

● 12. 골반을 무릎과 수평이 되도록 맞춰주며 마시는 호흡에 두 팔꿈치를 바닥에 대고 턱을 받쳐줍니다. 내쉬는 숨에 허리를 곧게 펴고 10번 정도 호흡하면서 자세를 유지합니다.

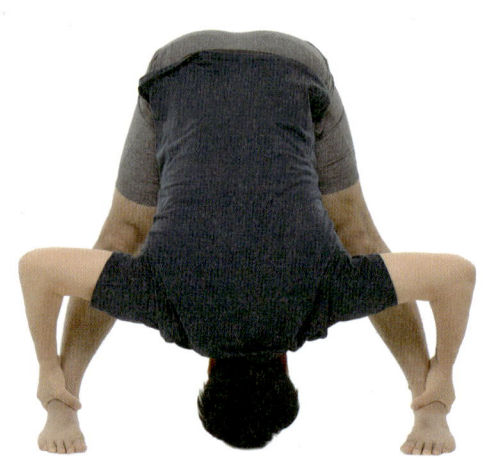

● 13. 무릎을 펴주고 두 발은 11자가 되도록 만들어줍니다. 두 손으로 발목을 잡아주며 숨을 마셨다가 내쉬는 숨에 상체를 깊이 숙여주며 정수리가 바닥 가깝게 가도록 합니다. 10번 정도 호흡하면서 자세를 유지합니다.

14-1. 오른쪽으로 앉아주며 왼발을 곧게 펴줍니다. 두 손은 다리 안쪽에 짚어주고 편안하게 호흡을 10번 반복합니다.

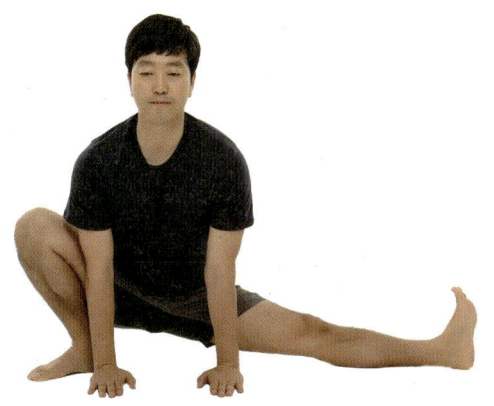

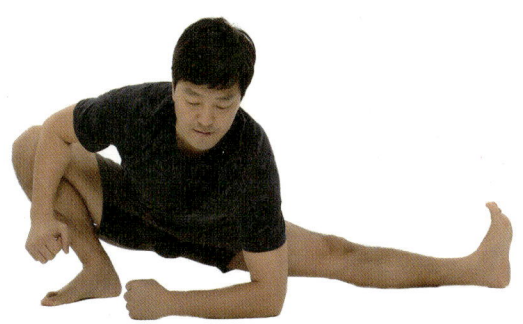

14-2 앞 동작에서 자세가 안정적이면 마시는 숨에 오른쪽 팔꿈치로 바깥쪽으로 밀어주며 가능하면 왼쪽 팔꿈치를 바닥에 대줍니다. 10번 정도 호흡한 후에 반대쪽도 반복합니다.

15. 엉덩이를 바닥에 대고 앉아주며 왼손으로 오른쪽 발목을 잡고 오른손은 왼발 바깥쪽을 잡아줍니다. 마시는 숨에 왼팔이 펴질 때까지 오른발을 옆으로 걸어가며 내쉬는 숨에 오른쪽 팔꿈치를 열어 가슴을 확장해줍니다. 10번 정도 호흡한 후에 반대쪽도 반복합니다.

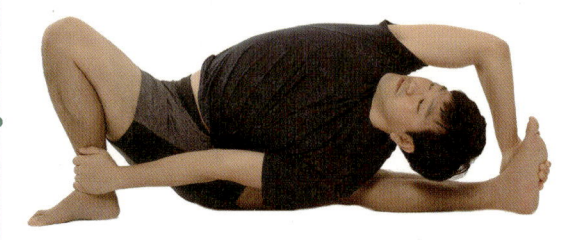

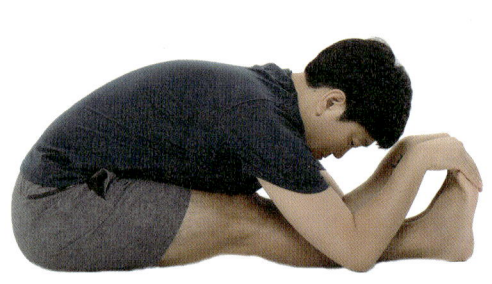 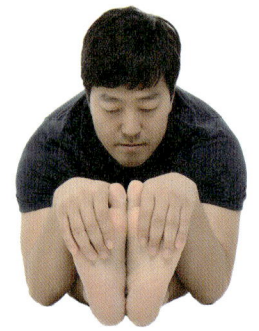

- 16. 두 손으로 발앞꿈치를 잡아주며 마시는 숨에 상체를 앞으로 밀어주고 내쉬는 숨에 팔꿈치를 바닥에 대고 깊이 숙여줍니다. 30초~1분 유지합니다.

17. 마시는 숨에 두 다리를 차 올리고 두 손은 등 뒤를 받쳐줍니다. 이때 팔꿈치는 어깨 넓이로 만들어줍니다. 내쉬는 숨에 가슴을 턱쪽으로 더 밀어줍니다. 30~60초 유지합니다. 숨숨

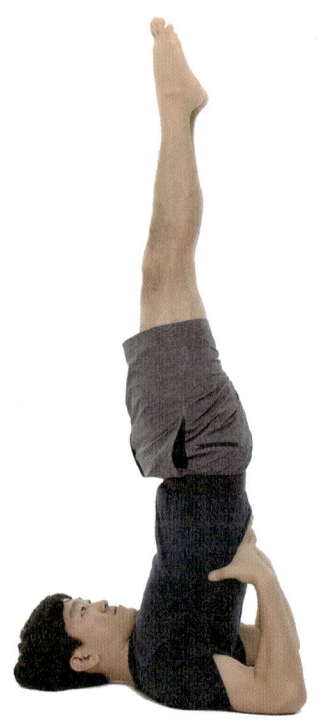

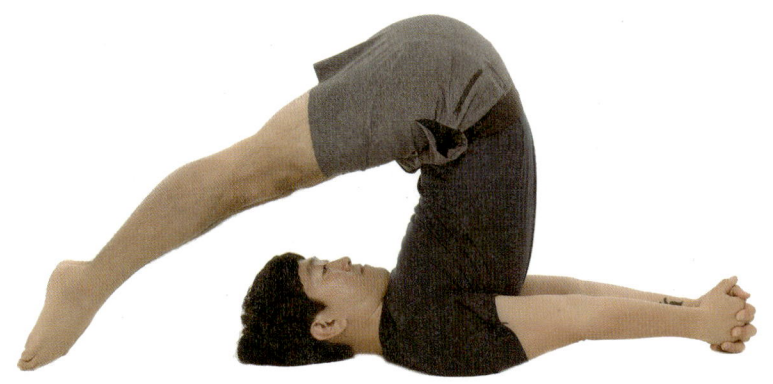

- 18. 마시는 숨에 두 다리를 머리 뒤로 넘겨 발등을 바닥에 대줍니다. 두 손은 등 뒤에 깍지를 껴줍니다. 내쉬는 숨에 가슴을 밀어 턱이랑 가슴을 붙여줍니다. 30~60초 정도 유지합니다.

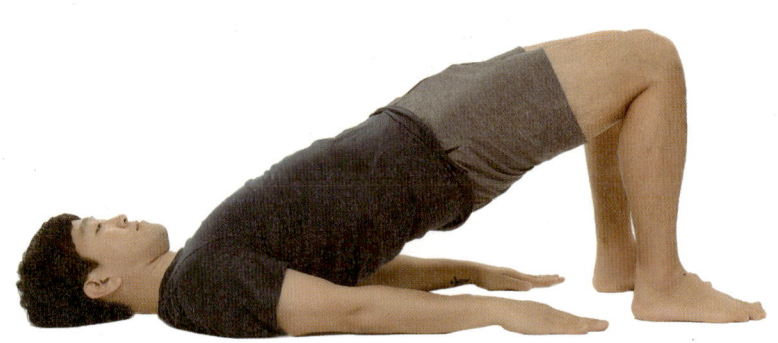

- 19. 두 다리는 골반너비로 하고 마시는 숨에 골반을 위로 올려줍니다. 이때 내쉬는 숨에 발 안쪽에 힘을 주어 골반을 잘 밀어줍니다. 30~60초 정도 호흡하면서 자세를 유지한다.

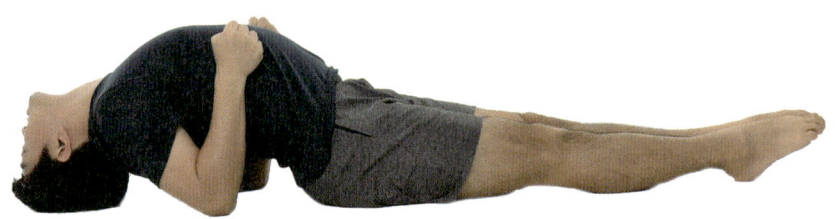

- 20. 팔꿈치를 바닥에 대고 마시는 숨에 가슴을 밀어올리고 내쉬는 숨에 정수리를 바닥에 대줍니다. 이때 두 다리는 앞으로 곧게 뻗어줍니다. 팔꿈치로 바닥을 눌러 가슴이 아래로 내려오지 않도록 합니다. 30초~60초 정도 자세를 유지합니다.

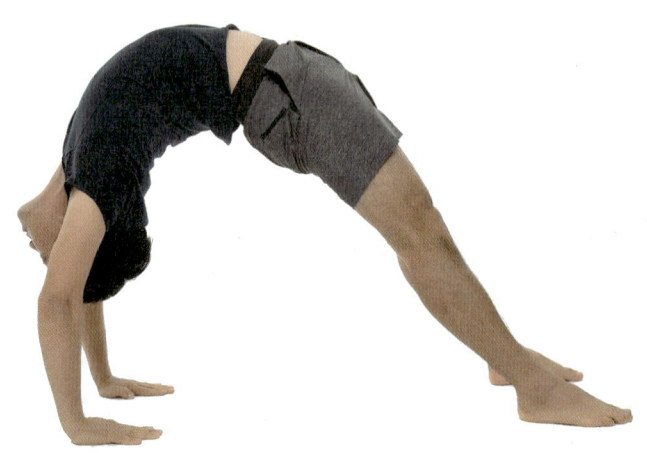

- 21. 두 손을 귀옆에 두고 마시는 숨에 상체를 들어올리며 내쉬는 숨에 무릎을 펴고 가슴을 확장합니다. 30초~60초 동작을 유지합니다.

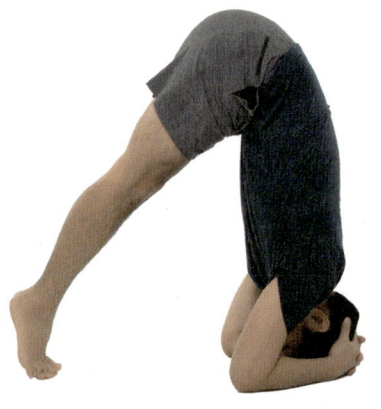

22-1. 두손을 깍지껴 머리 뒤에 받치고 무릎을 펴고 두 다리를 몸 쪽으로 당겨옵니다. 이때 팔꿈치를 어깨넓이로 만들어 줍니다.

22-2. 마시는 숨에 한 다리씩 가슴쪽으로 당겨 두 발이 골반 높이에서 중심을 잡고 내쉬는 숨에 코어의 힘으로 자세를 유지해줍니다. 초보자는 여기까기만 자세를 해도 좋습니다.

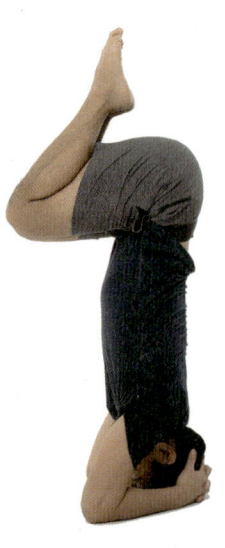

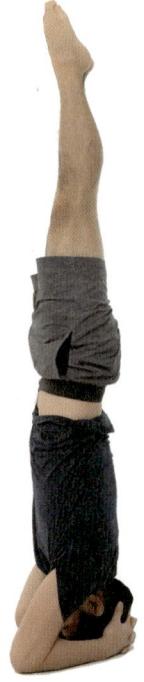

22-3. 마시는 숨에 두 다리를 위로 뻗어올립니다. 내쉬는 숨에 코어의 힘으로 중심을 잡아 자세를 유지합니다. 1~3분 정도 동작을 유지합니다.

23-1. 두팔을 어깨넓이로 해서 팔꿈치를 구부려 바닥에 두고 고개를 들어 두팔 사이를 바라봅니다. 무릎을 펴고 두 다리를 몸쪽으로 당겨옵니다.

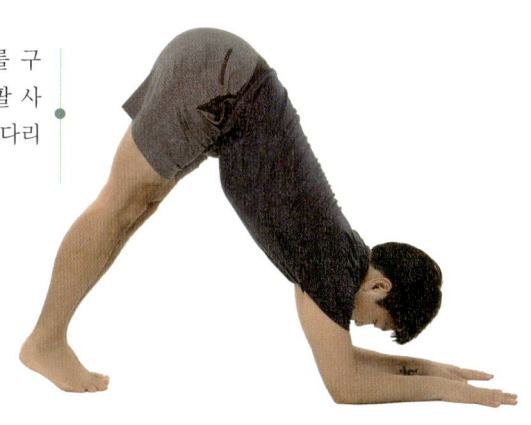

23-2. 마시는 숨에 두 다리를 들어올려 코어의 힘으로 자세를 유지합니다. 이때 발끝까지 힘을 주어 두 다리를 끝까지 뻗어줍니다. 1분~3분 정도 동작을 유지합니다.

24. 등을 바닥에 대고 누워줍니다. 두 다리는 어깨넓이로 벌리고 손등을 바닥으로 편안하게 둡니다. 눈을 감고 편안한 마음으로 5분~10분 정도 동작을 유지합니다.

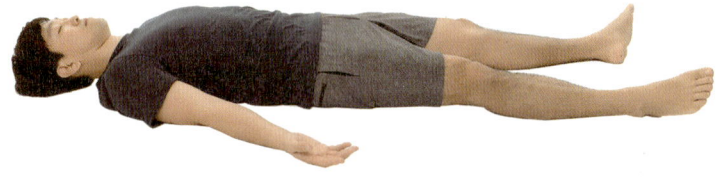

톡톡! 디톡스하세요

당근과 토마토, 양배추와 브로콜리. 요 붉고 푸른 채소에 신선한 바나나와 사과까지. 생각나는 거 없으세요? 채소는 깨끗이 씻어 조각을 내고 끓는 물에 삶을 거랍니다. 물이 식으면 과일과 함께 믹서로 슝슝슝 갈아 주고요. 맞아요. 해독주스를 만드는 초간단 비법이랍니다. 일본 사람들은 몸속의 독기를 제거하기 위해 우엉차를 즐겨 마신다는데 이것도 기억해 둬야겠어요. 디톡스에는 요가 동작도 효과적이 랍니다. 몸 깊은 곳까지 에너지와 혈액이 골고루 돌고 뭉친 곳은 풀어지면서 활기가 생기니까요. 그럼 톡톡! 디톡스, 시작해 볼까요?

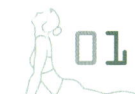

변형된 전굴 자세

다리와 복부에 자극을 주어 노폐물과 지방을 제거하고 머리의 혈액순환을 돕는 자세입니다. 목과 눈의 긴장을 풀어 줄 뿐만 아니라 생리통에도 효과적이랍니다.

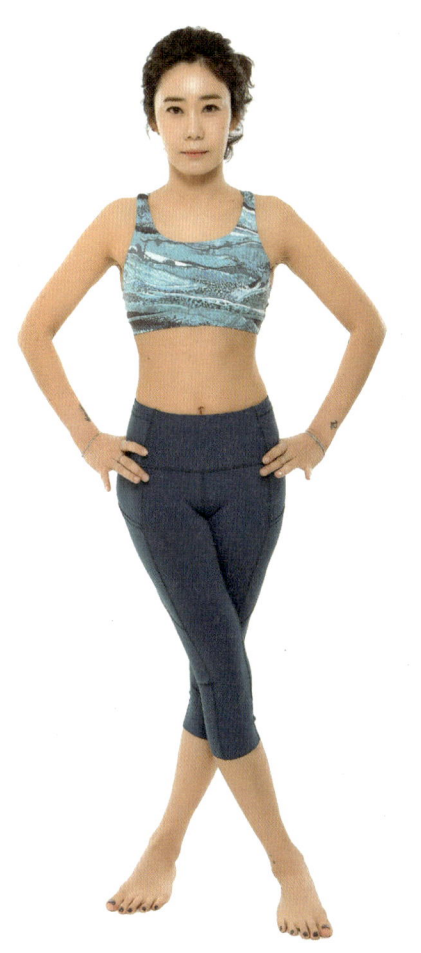

- 1. 오른 다리를 앞으로 해서 두 다리를 'X'자로 만들어 서줍니다.
- 2. 이때 두 손은 골반 옆을 잡아줍니다.
- 3. 숨을 마십니다.

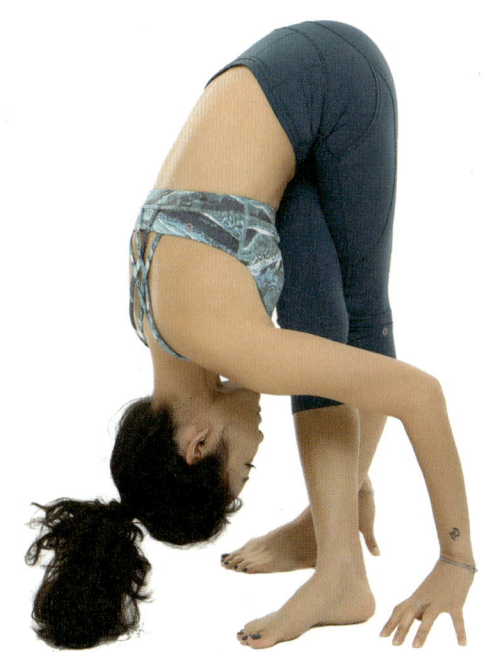

- 1. 내쉬는 숨에 상체를 아래로 숙여줍니다.
- 2. 두 손은 발 옆 바닥을 짚어줍니다. 이때 팔꿈치가 너무 벌어지지 않도록 합니다.
- 3. 동작을 30~60초 유지합니다.
- 4. 다리를 반대로 교차해서 반대쪽도 같은 방법으로 반복합니다.

Tip 상체를 숙였을 때, 두 무릎이 굽혀지지 않도록 주의합니다.

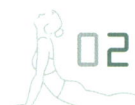

소머리 자세 1

비틀어진 척추와 골반의 균형을 바로잡아 주는 효과가 있습니다. 또한, 다리와 골반을 유연하게 하고 숙면에 도움을 줍니다.

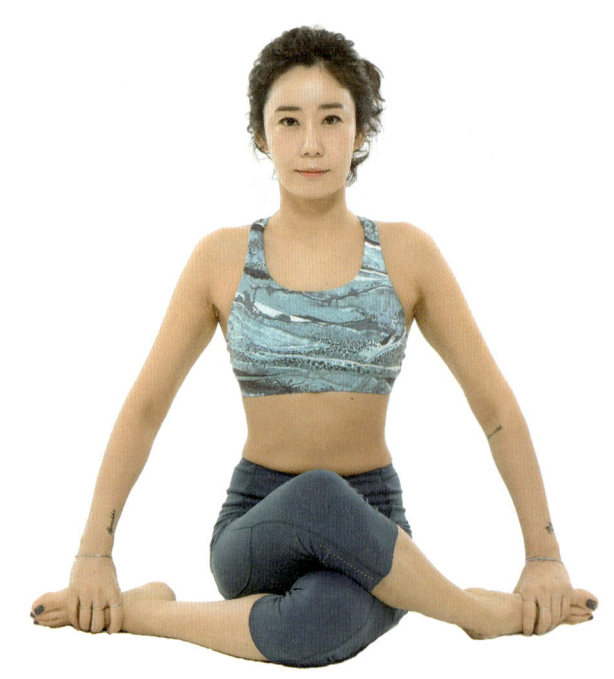

- 1. 무릎을 굽혀 오른쪽 무릎이 왼쪽 무릎 위로 가도록 포개 앉아줍니다.
- 2. 두 손은 발등을 잡습니다.
- 3. 마시는 숨에 척추를 길게 늘립니다.

> **Tip** 자세를 유지할 때 골반이 뜨지 않게 양 골반이 바닥에 잘 닿도록 합니다.

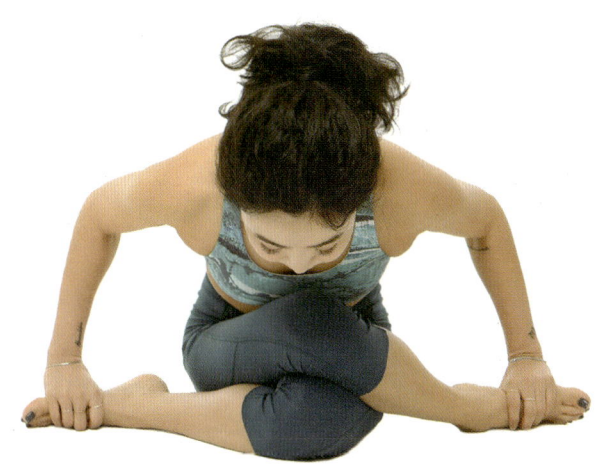

- 1. 내쉬는 숨에 천천히 상체를 앞으로 숙입니다.
- 2. 동작 유지시 무릎과 무릎이 서로 겹쳐지도록 해서 두 무릎이 최대한 일직선이 되도록 만들어 줍니다.
- 3. 30~60초 동안 유지합니다.
- 4. 동작이 끝나고 나면 다리를 펴서 긴장을 풀어줍니다.
- 5. 다리를 반대로 하여 반대쪽도 반복합니다.

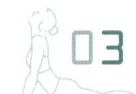

소머리 자세 2

다리의 경련을 다스려 주고 다리 근육을 탄력있게 합니다. 가슴도 잘 펴지고 등을 곧게 만들어 줍니다. 어깨는 자유롭게 움직일 수 있고 넓은 등근이 완전히 신장됩니다.

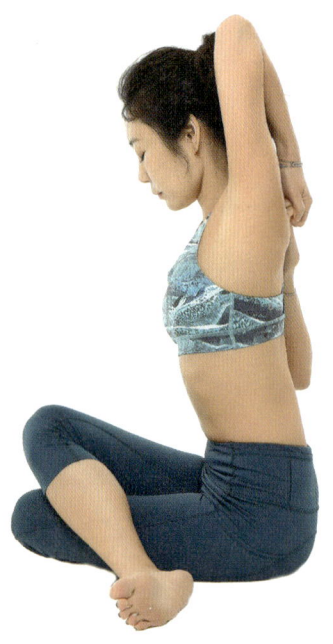

1. 무릎을 굽혀 오른쪽 무릎이 왼쪽 무릎 위로 가도록 포개 앉아줍니다.
2. 왼팔은 머리 뒤로 하고 오른팔은 등뒤로 하여 두 손을 맞잡아줍니다.
3. 고개를 숙이지 않고 뒤통수로 팔을 밀어줍니다.
4. 마시는 숨에 척추를 길게 늘립니다.

Tip 등 뒤에서 두 손을 맞잡기 어려우신 분은 두 손을 합장하거나 팔꿈치를 서로 서로 잡고 동작합니다.

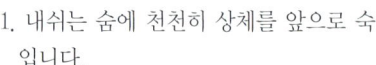

1. 내쉬는 숨에 천천히 상체를 앞으로 숙입니다.
2. 왼팔꿈치가 뒤통수 중앙에 올 수 있도록 만들어 줍니다.
3. 30~60초 동안 유지합니다.
4. 동작이 끝나고 나면 등뒤에서 손을 풀고 다리를 펴서 긴장을 풀어줍니다.
5. 팔과 다리를 반대로 하여 반대쪽도 같은 방법으로 반복합니다.

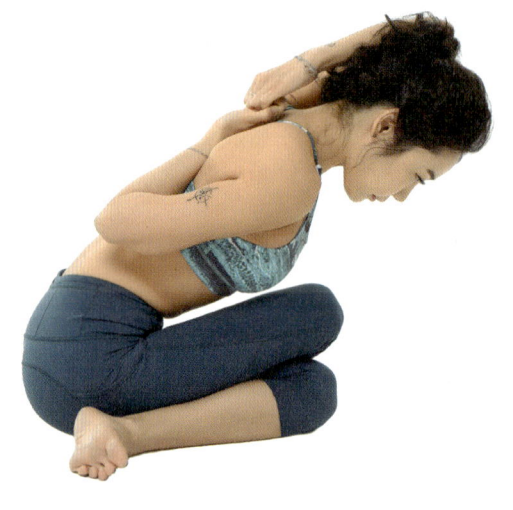

04

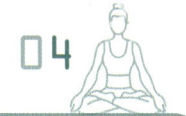

테이블 자세

목 뒤와 어깨의 긴장을 풀어주고 가슴을 열어 노폐물을 제거해 줍니다. 복부와 척추를 강화하고 다리 부기를 제거하는데도 도움이 되는 자세입니다.

1. 손가락이 엉덩이 방향으로 향해서 두 손은 바닥을 짚어줍니다.
2. 오른다리가 위로 올라가게 두 다리는 서로 꼬아 앉습니다.
3. 시선은 정면을 향하고 척추를 반듯하게 만들어 자세를 유지합니다.

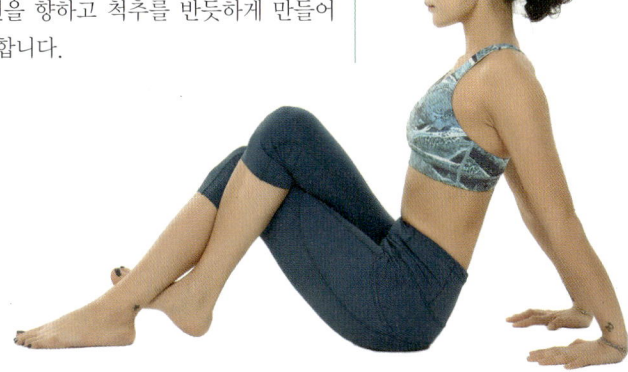

1. 마시는 숨에 골반을 위로 밀어 올립니다.
2. 손은 바닥에 짚은 채 두 팔을 뻗고 내쉬는 숨에 고개는 뒤로 떨굽니다.
3. 상체를 들어 올릴 때 등과 허리 엉덩이가 수평이 되도록 만들어 줍니다.
4. 30초 정도 유지한 후 내려옵니다.
5. 다리를 반대로 바꿔 반대쪽도 같은 방법으로 반복합니다.

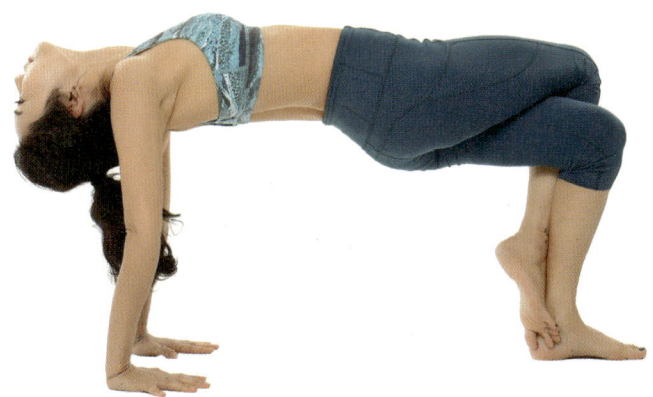

Tip 손목에 체중이 실리지 않게 코어에 힘을 주고, 손과 발로 바닥을 밀어내며 동작합니다.

Chapter 2 몸도 힐링! 마음도 힐링! 힐링 요가 _ 69

변형된 활 자세 1

활처럼 몸을 팽팽하게 구부리는 자세로 척추와 허리, 다리가 유연해집니다. 발목과 종아리의 순환을 도와 라인도 매끄러워집니다. 가슴이 시원하게 열리는 자세라 위로 향하는 다리의 힘을 함께 느끼며 밸런스도 되찾는답니다.

1. 엎드린 자세에서 시작합니다.
2. 두 발을 교차해 손으로 발등을 잡아줍니다.
3. 숨을 내쉽니다.

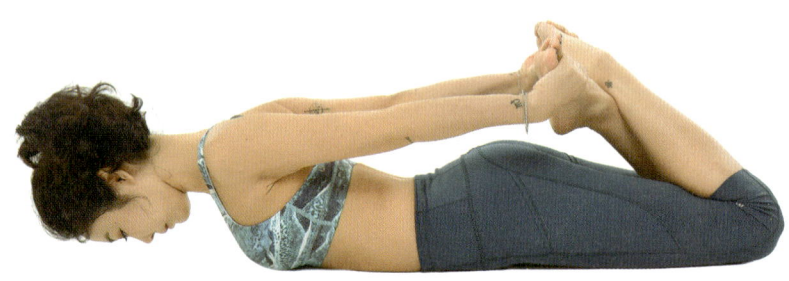

1. 마시는 숨에 상체와 하체를 천천히 들어 올립니다.
2. 이때 다리를 최대한 뒤쪽으로 밀어줍니다.
3. 동작을 20~30초 유지합니다.
4. 내쉬는 숨에 내려와 다리를 곧게 뻗고 긴장을 풀어줍니다.
5. 반대로 다리를 교차해 같은 방법으로 반복합니다.

Tip 배꼽을 중심으로 상체와 하체가 같은 높이로 들어 올려 동작합니다.

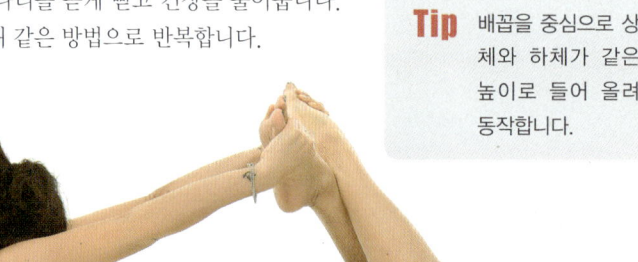

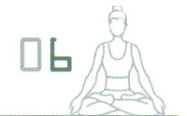

상복부에 탄력이 생기고 팔다리도 날씬해지는 동작입니다. 혈액순환에도 좋습니다.

변형된 크런치 자세

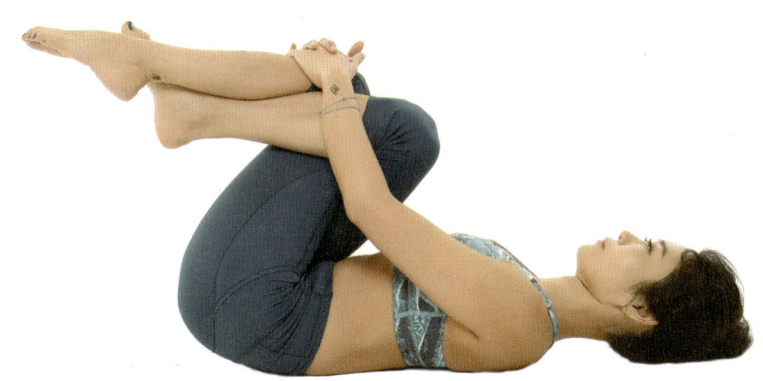

1. 등을 바닥에 대고 누워줍니다.
2. 오른다리를 위로 해서 두 다리를 꼬아 독수리 자세 모양으로 만들어 줍니다.
3. 두 손으로 다리를 감싸 안아줍니다.
4. 숨을 마십니다.
5. 내쉬는 숨에 다리를 상체 쪽으로 지긋이 당깁니다.
6. 동작을 15~30초 정도 유지 후 긴장을 풀어줍니다.

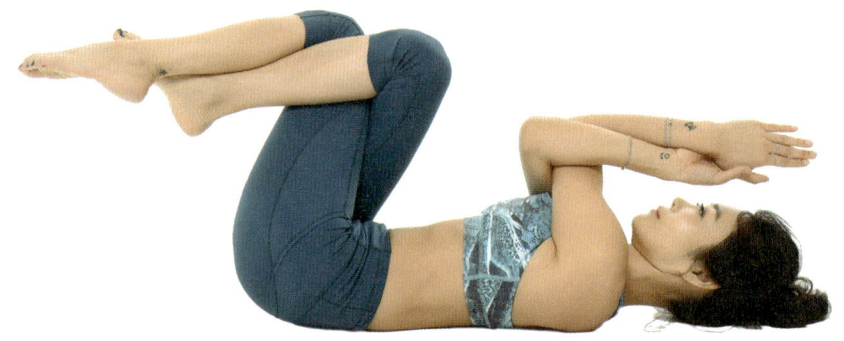

- 1. 위의 자세에서 왼팔이 위로 올라오게 두 팔도 독수리 자세 모양으로 꼬아줍니다.
- 2. 숨을 마시면서 팔꿈치를 어깨높이만큼 올려줍니다.

> **Tip** 상체를 위로 들 때 복부의 긴장을 풀지 않습니다.

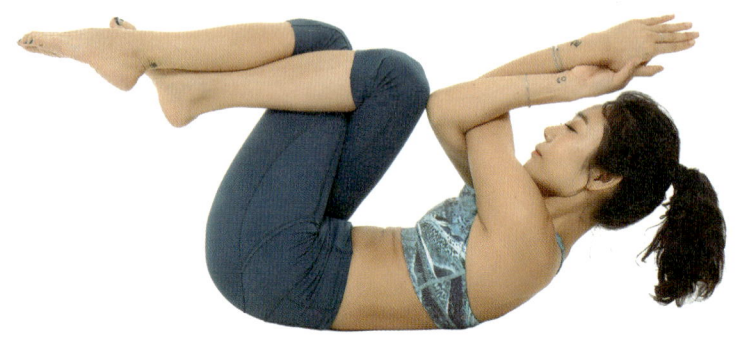

- 1. 내쉬는 숨에 팔꿈치와 무릎이 가깝게 닿도록 상체를 들어 올립니다.
- 2. 견갑골이 바닥에 닿지 않게 상체를 높이 들어줍니다.
- 3. 15회씩 3~5세트 반복합니다.
- 4. 팔과 다리를 반대로 하여 반대쪽도 같은 방법으로 반복합니다.
- 5. 동작이 끝나고 나면 팔과 다리의 긴장을 풀고 편안하게 쉬어줍니다.

07 변형된 어깨서기 자세

혈액의 공급량이 증대되어 목 부분에 위치한 갑상선에 영향을 미치게 됩니다. 하체비만, 특히 엉덩이쪽 군살제거에도 효과적입니다. 신진대사를 활발하게 하여 피부의 탄력을 높여줍니다.

Tip 목이 불편하신 분은 전문가의 도움을 받으신 후 동작을 하셔야 합니다.

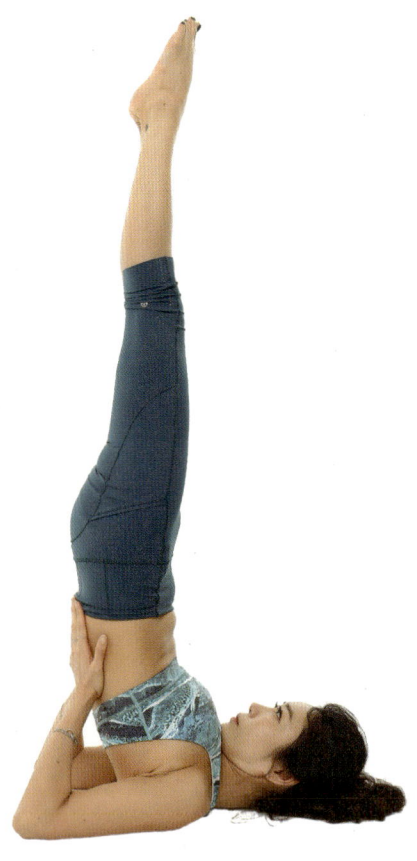

1. 등을 바닥에 대고 누워줍니다.
2. 마시는 호흡에 두 다리를 들어 올리고 두 손은 등 뒤를 받쳐줍니다.
3. 이때 팔꿈치는 어깨넓이로 만들어줍니다.
4. 내쉬는 숨에 가슴을 턱에 붙이고, 어깨에서 발끝까지 일직선이 되도록 합니다.
5. 15~30초 정도 유지합니다.

1. 위의 자세에서 오른 다리를 위로 해서 두 다리를 독수리 모양으로 꼬아줍니다.
2. 15~30초 정도 호흡하면서 동작을 유지합니다.
3. 내려올 때는 다리를 먼저 푼 다음, 두 다리를 머리 뒤쪽으로 넘겨줍니다. 두 손은 바닥을 짚고 복부의 힘으로 다리를 천천히 제자리로 내립니다.
4. 동작이 끝나고 나면 고개를 좌우로 왔다 갔다 하여 가볍게 풀어주고 호흡을 정리합니다.

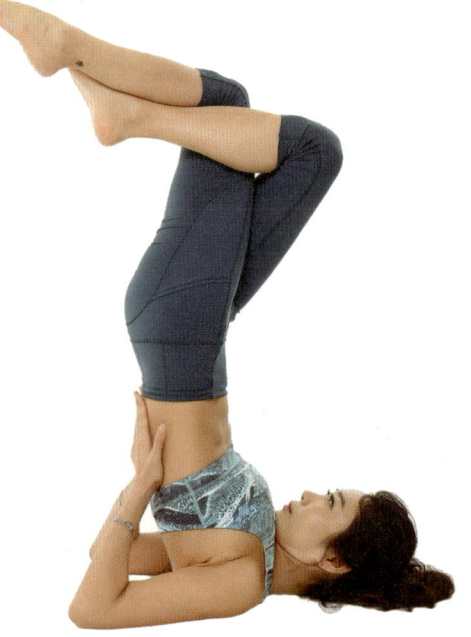

삶에는 쉼이 필요해요.

태아의 잠. 엄마 뱃속에서 편안히 숨 고르기 하는 아기의 잠을 자고 싶습니다. 다정한 엄마의 속삭임도 아빠의 노랫말도 들을 수 있죠. 잠깐 앉았다 사라져 버리는 나비의 날갯짓이 느껴질지 모릅니다. 무엇이든 따뜻하고 아득하고 정겨운 것들입니다. 그렇게 두 눈을 감고 완벽한 휴식의 상태로 멈춰 있고 싶습니다.

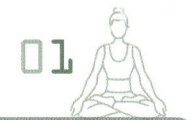

배를 웅크린 채 이마가 바닥에 닿아 안정감을 주는 자세로 소화가 잘되고 몸이 쉬는 동작입니다. 목과 어깨에 힘이 들어가지 않도록 주의합니다.

아기 자세

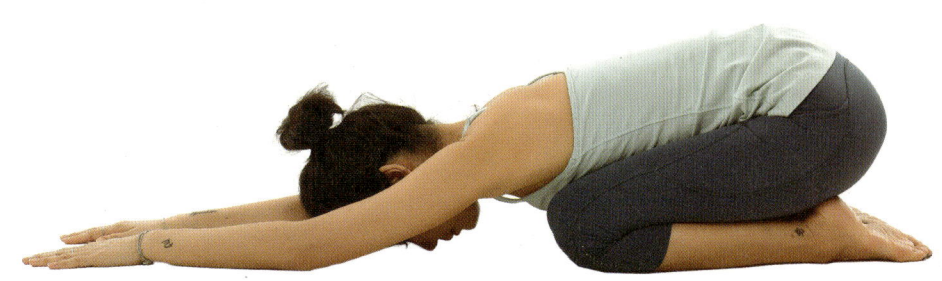

1. 무릎을 꿇고 앉아 숨을 들이마십니다.
2. 내쉬는 숨에 손을 뻗어 상체를 숙이면서 이마를 바닥에 댑니다.
3. 몸의 힘을 빼고 편안하게 호흡하면서 휴식을 취합니다.

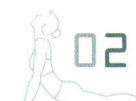

옆으로 누운 아기 자세

허리의 부담을 완화시켜 피로를 풀어주고 심신의 안정감을 줍니다.

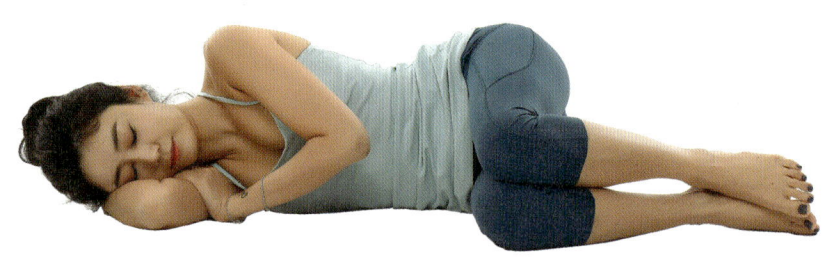

1. 팔베개를 하고 옆으로 돌아누워줍니다.
2. 다리는 겹쳐서 무릎을 구부립니다.
3. 편안하게 호흡을 하면서 휴식을 취합니다.

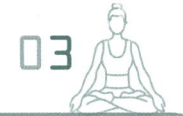

골반을 열어준 상태에서 상체를 이완하는 동작입니다. 앉아서 하는 나비자세보다 좀 더 편안하게 동작을 유지할 수 있습니다.

나비 자세

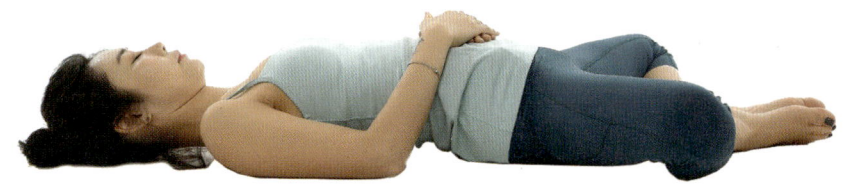

1. 등을 바닥에 대고 누워줍니다.
2. 두 발바닥은 서로 붙여 무릎을 바닥쪽으로 향하게 합니다.
3. 두 손은 편안하게 배 위에 올려놓고 몸의 긴장을 풀고 쉬어 줍니다.

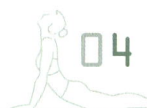

엎드린 휴식 자세 1

출산 후 자궁과 골반이 제자리를 찾도록 도와줍니다. 피로를 풀고 마음이 진정되고 편안해 지는 자세입니다.

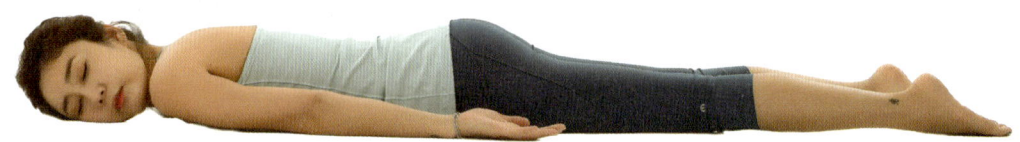

1. 엎드려 누워줍니다.
2. 두 다리는 골반너비로 편안히 하고 고개를 옆으로 돌려 뺨을 바닥으로 향하게 합니다.
3. 두 손은 골반 옆에 손등을 바닥으로 둡니다.
4. 천천히 호흡하며 휴식을 취합니다.

05 송장 자세

요가 동작을 한 후 이 자세를 취하면 몸 전체가 천천히 풀리면서 이완되는 느낌을 받습니다.

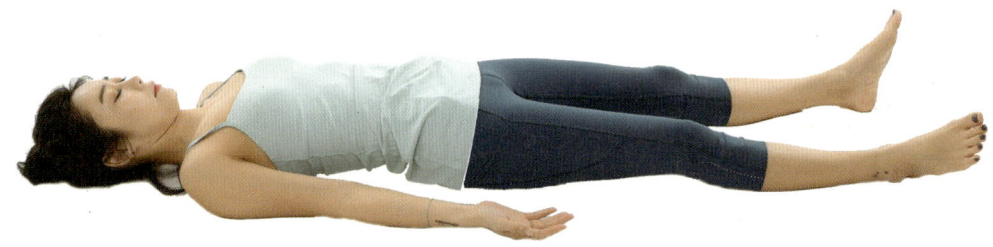

- 1. 등을 바닥으로 누워줍니다.
- 2. 두 다리를 골반 너비로 벌려 쭉 뻗어줍니다.
- 3. 두 팔은 몸통에서 붙이지 않고 골반 옆에 편안하게 둡니다. 손바닥은 천장쪽으로 향하게 합니다.
- 4. 천천히 호흡하며 휴식을 취합니다.

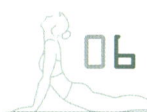

엎으린 휴식 자세 2

심신을 이완 시켜 육체적,정신적 피로와 스트레스를 해소시킵니다. 몸의 관절들이 경직되지 않도록 해줍니다. 가슴과 복부 기관이 마사지 되는 효과가 있어 소화기 치료에 효과적입니다.

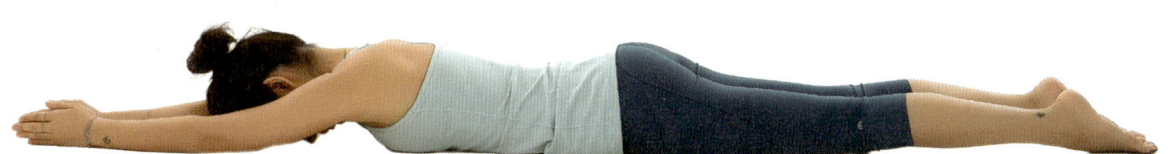

- 1. 이마와 배를 바닥으로 엎으려 줍니다.
- 2. 두 다리는 골반 너비로 편하게 벌려 발등을 바닥으로 놓아 줍니다.
- 3. 두 손은 합장하여 머리 위로 쭉 뻗어줍니다.
- 4. 이때 어깨의 긴장은 풀고 몸에 힘을 빼서 완전히 이완합니다.

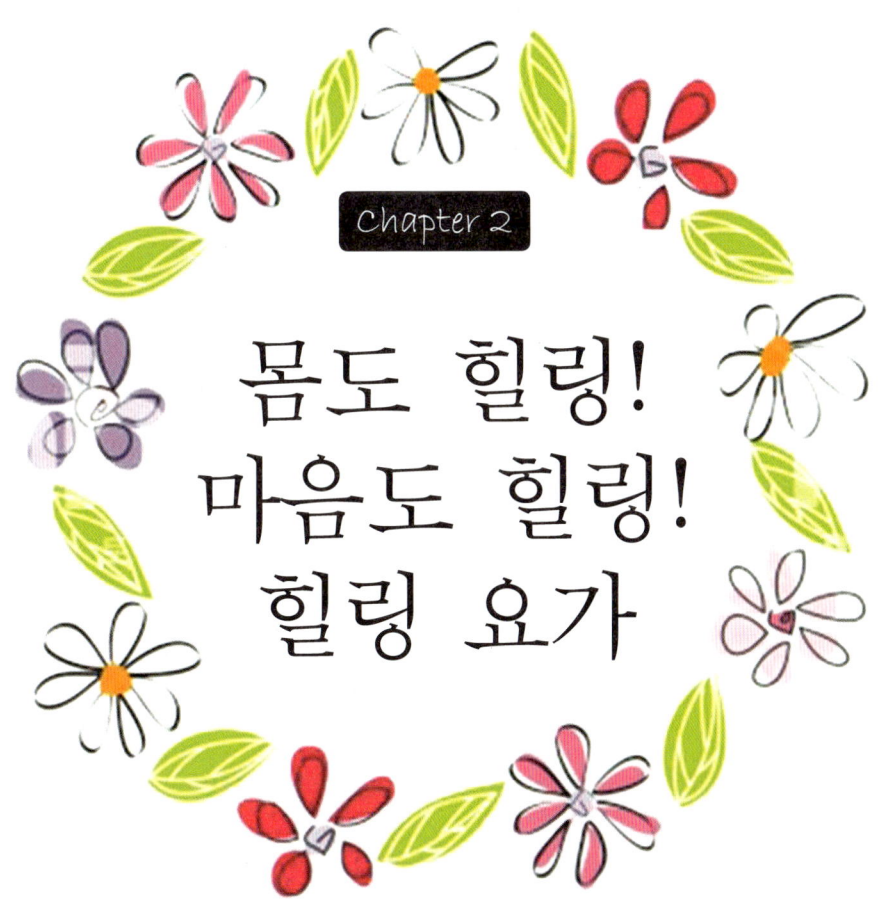

동구가 알려주는 슬림한 요가

요가 그 두번째 이야기 **몸과 마음**

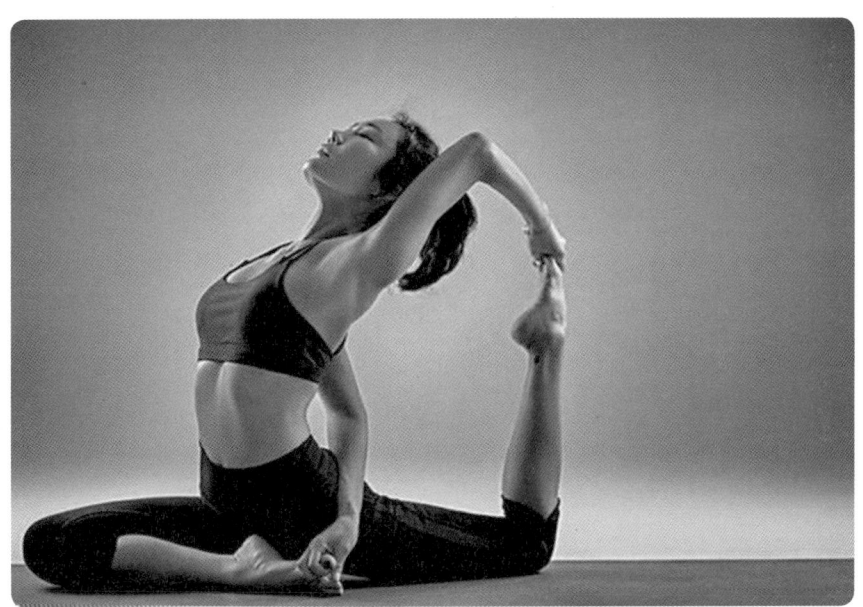

Jeongeun's Healing Song

기분은 살랑살랑, 마음은 말랑말랑.
명상용 요가 음악은 아니지만 들으면 행복해지는 나만의 힐링 송을 공개합니다.

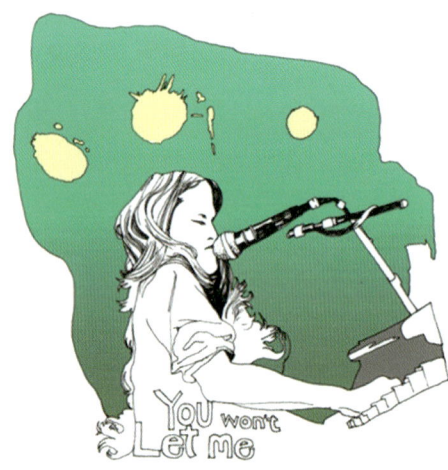

Rachael Yamagata | You won't let me

〈chesapeake〉 앨범의 타이틀 곡이기도 한데 천천히 전개되던 피아노 소리가 드럼 비트를 만나면서 풍성해지죠. 레이첼 야마가타의 허스키하면서도 감성적인 목소리는 마음 저 깊은 곳을 비추는 것만 같아요. 어두운 밤에 작은 손전등을 켠 것처럼 마음의 붉을 밝히고 음미하게 합니다.

Corinne Bailey Rae | Till it happens to you

코린의 낮은 목소리와 조용한 기타 선율이 마음을 차분히 이끄는 노래랍니다. 그녀는 마시멜로처럼 부드럽고 달콤한 목소리가 매력인데, 이런 곡도 잘 소화하는 것 같아요. 따끈한 우유 한잔 데워 놓고 들으면 가만히 하루를 돌아보게 됩니다.

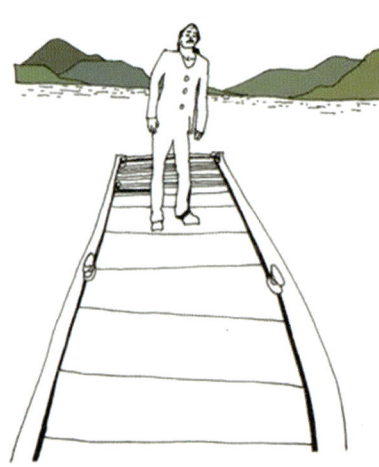

Demien Rice | My Favourite Faded Fantasy

2014년 11월, 드디어 데미안 라이스의 세 번째 앨범이 나왔습니다! 다들 쌓아저씨 아시죠? 영화 〈클로저〉의 첫 장면부터 통으로 흐르던 그의 노래 'The blower's Daughter'는 지금도 귀에 쟁쟁하답니다. 기다리던 그의 세 번째 앨범 역시 심장을 어루만져 잡아 주었는데요, 요즘은 이 노래로 버티고, 힘을 얻고, 치유받는답니다.

Goldfrapp | Annabel

아득한 곳으로 이끌어 주는 꿈이 목소리. 제게는 골드프랩의 노래들이 그래요. 영국의 일렉트로닉팝 듀오인 이들의 〈Tales of us〉앨범에서 제가 가장 좋아하는 곡은 바로 '애너벨'. 노래를 들으면서 유튜브에 올라온 뮤직 비디오의 영상을 떠올리곤 한답니다. 가만히 눈을 감고 숲 속의 애너벨을 그리다 보면 어느새 마음이 평화로워지는 걸 느껴요.

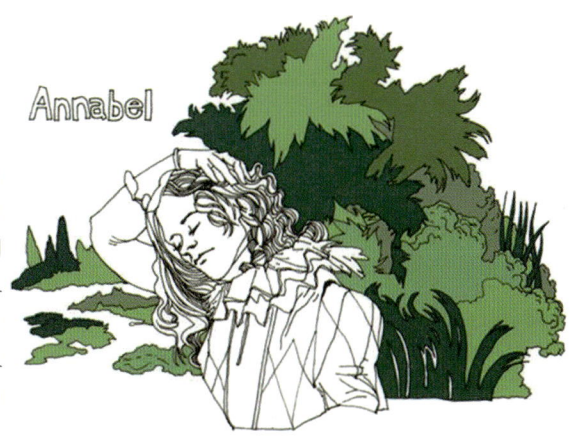

Oasis | Let there be love

어깨를 다독이며 용기를 주는 노래예요. "우울 해하지 말고 지친 눈을 거둬. 세상이 널 기다리고 있잖아." "네가 잘 버텨준다면 모든 건 지나갈 거야."하고 말하는 가사가 딱 그렇죠. 형제 간의 불화로 해체된 지 오래지만 이 곡은 노엘 갤러거, 리암 갤러거의 목소리가 다정하게 들린답니다.

Cold Play | Fix you

"최선을 다했지만 이루지 못했을 때" "원하는 것을 얻었지만 필요한 것이 아닐 때" "피곤한데도 잠들지 못할 때". 보컬 크리스 마틴이 부드럽고 섬세한 음색으로 들려주는 가사의 흐름이 말 그대로 '위로의 시'가 되는 노래입니다. 'fix you'라는 제목도 그렇고요. 베갯머리에 흐르는 눈물의 감촉, 그 얼룩을 어루만지며 듣는다면 정말 큰 힘이 된답니다.

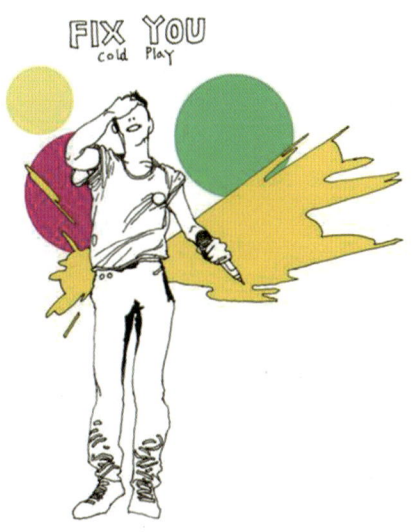

Jeongeun's Healing Destination

누구라도 그러하듯이, 어디론가 훌쩍 떠나고 싶을 때가 있어요.
여행지에서의 설렘도 좋지만, 가기전까지 두근거림은 정말 큰 기쁨을 주는 것 같아요.
두근거림 가득한 여행지를 소개드립니다.

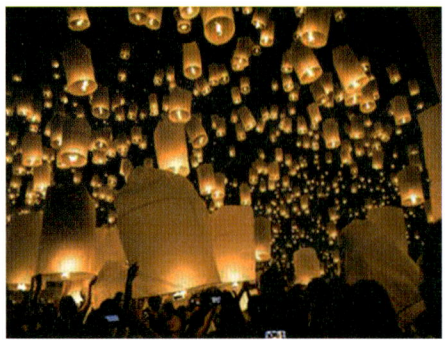

태국 치앙마이 - 채식하고 요가하며 힐링~ 힐링~

치앙마이는 태국에서 수도 방콕에 이은 제2의 도시에요. 란나 타이(LanNa Thai) 왕국의 수도로 태국 북부 문화 중심지로 꼽히는 곳이에요. 그래서 '북방의 장미'라는 애칭도 붙었답니다.

치앙마이에서는 채식을 꼭 즐겨야 해요. PETA(동물보호단체) 아시아 지부가 선정한 '2016 아시아 10대 비건 친화(Vegan-Friend)도시'에서 3위에 선정됐을 정도로 채식 레스토랑이 많답니다. 쿠킹클래스에서 직접 요리를 배워보고, 편안한 분위기에서 힐링 요가를 체험해 볼 수도 있답니다.

발리 우붓 - 느리고 여유롭게~

힌두교 문화와 예술적 분위기가 물씬 풍기는 작고 평화로운 마을, 우붓은 자연과 조화를 이루며 살아가는 곳이에요. 발리 문화의 중심지, 우붓의 정취는 느리고 여유로워요. 시골 풍경이 가득한 마을을 지나 사원에 들러 기도를 하고, 무성한 풀들이 바람에 흔들리는 초원을 만나게 되는 산책 코스는 우붓의 전원을 만끽하기에 부족함이 없죠.
역사가 살아있는 오래된 레스토랑부터 단돈 2,3천원이면 해결할 수 있는 로컬 레스토랑, 분위기 있는 파인다이닝을 즐길 수 있는 감각적인 레스토랑까지, 발리는 멋과 맛이 있는 곳이랍니다. 이 곳에서 요가로 힐링한다면 제대로겠죠?

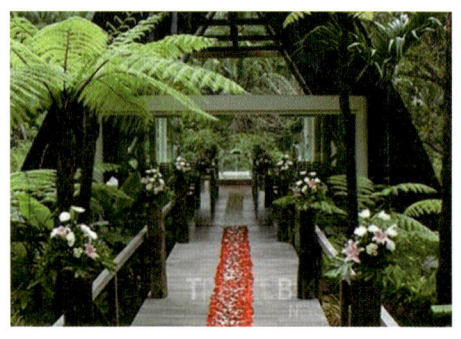

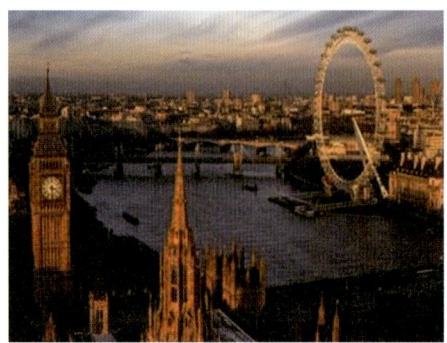

영국 런던 - 로맨틱 영화 속 낭만의 도시

'어바웃 타임', '노팅 힐', '러브 액추얼리' 등 많은 영화속에서 아름다운 배경으로 등장한 영국 런던은 유럽여행에서 절대 빠지지 않는 도시 중 하나에요.
2층 버스와 여왕님으로 대표되는 영국의 수도, 버킹엄궁전의 근위병 교대식, 빅벤과 타워브릿지 같은 랜드마크가 유명한 곳이에요.
이 곳 런던에서 요즘 요가의 인기가 아주 높아요.
전통 있는 도심에서 요가를 즐기고 싶다면 런던이 딱이라고 생각해요.

인도 리시케시
- 여행하며 요가하기, 요가하며 여행하기

인도로 요가여행 떠나실래요?
요가를 떠올리면 바로 생각나는 나라 인도, 매일 아침 요가로 하루를 시작하며 몸을 가다듬고 명상을 통해 일상에서 잠시 쉼을 찾는다면 인도여행을 추천드리고 싶어요.
에메랄드빛 갠지스강이 흐르는 인도 요가의 본고장으로 비틀스뿐 아니라 해마다 많은 수행자들이 히말라야 산에서 내려와 안거하는 곳이에요.
인도 순수 채식을 맛보고 인도채식요리클래스에서 인도 요리 배우기, 다채로운 인도 문화와 인도인의 삶과 철학을 통해 자기 자신을 이해하고 사랑하는 시간을 가져요.

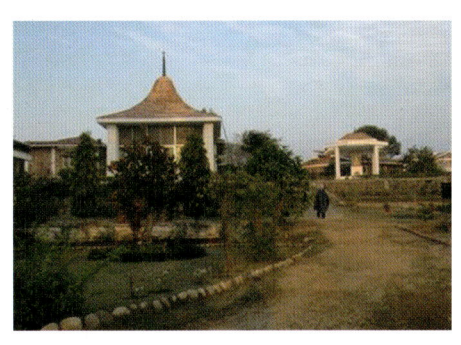

호주 시드니
- 남태평양의 심장

호주의 3월은 아침과 저녁으로 가을의 기운을 느낄 수 있어 여행하기 좋은 계절이 시작되죠.
페리를 타고 가면 호주의 랜드마크 오페라하우스가 닿을 듯... 남태평양 맞닿은 해안 절벽 갭파크 , 아마 시드니에 가보시면 한폭의 그림같다는 생각이 드실거에요.
시드니에는 요가 초보자들을 위해 긴장을 풀 수 있도록 '염소요가수업'하는 요가스튜디오도 있어요. 요가 자세를 취하는 동안 등, 허벅지 위에 염소를 올려놓음으로써 중심을 더 확고히 잡을 수 있도록 하면서 마음을 더 깊이 내려놓을 수 있게 해준다고 하니 흥미로운 것 같아요.
푸른 잔디밭을 침대 삼아 일광욕을 즐기는 사람들의 모습에서 자유로움과 여유가 묻어나는 꼭 추천해드리고 싶은 여행지랍니다.

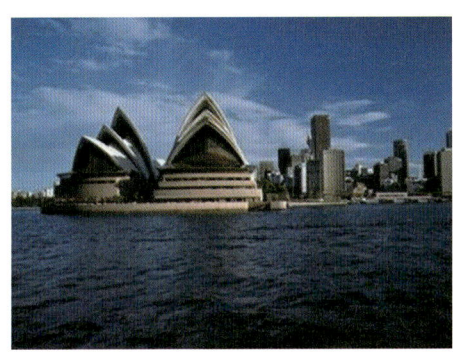

싱가포르
- 혼자 떠나고 싶다면 싱가포르로~

교통이 편리해 어디든 쉽게 이동이 가능하며 다양한 음식과 화려하고 멋진 야경, 그리고 다양한 문화까지 즐길 수 있는 곳이에요. 뿐만 아니라 유니버셜 스튜디오와 동물원 등 다양한 볼거리와 즐길거리가 풍성해 혼자서도 지루할 틈이 없어요.
아시아에서 유명한 큰 요가스튜디오가 있으니 여행하다가 언제든지 요가 수련이 가능하답니다.
자연 속에서 자연과 함께 진정한 '쉼'을 느끼는 여행, 그저 조용히 여유로움을 즐기고 싶다면 싱가포르 어떠세요?

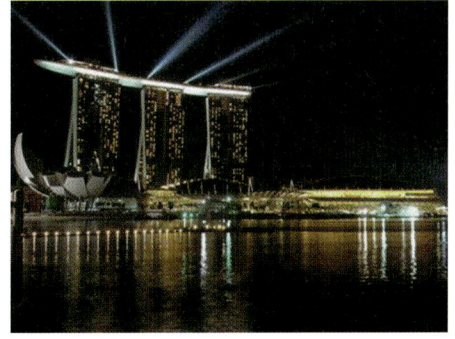

Yoga Drink & Food

요가를 하고 나면 배가 고파요. 그래서 요리하고 싶어요.
나만의 레서피로 쉽고 빠르게! 물론 건강도 챙긴답니다.

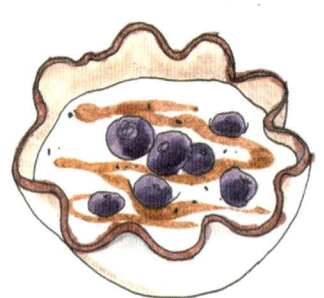

Blueberry Yogurt | 블루베리 동동 요구르트

가끔은 혼자 나른하지요. 그럴 때면 먼저 커다랗고 투명한 유리 볼을 준비해요. 홈메이드 플레인 요구르트에 메이플 시럽을 조금 넣어요. 알이 탱탱한 생블루베리를 씻어 넣어요. 바람 한 입! 나 한 입! 하늘 한 입! 계속 나 한 입!

Mulberry Milk Shake | 꽃보다 오디 셰이크

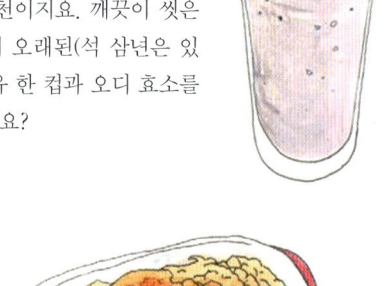

오디는 뽕나무의 검붉은 열매랍니다. 6월의 산에는 지천이지요. 깨끗이 씻은 오디와 설탕을 반반 섞어 병에 담으면 오디 효소! 먼저 오래된(석 삼년은 있어야 해요) 오디 효소 한 병 구해요. 그리고 믹서에 우유 한 컵과 오디 효소를 넣고 섞어요. 꽃보다 탐스러운 오디 셰이크 한잔 하실래요?

Corn Cheese Gratin | 옥수수 알알 치즈 그라탕

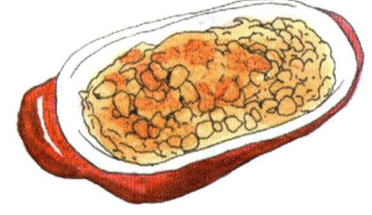

옥수수를 푹 삶아요. 알알이 긁어 내지요. 작고 오목한 팬에 버터 몇 조각 깔고 옥수수 알 소복소복 뿌려요. 모차렐라 치즈를 듬뿍 올려요. 치즈가 녹을 때까지 천천히 가열해요. 포크로 돌돌 말아 호호 불어 가며 Yummy!

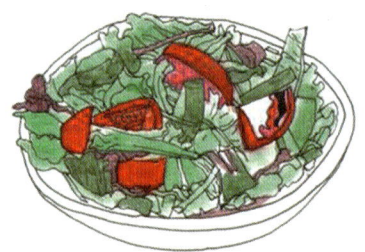

Organic Green Salad | 텃밭 채소 샐러드

텃밭에 채소 좀 있나요? 널찍한 나무 화분에 이것저것 길러도 좋아요. 토마토, 푸른 치커리, 붉은 치커리, 로메인… 채소는 깨끗이 씻어서 물기를 빼요. 가장 눈길이 가는 샐러드 볼에 담아 볼까요? 소스는 어렵지 않아요. 어느 집에나 있는 매실 엑기스와 올리브 오일을 반반씩 섞고, 여기에 참깨 한 줌 넣어 들들 손절구로 갈고, 소금은 조금만 넣으면 끝. 모두 섞어 싱싱한 채소에 뿌리면 됩니다.

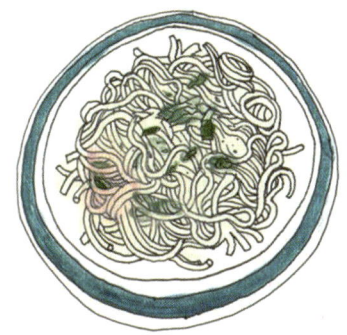

Aglio Olio Pasta | 알리오 올리오 파스타

영화 〈아메리칸 셰프〉 봤어요? 아주 간단하면서도 매혹적인 파스타 요리가 나와요. 포인트는 생바질! 없으면 말린 파슬리 가루도 좋아요. 먼저 팬에 올리브 오일을 아주 듬뿍 과하다 싶을 정도로 붓고 얇게 저민 마늘을 넣어 갈색이 돌 정도로 튀겨요. 여기에 삶은 파스타면을 넣지요. 그리고 잘게 채 썬 바질을 넣어 휘휘 버무려요. 어때요? 군더더기 하나 없는 최고의 파스타 알리오 올리오 랍니다.

Dried Persimmon Ice | 달달 쫄깃 곶감 빙수

곶감은 한겨울 간식이죠? 하지만 냉동실에 넣어 두면 자연이 만든 달달 쫄깃함을 한여름에도 즐길 수 있답니다. 요 곶감 좀 꺼내 먹어 볼까요? 얼음을 빙수기에 넣고 갈아요. 팥과 우유는 조금, 잘게 썬 곶감은 듬뿍 넣어요. 어때요, 두 계절을 만난 소감이?

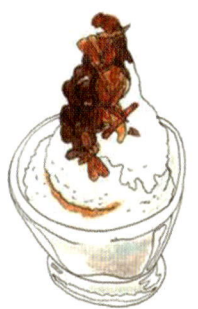

Welcome to the Hotel California | 호텔 캘리포니아 롤

캘리포니아 롤은 간단한 재료로 특별할 것 없는 식탁을 근사하게 만들어 줘요. 잘 익은 아보카도와 고추냉이 간장이 없으면 안 되지만요. 아보카도씨 빼는 법은 아시나요? 씨를 중심으로 빙 둘러 깊숙이 칼집을 내고 양손으로 비틀면 OK! 참치는 마요네즈와 버무려 놓고요. 아보카도, 오이, 단무지 등은 길쭉길쭉하게 잘라요. 자, 납작한 접시에 정사각형으로 자른 김을 깔아요. 그 위로 밥을 펴고 참치를 얹고 아보카도 등의 재료도 하나씩 얹어요. 그리고 김밥 말듯 말아 줘요. 한 손에 쥐고 고추냉이 간장에 살짝 찍어 먹으면 끝! 알싸하면서도 부드럽고 시원한 풍미가 가득 씹힌답니다.

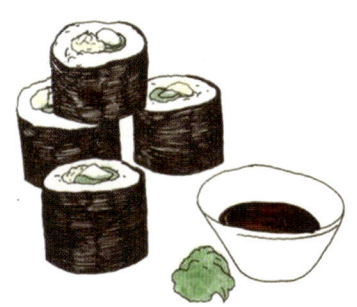

Vin Chaud Fever | 한번도 사랑하지 않은 것처럼 뱅쇼

어떤 나라 사람들은 추운 겨울, 감기에 걸리면 뱅쇼를 먹는다죠? 몸의 감기가 아니더라도 마음 한편 감기 든 날, 과일과 함께 진한 레드 와인을 끓여 보는 건 어때요? 와인 한 병을 쏟아 붓고 레몬과 오렌지, 사과 등을 썰어 넣어요. 포인트는 시나몬 스틱(두 조각 정도)도 함께라는 것! 깊은 냄비에 모두 담아 40분쯤 약한 불에 끓이면 된답니다. 알코올은 날아가고 깊고 진한 향이 쓰린 가슴을 쓰담쓰담해 줄 거예요.

Yoga Plant

요가를 할 때 향을 피우곤 합니다. 향기는 내면의 언어에 귀 기울이게 해 주죠.
가끔 이들의 도움이 필요할 때가 있습니다.
오늘이 바로 꽃을, 그 탐스러운 향기를 초대하는 날입니다.

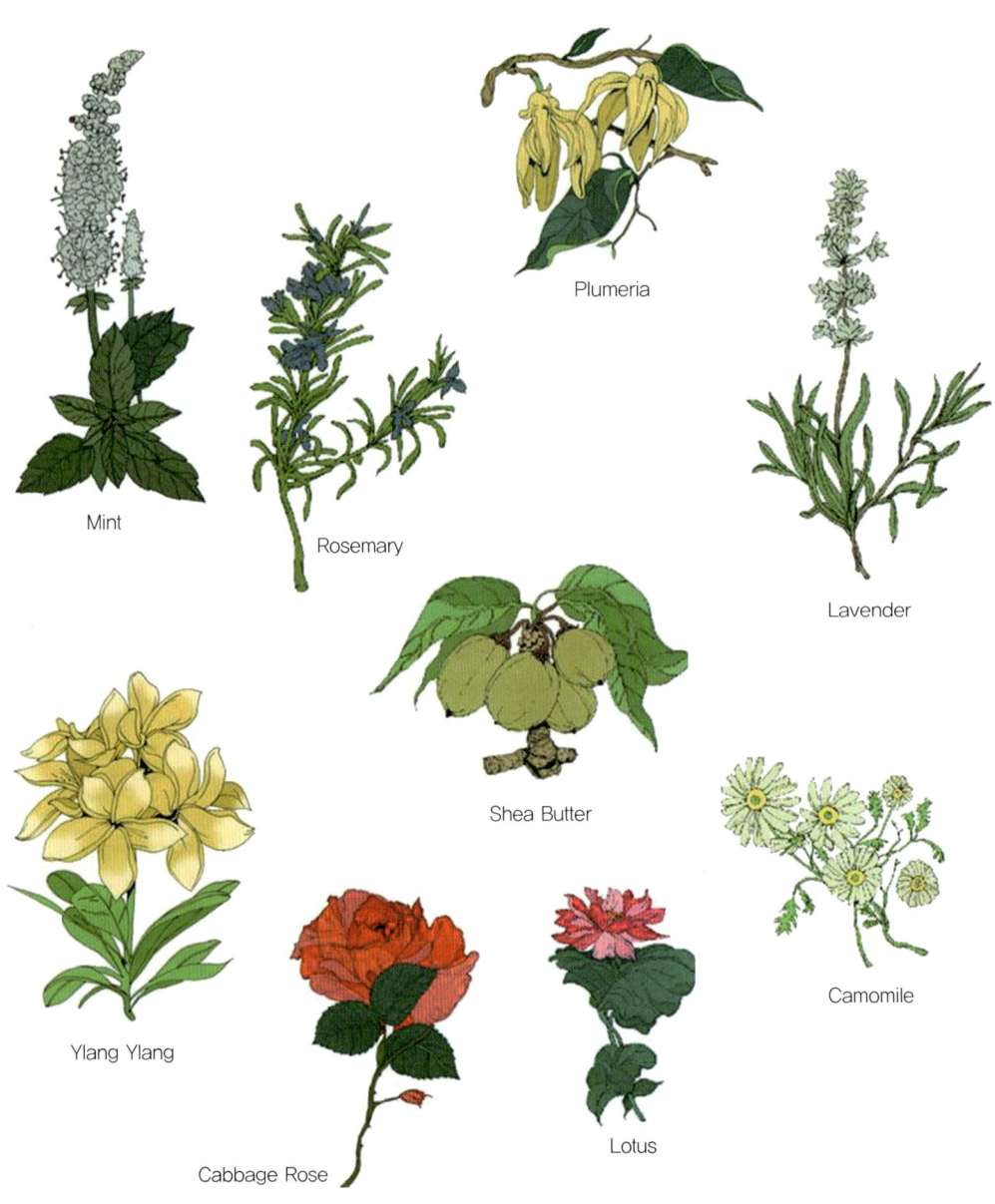

캐모마일 | 마음이 울울한 날 따끈하게 우려낸 캐모마일 차 한잔은 다정한 말을 건네는 좋은 친구랍니다. 소화가 안 되어 가슴이 답답할 때도 효과가 좋지요. 엷은 개나리꽃 같은 은은한 빛깔도 마음을 진정시키는 데 한몫을 하지요. 캐모마일 꽃에서 얻은 에센셜 오일은 피부를 진정시키고 부드럽게 해준다고 하네요. 몸을 천천히 움직여 깊은 숨을 내쉬는 요가처럼, 몸의 기운을 채워 준답니다.

시어 버터 | 시어 버터는 아프리카 사바나에서 자란답니다. 열매에서 추출한 성분이 피부를 촉촉하게해 주어 화장품에 두루 사용하지요. 벨벳처럼 부드러운 시어 버터는 특유의 촉감이 유연하게 흐르는 요가 동작과 닮았습니다. 부드럽게 감싸면서 몸과 마음에 영양을 공급해 주지요. 그뿐이 아니에요. 온몸에 생기가 돋게 해주고 노화 방지에도 효과가 있다고 하네요.

일랑 일랑 | 가쁜 호흡을 진정시키는 일랑 일랑. 햇볕에 따뜻해진 바나나 향 같기도 하고 강한 재스민 향 같기도 한 오묘한 향이 인상적이죠. 연노랑 꽃잎에서 추출한 성분은 샤넬 N°5에도 쓰인다고 하네요. 요가를 끝낸 후 차분하게 하루를 마무리하고 싶을 때, 욕조에 일랑 일랑 오일 몇 방울을 떨어 뜨리고 몸을 담그면 은은한 향기와 함께 몸이 한결 청아해진답니다. 아로마 램프를 이용해 방 안 가득 일랑 일랑의 향을 채워도 좋고요.

플루메리아 | '러브 하와이'라는 별칭으로도 불리는 꽃이에요. 연노랑, 연자주, 새하양 등 다양한 빛깔의 꽃이 있죠. 꽃말이 '축복받은 사람' "당신을 만난 건 행운이야'라서일까요? 푸른 섬 하와이에 도착하면 사람들의 머리 위에서, 목에 두른 꽃 목걸이에서, 가로수 곳곳에서 볼 수 있는 게 플루 메리아랍니다. 한쪽 귀에 플루메리아 한 송이를 꽂고 요가 동작을 하는 모습도 아주 익숙한 이미지예요. 따스한 바람 같은, 그 바람결에 실린 종달새의 노래 같은 신선한 향이 그립네요.

라벤더 | 라벤더의 보랏빛은 무엇을 닮았나요? 어떤 날의 잊히지 않는 꿈? 어린 시절 자주 안긴 엄마의 품에서 나던 향기? 보랏빛 언덕 너머의 아직 오지 않은 날들? 아니면 시들지 않는 청춘의 시간? 무엇이든 좋아요. 아니 무엇이든 그것이 바로 라벤더의 이미지일 거예요.

이제는 너무 흔한 향기가 돼버린 것 같지만 그래도 전 라벤더를 사랑해요. 마치 첫사랑처럼 언제나 품고 싶은 향기랍니다.

민트 | 민트의 푸른 이파리를 살짝 비벼서 코끝으로 가져가면? 알고 있죠? 어떤 향이 나는지. 아마 그랬을 거예요. 싱그럽게 짧고 가벼운 미소를 짓고 말았겠죠. 상쾌하지만 말랑말랑한 여유를 품은 바로 그 향기 때문에요. 민트의 꽃은 연한 자줏빛이랍니다. 멀리서 보면 길쭉한 털 뭉치 같기도 해요. 민트를 함유한 페퍼민트 차와 아로마 에센스 역시 자주 즐기는 것들이랍니다. 요가는 바다처럼 시원시원하면서도 푸른 이미지죠. 제게는 민트가 그렇답니다.

로터스 | 요가는 언뜻 쉬워 보이지만 꽤나 진중한 에너지를 쏟아야 하는 운동이에요. 발끝에서 머리꼭대기까지 힘을 잇고 유지해야 하죠. 동작 하나하나에 집중이 필요한 이유입니다. 때론 요가 동작 중에, 깊은 호흡을 멈출 때, 머리 위에서 꽃 한 송이가 피어나는 느낌이 들어요. 고요한 물에서 피어난 연꽃 말이죠. 거대한 꽃송이에는 어떤 잡념도 들어 있지 않아요. 구름 같고 바람 같은 찰나의 순간일 뿐이랍니다.

로즈메리 | 로즈메리는 작지만 그득한 향을 품은 나무랍니다. 지중해 연안의 척박한 회백색 토양에서 자라죠. 로즈메리는 라틴어로 이슬과 바다의 합성어라는데 그래서인지 길쭉한 이파리를 문지르면 깊고 진하면서도 신선한 향이 손가락에 밴답니다. 마당 한편 커다란 토분에 로즈메리를 심고 가꾸는 게 저의 로망 이라면 로망이에요. 틈틈이 이파리를 떼어 입욕제로 쓰면 몸의 밸런스를 맞추는 데도 좋다고 하네요.

캐비지 로즈 | 분홍빛 양장을 곱게 차려 입은 옛날 여자(?)가 되고 싶은 날이 있어요. 온몸 가득 장미 향수를 뿌리고서 말이죠. 장미를 입는다? 혹은 바른다? 뭐 그런 마음일 거예요. 장미가 꽃의 여왕이라는 말도 있지만 여왕이고 싶기보다는 온전히 자기 자신을 위해 여자이고 싶은 마음. 사실 장미의 꽃잎은 아주 여리죠. 가시로 주저함과 연약함을 숨기고 있어요. 나약한 마음을 좀처럼 버리지 못할때, 자꾸 생채기가 날 때, 아마도 여자는 장미를 이용한 위장술을 쓰고 싶은가 봐요.

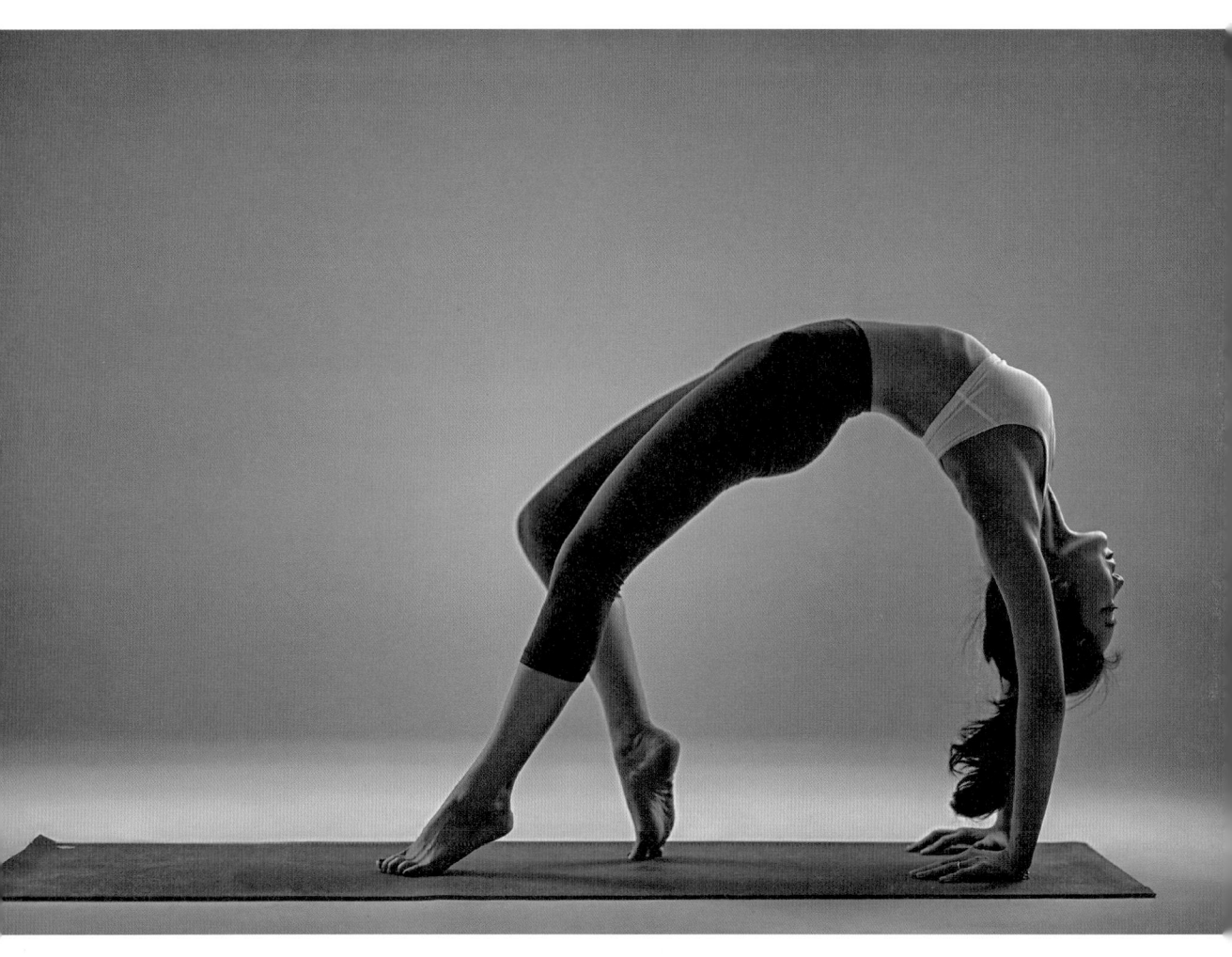

동구가 알려주는 슬림한 요가

요가 그 세 번째 이야기 **행복**

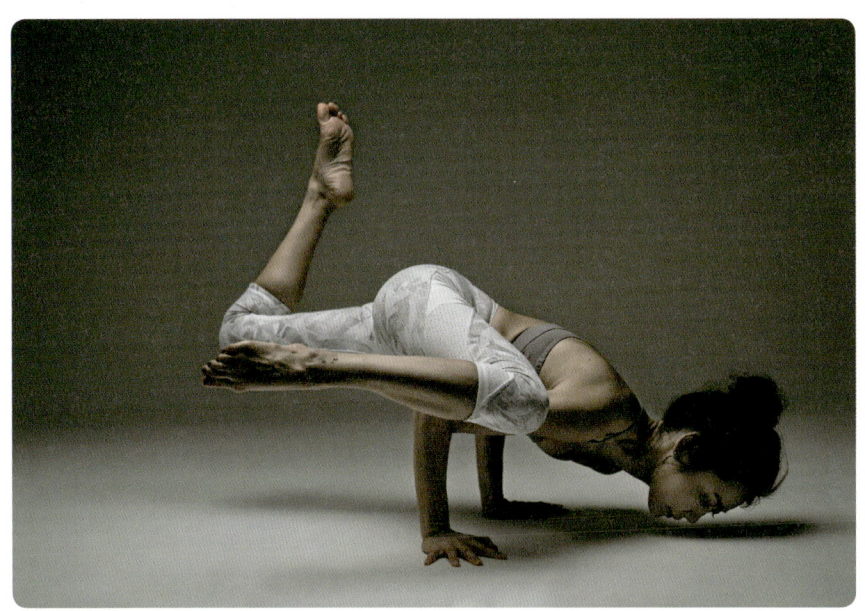

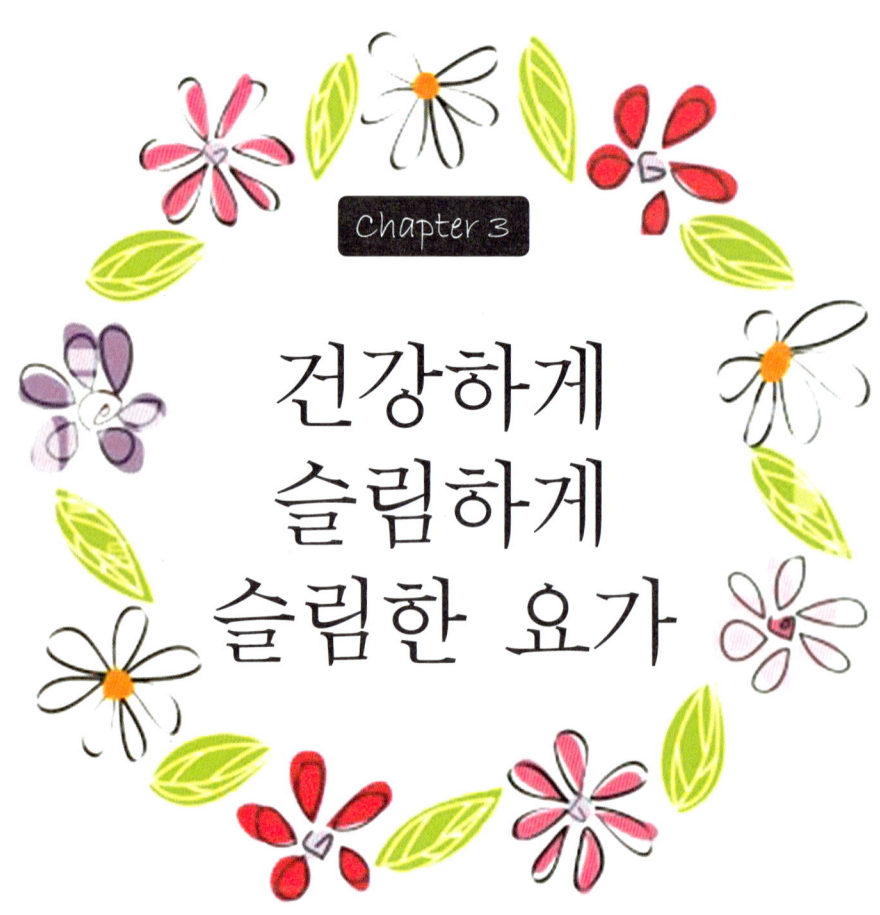

Chapter 3

건강하게
슬림하게
슬림한 요가

쇄골부터 자신 있어요

머리에 커다란 히비스커스 꽃을 꽂은 하와이안 여성을 떠올려 볼까요? 비키니 수영복을 입고 와이키키 해변을 걸을 수도, 팔랑이는 롱 드레스를 입고 칵테일 한잔을 마실 수도 있어요. 레드카펫을 걸어 들어가는 여배우가 아니더라도 멋진 쇄골 라인은 곳곳에서 빛을 발한답니다. 때론 수줍게 때론 당당하게 얼굴을 바꾸면서 말이죠.

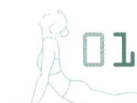

팔 돌리기

견갑골의 기초적인 움직임을 만들어주며, 이러한 움직임을 통해 어깨 통증과 목 통증에 좋은 동작입니다.

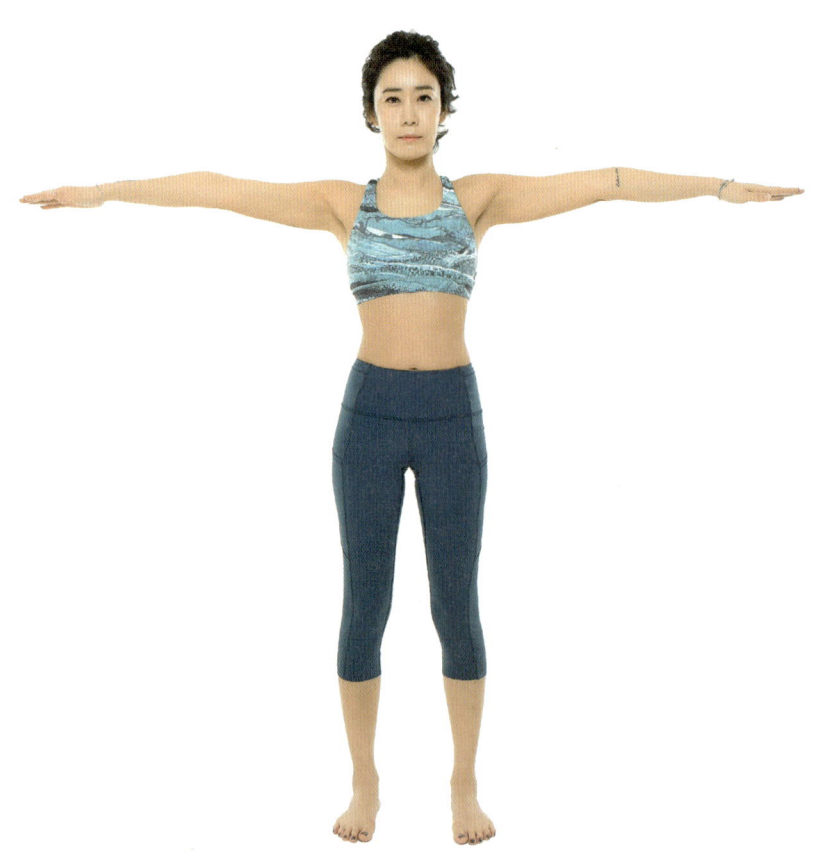

1. 두 다리는 골반너비로 벌려 척추를 반듯하게 서줍니다.
2. 두 팔은 어깨높이로 해서 손바닥을 바닥으로 옆으로 쭉 뻗어줍니다.
3. 숨을 마셨다가 내쉬면서 두 팔을 뒤로 돌려줍니다.
4. 이때 몸은 움직이지 않도록 하고 팔만 돌려줍니다.
5. 한 방향으로 15회 반복 합니다.
6. 반대 방향으로 다시 15회 반복합니다.

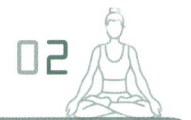

견갑골을 모으는 동작을 통해 어깨근육을 부드럽게 하여 어깨 통증에 좋은 동작입니다. 더불어 몸의 균형 감각을 기르는데도 도움을 줍니다.

나무자세 변형1

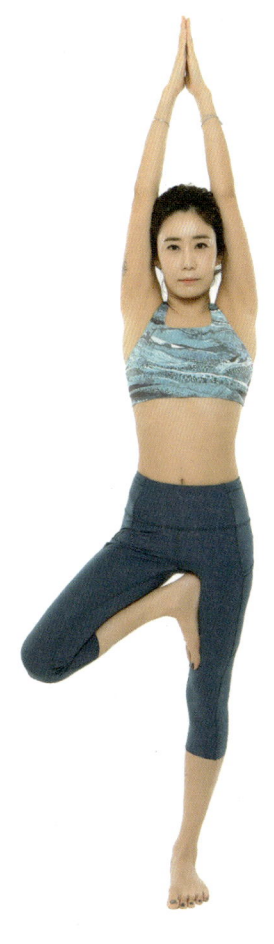
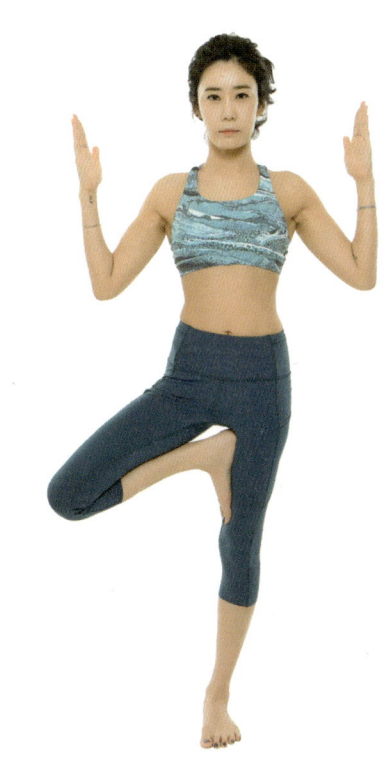

- 1. 두 발을 가지런히 모으고 서줍니다.
- 2. 오른 무릎을 구부려 오른 발바닥을 왼쪽 허벅지에 붙여줍니다.
- 3. 이때 무릎을 옆으로 벌려줍니다.
- 4. 두 손을 합장해서 마시는 숨에 두 팔을 위로 뻗어줍니다.

- 1. 내쉬는 숨에 두팔을 구부려 아래쪽으로 강하게 내려줍니다.
- 2. 이때 손바닥을 바주보게 합니다.
- 3. 팔을 아래쪽을 내릴 때 날개뼈를 등 뒤로 모아줍니다.
- 4. 동작을 15회씩 3세트 반복합니다.
- 5. 다리를 바꿔 반대쪽도 같은 방법으로 반복합니다.

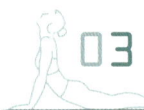

팔 크로스 1

쇄골의 강한 긴장감을 주었다가 풀어주면서 쇄골을 편안하게 만들어줍니다.

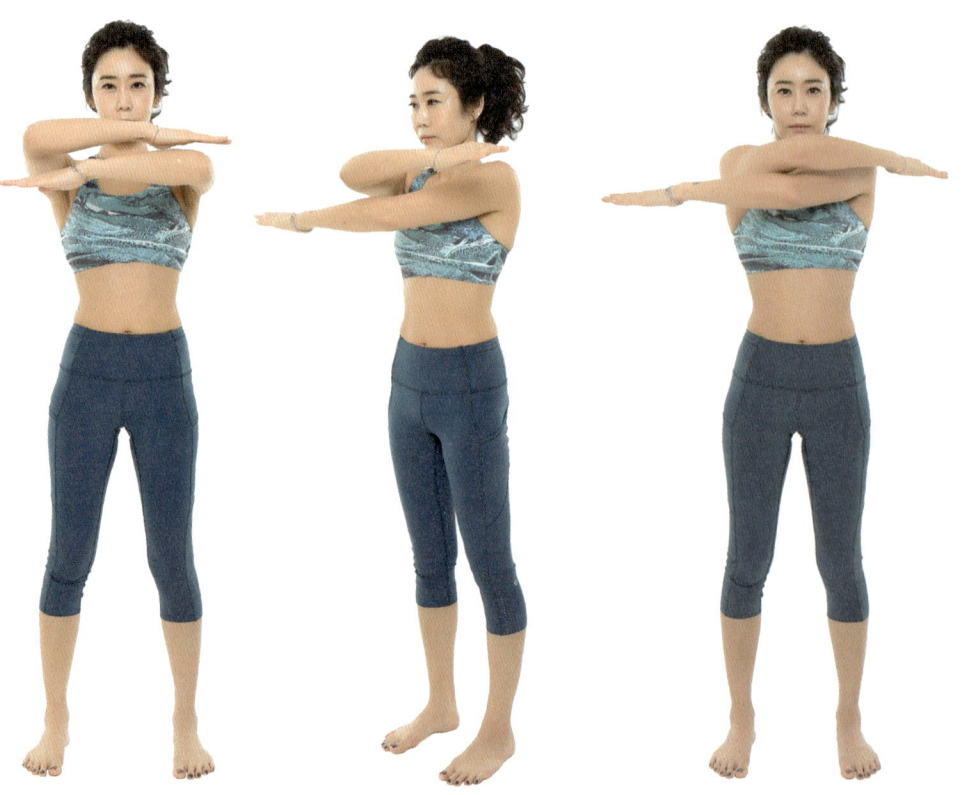

1. 두 다리는 골반너비로 서줍니다.
2. 왼쪽 팔꿈치 위에 오른쪽 손바닥이, 왼쪽 손등 위에 오른쪽 팔꿈치가 오도록 두 팔을 구부려 줍니다.
3. 마시는 숨에 두 팔을 어깨 높이만큼 들어줍니다.

1. 내쉬는 숨에 가슴앞에 두 팔꿈치가 일직선에 오도록 두 팔을 모아줍니다.
2. 이 때 쇄골에 자극이 느껴질 수 있도록 두 팔을 모아줍니다.
3. 15회씩 3세트 반복합니다.
4. 위 아래 팔을 반대로 해서 반대쪽도 같은 방법으로 반복합니다.

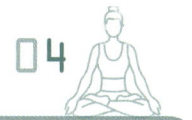

쇄골에 강한 자극을 주고, 등을 강하게 늘려 쇄골과 등을 편안하게 만들어줍니다.

팔 크로스 2

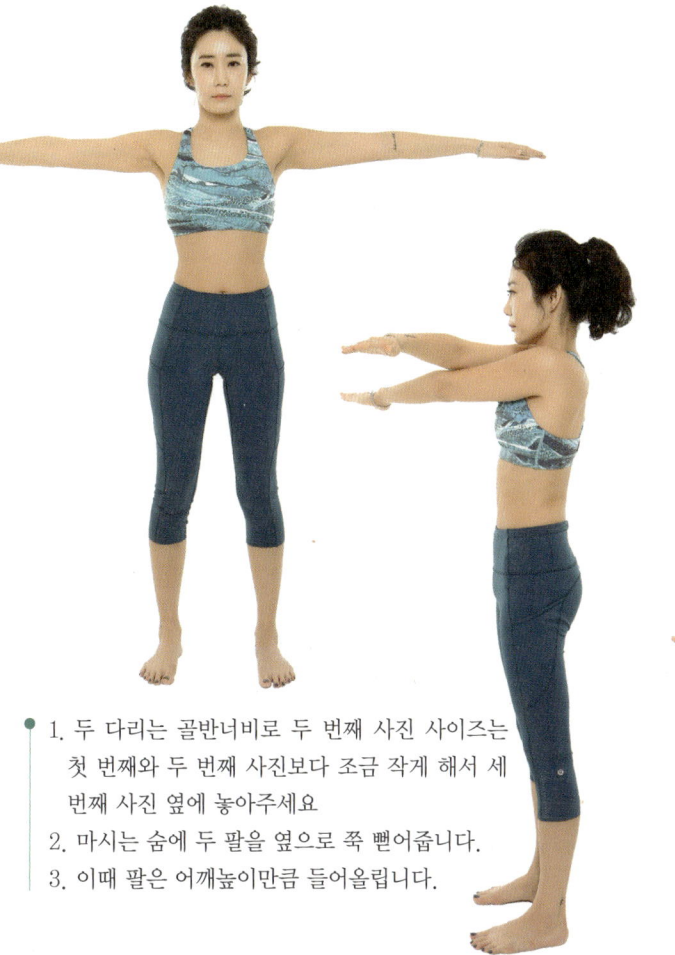

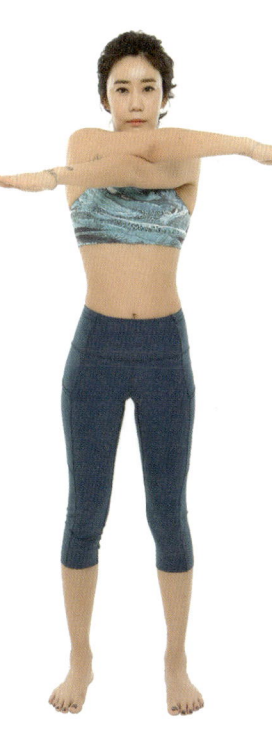

1. 두 다리는 골반너비로 두 번째 사진 사이즈는 첫 번째와 두 번째 사진보다 조금 작게 해서 세 번째 사진 옆에 놓아주세요
2. 마시는 숨에 두 팔을 옆으로 쭉 뻗어줍니다.
3. 이때 팔은 어깨높이만큼 들어올립니다.

1. 내쉬는 숨에 두 팔을 가슴 앞에서 팔을 쭉 편채로 서로 교차시켜줍니다.
2. 이때 쇄골에 자극이 느껴질만큼 두 팔을 모아줍니다.
3. 총 15회씩 3세트 반복합니다.
4. 팔을 반대로 크로스 해 반대쪽도 같은 방법으로 반복합니다.

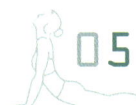

05 등 모으기

어깨와 등 근육이 뭉쳐 있거나 굽은 어깨에 좋은 동작입니다. 더불어 허벅지 앞쪽 근육을 탄력있게 만드는데도 도움이 됩니다.

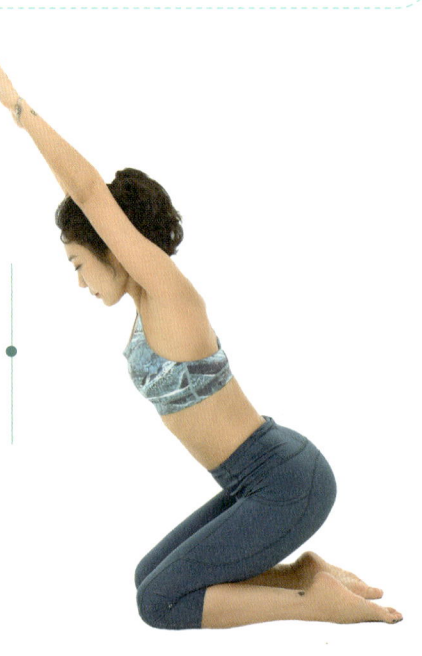

1. 두 다리는 골반너비로 벌립니다.
2. 무릎을 꿇고 앉아줍니다.
2. 발꿈치에서 엉덩이를 들어올립니다.
3. 마시는 숨에 두 팔을 귀 옆으로 쭉 뻗어줍니다.
4. 이때 엉덩이가 발꿈치에 닿지 않게 들어줍니다.

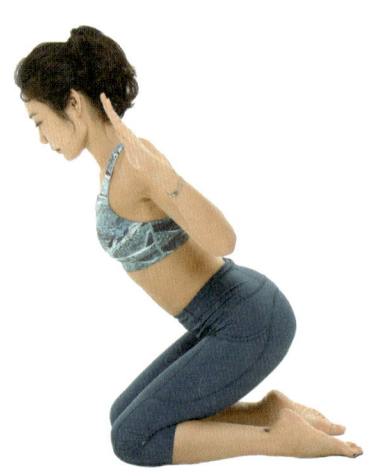

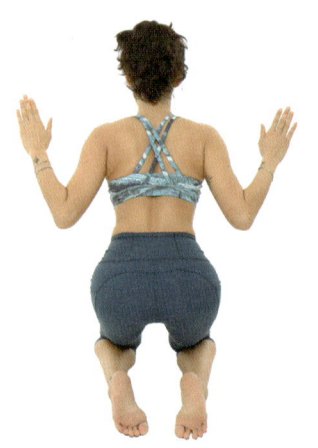

1. 내쉬는 숨에 두 팔을 'W'자 모양을 만들어 줍니다.
2. 견갑골이 벌어지지 않게 등 뒤로 모아줍니다.
3. 15회씩 3세트 반복합니다.
4. 동작을 하는 동안 엉덩이가 발꿈치에 닿지 않게 든 상태에서 동작을 반복합니다.

Tip 무릎이 불편하신 분은 무릎 밑에 수건을 받쳐 줍니다.

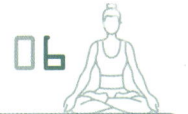

굽은 등과 어깨, 척추를 바로 잡는 데 좋은 동작입니다. 또한, 소화기관의 활동을 강화하는데도 효과가 있습니다.

활 자세

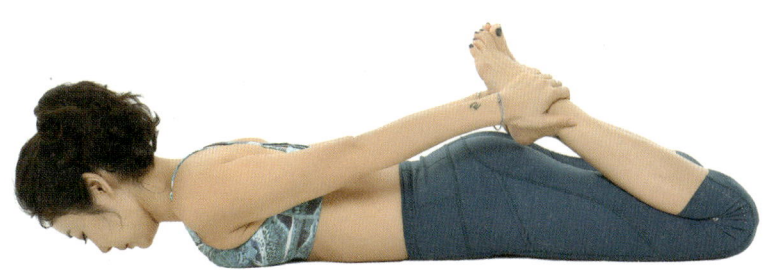

- 1. 배를 바닥으로 엎드려줍니다.
- 2. 무릎을 구부리고 두 손으로 한발씩 발등을 잡습니다.
- 3. 숨을 내쉽니다.

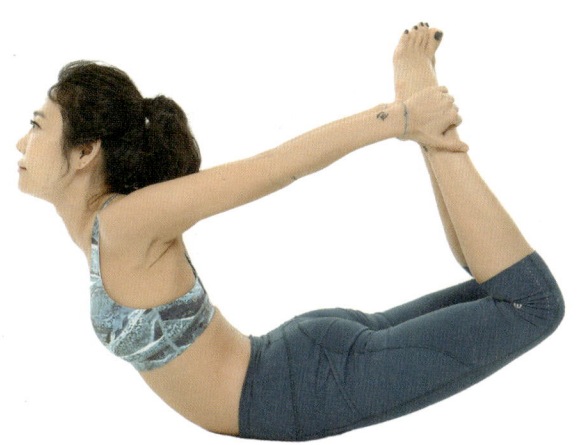

- 1. 마시는 숨에 배꼽이 중심에 오도록 하여 상체와 다리를 최대한 들어 올립니다.
- 2. 내쉬는 숨에 다리를 좀 더 멀리 뻗어줍니다.
- 3. 30~60초 정도 동작을 유지 합니다.
- 4. 천천히 상체와 하체를 내려 제자리로 돌아 온 뒤 아기자세로 쉬어줍니다.

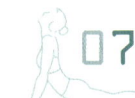

물고기 자세

앞으로 굽어진 어깨를 펴주고 가슴을 열어주어 어깨라인이 예뻐집니다.

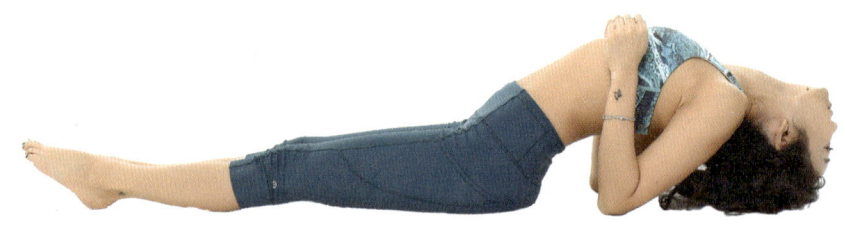

- 1. 등을 바닥에 대고 누워줍니다.
- 2. 주먹을 쥐고 팔꿈치를 구부려줍니다.
- 3. 팔꿈치로 바닥을 밀면서 마시는 숨에 가슴을 들고 내쉬는 숨에 정수리를 바닥으로 합니다
- 4. 15초~30초 정도 동작을 유지하면서 호흡합니다.

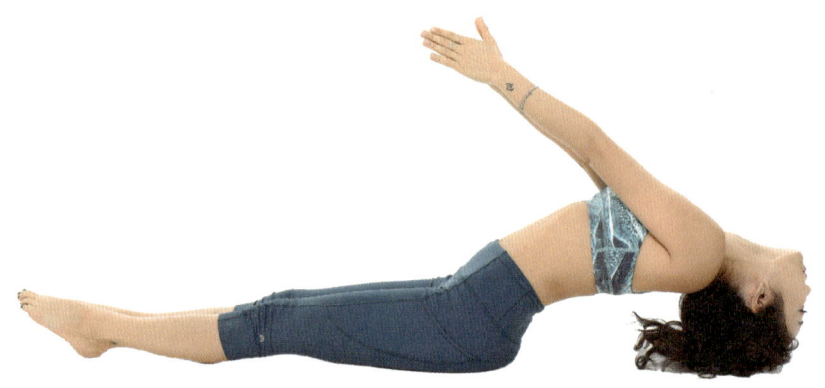

- 1. 위의 동작이 불편하지 않으시면 위의 동작에서 시작합니다.
- 2. 마시는 숨에 가슴을 조금 더 들고 내쉬는 숨에 두 손을 합장해서 두 팔을 앞으로 쭉 뻗어줍니다.
- 3. 15~30초 정도 자세를 유지하면서 호흡합니다.
- 4. 제자리로 돌아올 때는, 먼저 팔을 굽혀 팔꿈치를 바닥에 대고, 팔꿈치로 바닥을 밀어내어 뒤통수를 바닥 쪽으로 내려 편안하게 누워줍니다.

Tip 목이 불편하신 분은 동작을 하실때 무리하지 않도록 주의합니다.

옆구리도 슬림 슬림 슬림

두 손을 허리에! 허리를 앞 뒤로 움직여 볼까요? 한 손을 뻗어 머리 위로! 허리를 옆으로 쭉 늘여 볼까요? 옆구리살, 걱정만 하지 마세요. 시작은 어렵지 않답니다.

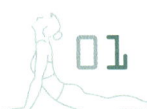

01 사이드 밴딩 자세 1 L1

몸의 측면을 스트레칭하여 측면 라인을 매끈하게 만들어줍니다.

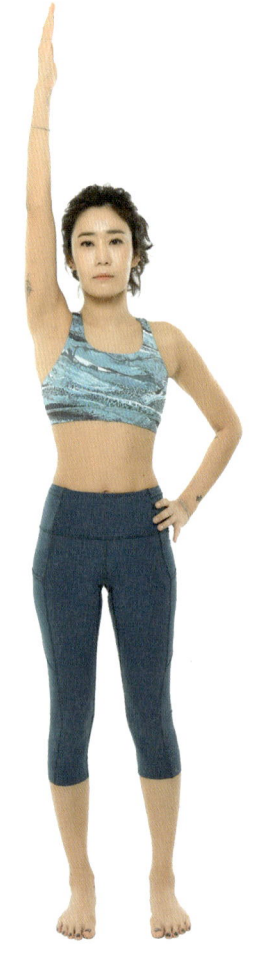

- 1. 두 다리를 골반너비로 합니다.
- 2. 발바닥에 힘을 주고 반듯하게 서 줍니다.
- 3. 오른팔은 귀옆으로 올리고 왼손은 골반 옆을 잡아줍니다.
- 4. 마시는 숨에 오른쪽 측면을 길게 만들어 줍니다.

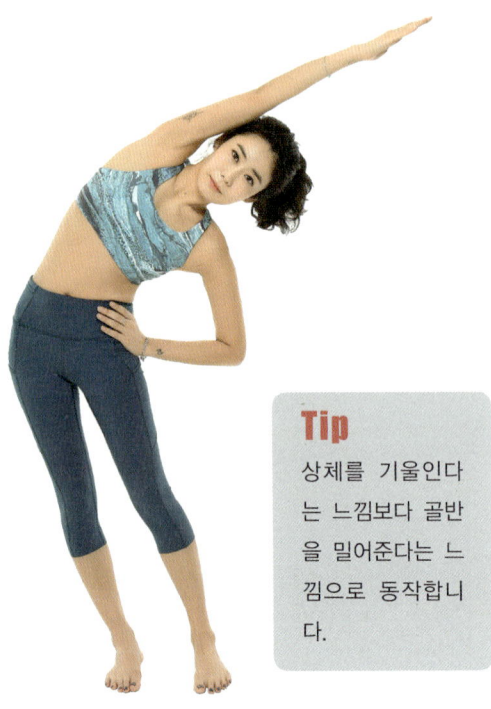

Tip
상체를 기울인다는 느낌보다 골반을 밀어준다는 느낌으로 동작합니다.

- 1. 내쉬는 숨에 상체를 왼쪽으로 기울입니다.
- 2. 이때 옆구리를 늘리는데 집중합니다.
- 3. 10~15초 정도 자세를 유지한 상태에서 호흡합니다.
- 4. 마시는 숨에 상체를 제자리로 하고 내쉬는 숨에 팔을 내립니다.
- 5. 반대쪽도 같은 방법으로 반복합니다.

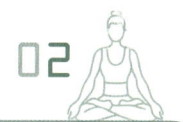

사이드 밴딩 자세 1 L2

다리의 힘을 기르면서 몸의 측면까지 스트레칭하여 전체적인 라인이 매끄러워지는 동작입니다.

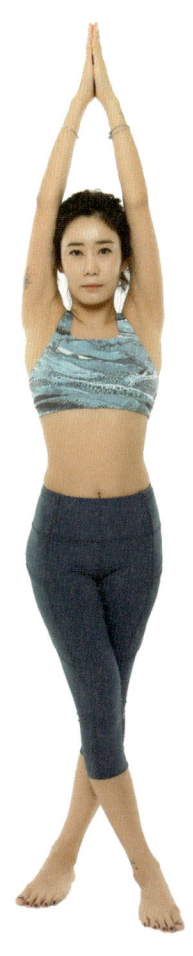

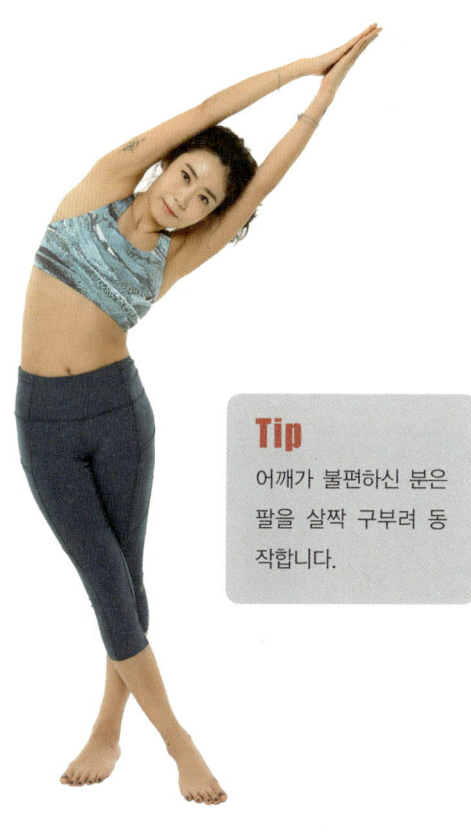

Tip
어깨가 불편하신 분은 팔을 살짝 구부려 동작합니다.

1. 오른 다리가 앞으로 올 수 있도록 다리를 X자로 교차하여 줍니다.
2. 발바닥 안쪽에 힘을 주고 두 무릎을 반듯하게 펴줍니다.
3. 골반이 한쪽으로 돌아가지 않게 반듯하게 합니다.
4. 마시는 숨에 두 손은 합장해서 머리 쪽 뻗어 올립니다.

1. 내쉬는 숨에 상체를 왼쪽으로 기울입니다.
2. 이때 골반을 오른쪽으로 강하게 밀어줍니다.
3. 두 팔과 귀가 일직선이 되도록 팔을 쭉 편 상태에서 자세를 유지해줍니다.
4. 10~15초 정도 동작을 유지하며 호흡합니다.
5. 마시는 숨에 상체를 제자리로 하고 내쉬는 숨에 팔을 내립니다.
6. 다리를 반대로 교차하여 반대쪽도 같은 방법으로 반복합니다.

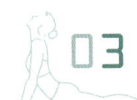
03 사이드 밴딩 자세 2

매끈하고 탄력적인 허벅지 라인을 만들어 주는 동시에 옆구리 살과 뱃살 제거에도 효과가 있습니다.

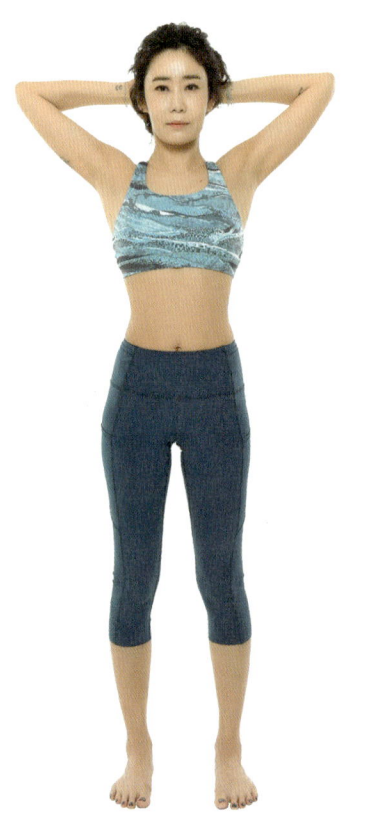
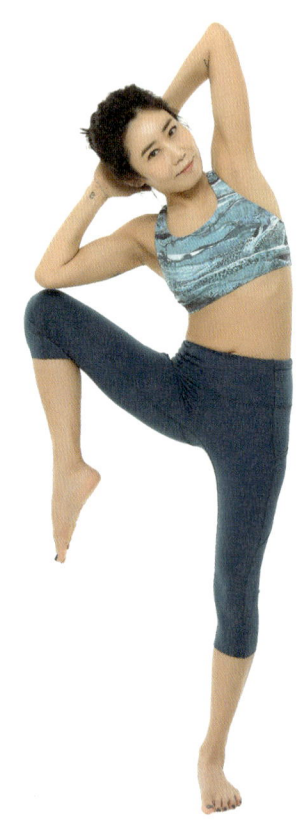

- 1. 두 다리를 어깨너비로 벌립니다.
- 2. 발바닥 안쪽에 힘을 주고 몸을 반듯하게 서줍니다.
- 3. 두 손은 머리 뒤에서 깍지를 껴줍니다.
- 4. 어깨가 열릴 수 있도록 팔꿈치를 벌려줍니다.
- 5. 마시는 숨에 척추를 반듯하게 만들어 줍니다.

- 1. 내쉬는 숨에 팔꿈치와 무릎이 서로 가깝게 합니다.
- 2. 다리를 높이 올리기보다 상체를 더 숙여주세요.
- 3. 15회씩 3~5세트 반복합니다.
- 4. 반대쪽도 같은 방법으로 반복합니다.

04 사이드 밴드 런지 자세 L1

옆라인을 매끈하게 만드는데 도움을 주면서 허벅지 앞쪽 라인을 정리 하는데도 탁월한 효과가 있습니다.

Tip 무릎이 불편하신 분은 무릎 밑에 수건을 받쳐 줍니다.

1. 두 발을 앞뒤로 어깨너비 두 배만 벌립니다.
2. 오른 무릎을 직각으로 합니다.
3. 왼쪽 다리는 무릎과 발등을 바닥으로 내립니다.
4. 양쪽 골반이 반듯할 수 있도록 오른 골반을 살짝 뒤로 보내고 왼 골반은 아래로 내립니다.
5. 마시는 숨에 두 팔을 어깨 높이로 들어 올립니다.

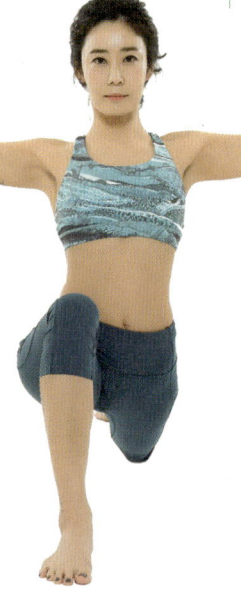

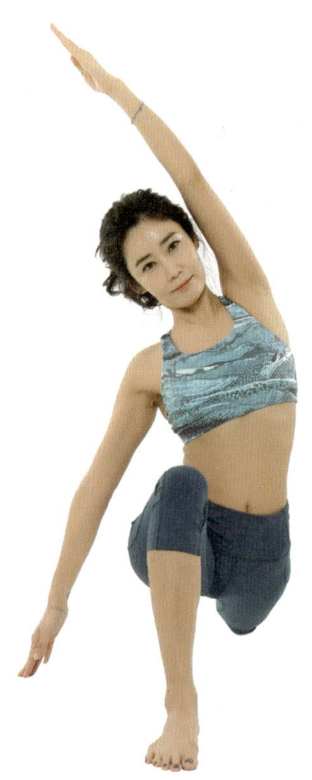

1. 내쉬는 숨에 상체를 오른쪽으로 기울입
2. 이때 오른팔은 바닥으로 향하고 왼팔은 귀 옆으로 붙여줍니다.
3. 30~60초 자세를 유지하며 호흡합니다.
4. 다리를 반대로 해서 반대쪽도 같은 방법으로 반복합니다.

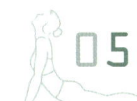

05 사이드 밴드 런지 자세 L2

옆구리 라인 정리에 효과가 있습니다. 동시에 허벅지와 엉덩이에 탄력을 주며, 하체 근력을 강화시키는데 도움이 됩니다.

1. 두 발을 앞뒤로 어깨너비 두 배만큼 벌립니다.
2. 오른 무릎은 직각으로 합니다.
3. 왼 다리는 뒤로 뻗어 발가락을 세워 발꿈치를 높이 들어줍니다.
4. 왼무릎은 바닥에서 떼어 런지 자세를 만들어 줍니다.
5. 마시는 숨에 두 팔을 어깨높이로 들어 옆으로 쭉 뻗어줍니다.

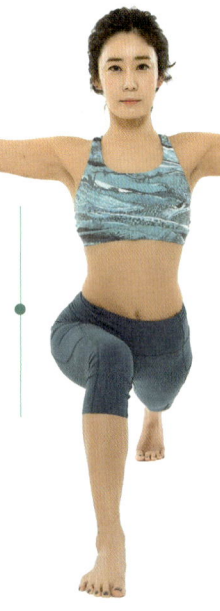

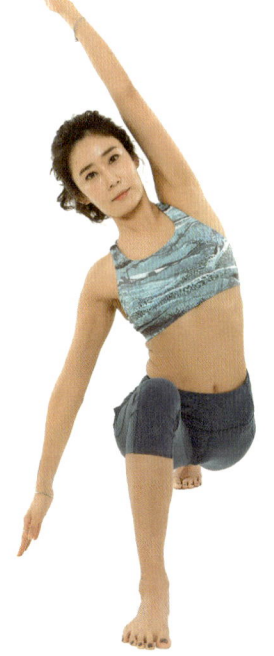

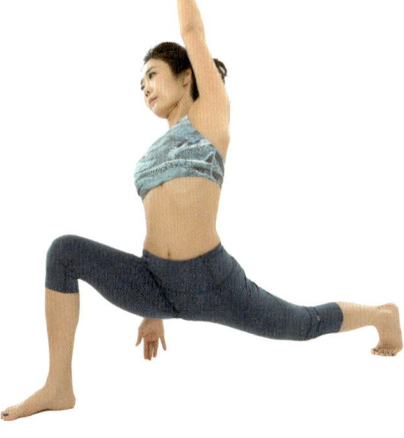

1. 내쉬는 숨에 상체를 오른쪽으로 기울입니다.
2. 오른손은 바닥을 향하고 왼팔은 귀옆에 붙여 쭉 뻗어줍니다.
3. 오른무릎보다 골반이 높이 올라가지 않도록 자세를 낮추어 동작합니다.
4. 30~60초 정도 자세를 유지하며 호흡합니다.
5. 다리를 반대로 해서 반대쪽도 같은 방법으로 반복합니다.

06 사이드 밴드 런지 자세 L3

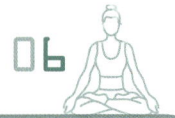

하체 근력을 기르는 데 큰 도움을 주는 동시에 팔뚝 안쪽과 허리, 옆구리 라인이 슬림해지는 데도 효과가 있습니다.

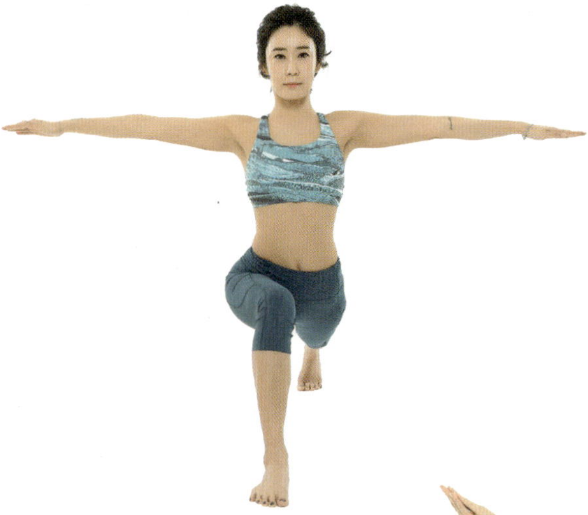

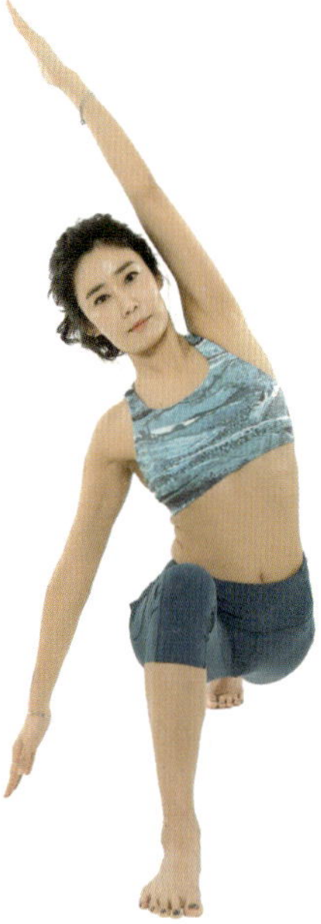

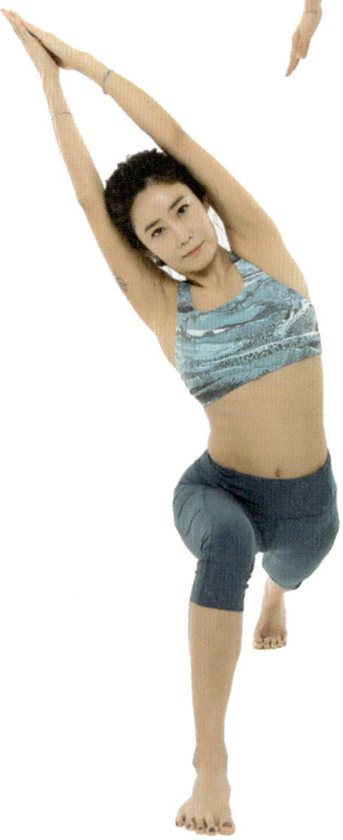

1. '사이드 밴드 런지 자세 Lv2' 자세에서 시작합니다.
2. 마시는 숨에 오른팔을 위로 들어올려 두 손을 합장합니다.
3. 내쉬는 숨에 두 팔을 완전히 펼 수 있도록 귀옆으로 쭉 뻗어줍니다.
4. 15~30초 정도 자세를 유지하며 호흡니다.
5. 상체가 앞으로 쏠리지 않도록 가슴을 뒤쪽으로 더 열어줍니다.
6. 다리를 반대로 해서 반대쪽도 같은 방법으로 반복합니다.

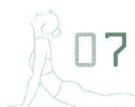

엎드린 고양이 자세 1

척추를 길게 늘여서 몸을 편안하게 이완하는 동작입니다. 특히, 옆구리와 겨드랑이 쪽을 스트레칭 시켜줍니다.

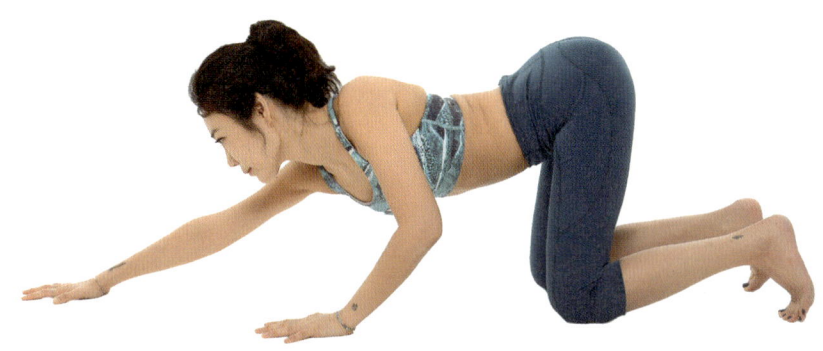

1. 네발로 기는 테이블 자세를 만듭니다.
2. 발가락을 세워 발꿈치는 들어줍니다.
3. 왼팔은 팔꿈치를 구부리고 오른손은 멀리 바닥을 짚어줍니다.
4. 마시는 숨에 오른 측면을 늘려줍니다.

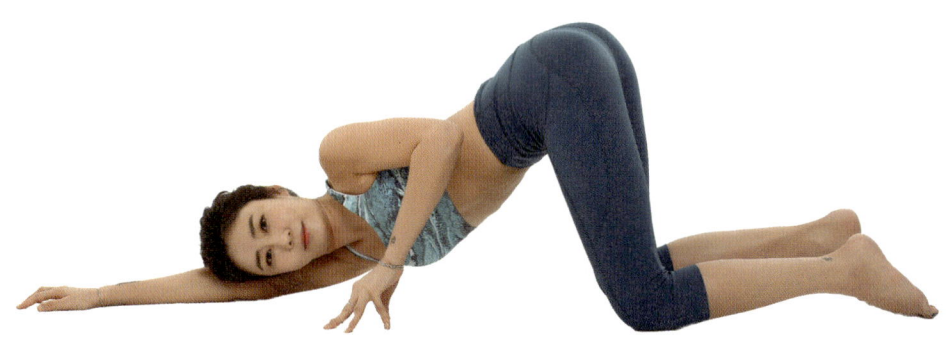

1. 내쉬는 숨에 상체를 기울여 오른 팔 위로 머리를 놓아줍니다.
2. 상체를 내릴 때 왼쪽 손가락을 세워 바닥을 짚어줍니다
3. 동작을 유지할 때 왼쪽 가슴을 완전히 열어 오른쪽 겨드랑이가 바닥 가깝게 놓일 수 있도록 해줍니다.
4. 동작을 15~30초 유지하며 천천히 호흡합니다.
5. 팔을 반대로 반대쪽도 같은 방법으로 반복합니다.

Tip 어깨가 불편하신 분은 동작하실 때 전문가의 도움을 받을 수 있도록 합니다.

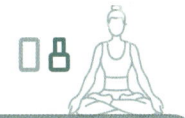

삼각 자세

옆구리 뿐 아니라 척추와 늑골이 유연해지고 다리가 강화됩니다.

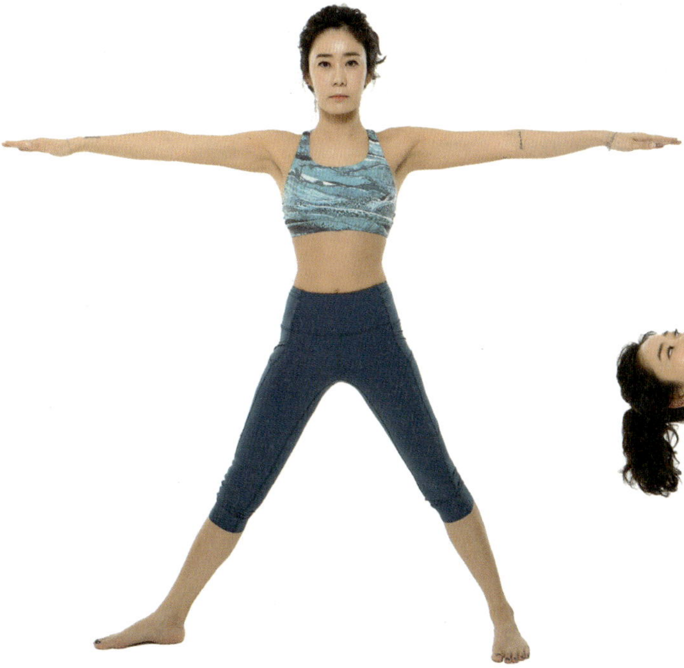

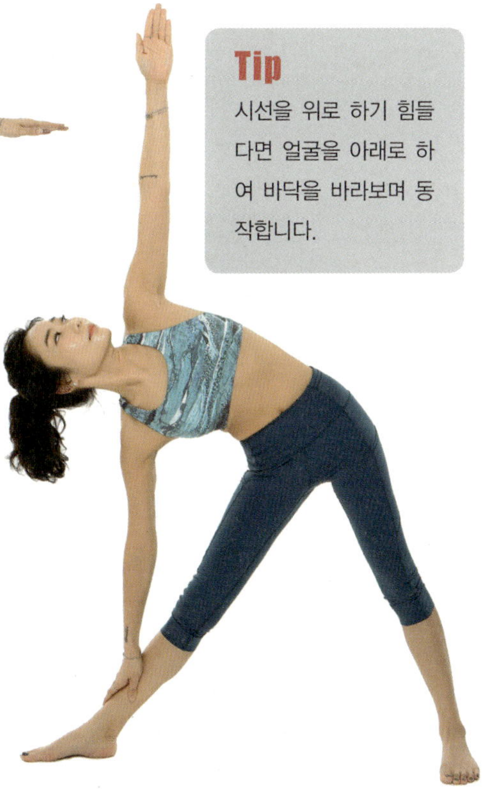

Tip
시선을 위로 하기 힘들다면 얼굴을 아래로 하여 바닥을 바라보며 동작합니다.

1. 두 다리를 어깨너비 두 배로 벌립니다.
2. 오른발을 90도로 열어줍니다.
3. 이때 골반은 정면을 향할 수 있도록 골반을 열어줍니다.
3. 두 팔을 어깨 높이로 올려 옆으로 강하게 뻗어줍니다.
4. 마시는 숨에 상체를 길고 반듯하게 합니다.

1. 내쉬는 숨에 골반을 왼쪽으로 밀고 상체는 오른쪽으로 기울입니다.
2. 오른손으로 다리를 잡고 왼팔은 위로 강하게 뻗어 두 팔이 일직선이 되도록 만들어 줍니다. 왼팔은 위로 강하게 뻗어줍니다. 두 팔이 일직선이 되도록 만들어 줍니다.
3. 시선은 왼쪽 손끝을 향하고 머리가 아래로 쳐지지 않게 주의합니다.
4. 왼쪽 가슴이 닫히지 않게 충분히 열어줍니다.
5. 동작을 15~30초 유지하면서 호흡합니다.
6. 반대쪽도 같은 방법으로 반복합니다.

09 사이드 각도 자세

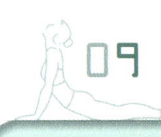

하체를 강하게 만들어 주고 허리와 엉덩이의 지방을 없애 옆구리를 슬림하게 만들어 줍니다.

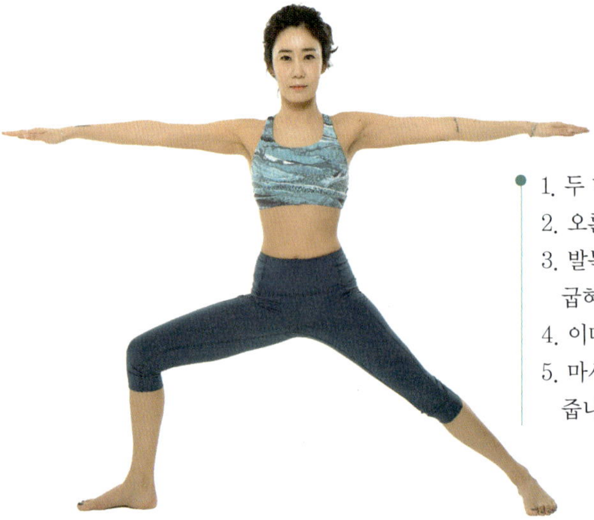

1. 두 다리는 어깨너비 두 배로 넓게 벌립니다.
2. 오른 발을 90도로 열어줍니다.
3. 발목과 무릎이 일직선에 있도록 오른 무릎은 직각으로 굽혀 줍니다.
4. 이때 골반은 정면을 향합니다.
5. 마시는 숨에 두 팔은 어깨높이로 들어 옆으로 쭉 뻗어 줍니다.

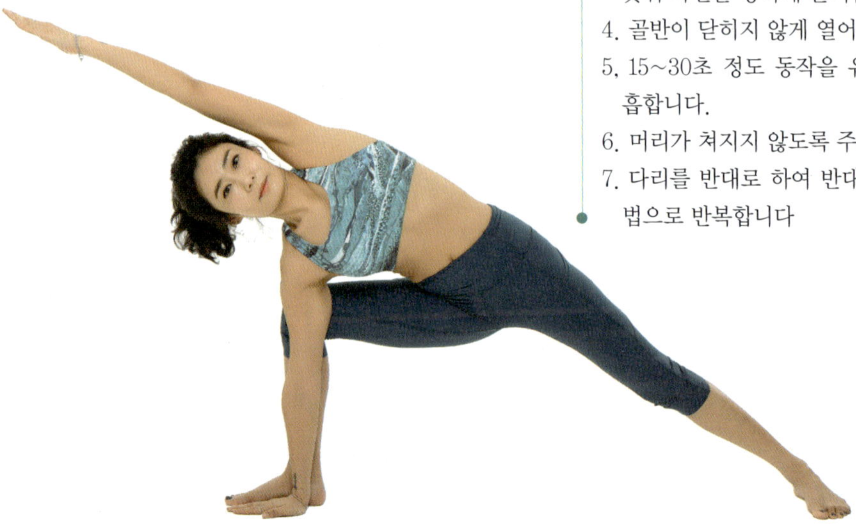

1. 내쉬는 숨에 상체를 오른쪽으로 기울여 오른손은 바닥을 짚어줍니다.
2. 시선은 정면을 향하게 합니다.
3. 오른 팔을 귀 옆으로 쭉 뻗고 엉덩이는 낮춰 측면을 강하게 늘려줍니다.
4. 골반이 닫히지 않게 열어줍니다.
5. 15~30초 정도 동작을 유지하면서 호흡합니다.
6. 머리가 쳐지지 않도록 주의합니다.
7. 다리를 반대로 하여 반대쪽도 같은 방법으로 반복합니다

10 측면 굴곡 자세 1

옆구리를 늘여 생기를 주면서 팔 라인도 정리하는 동작입니다.

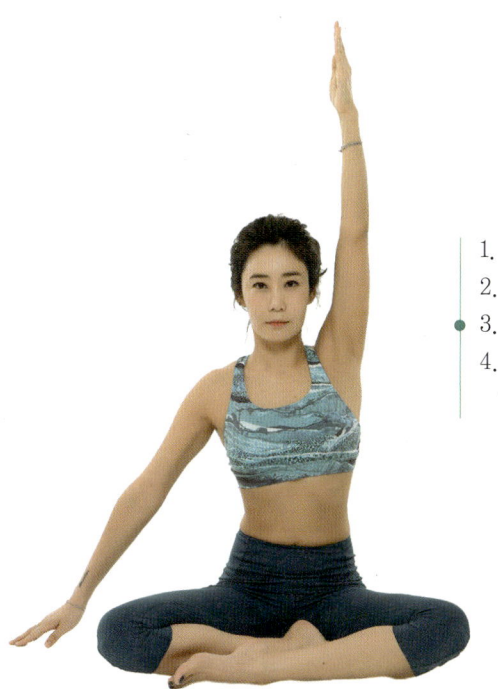

1. 두 다리를 구부려 편하게 앉아 줍니다.
2. 오른손은 바닥을 짚어줍니다.
3. 왼팔은 귀 옆으로 길게 뻗습니다.
4. 마시는 숨에 왼쪽 옆구리를 길게 늘려줍니다.

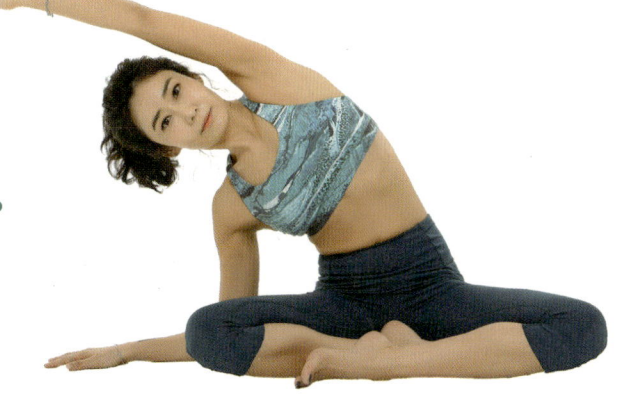

1. 내쉬는 숨에 오른쪽 팔꿈치를 바닥 가까이로 합니다. 이때 오른 어깨와 귀가 멀어지도록 합니다
2. 왼팔은 왼쪽 귀와 나란하게 합니다.
3. 시선은 정면을 향합니다.
4. 30~60초 정도 유지하며 호흡합니다.
5. 팔을 바꿔 반대쪽도 같은 방법으로 반복합니다.

측면 굴곡 자세 2

다리 전체도 길게 늘리면서 옆구리와 팔뚝살까지 정리되는 자세입니다.

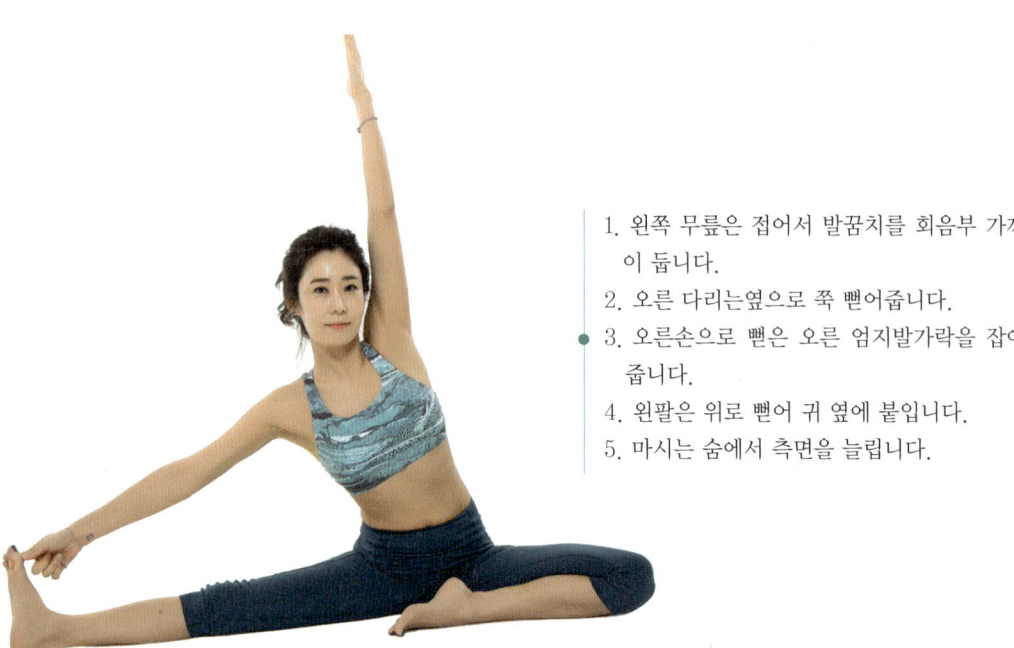

1. 왼쪽 무릎은 접어서 발꿈치를 회음부 가까이 둡니다.
2. 오른 다리는 옆으로 쭉 뻗어줍니다.
3. 오른손으로 뻗은 오른 엄지발가락을 잡아 줍니다.
4. 왼팔은 위로 뻗어 귀 옆에 붙입니다.
5. 마시는 숨에서 측면을 늘립니다.

1. 내쉬는 숨에 상체를 오른쪽으로 기울입니다.
2. 왼팔을 귀옆으로 강하게 뻗어줍니다.
3. 오른 팔꿈치는 편하게 구부려줍니다.
4. 자세가 안정되면 30~60초 정도 호흡합니다.
5. 팔과 다리를 반대로 하여 같은 방법으로 반복합니다.

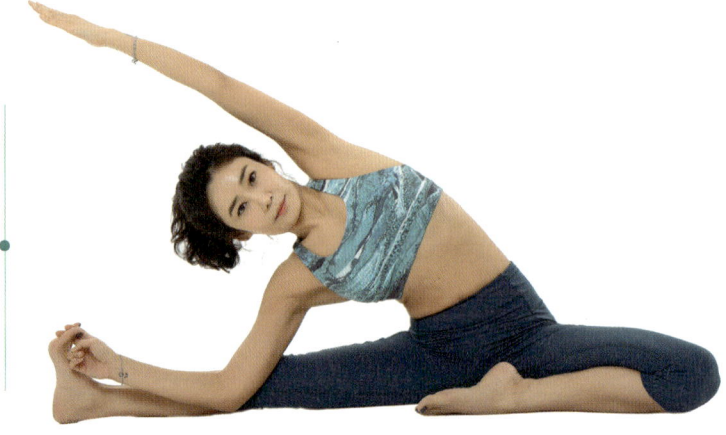

척추 비틀기 자세

내장 기관을 튼튼하게 하고 변비에 좋은 자세입니다. 배와 옆구리도 슬림해집니다.

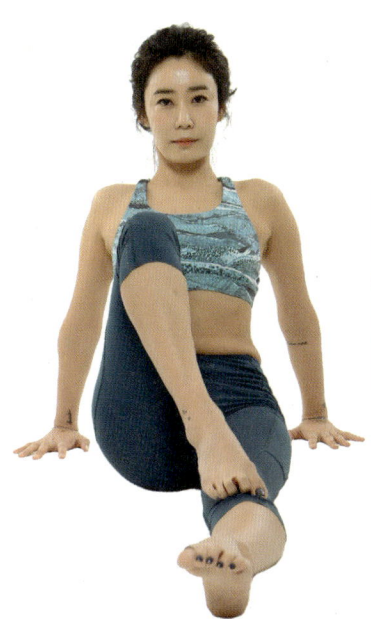

1. 두 다리를 쭉 뻗은 채 바닥에 앉습니다.
2. 손가락이 엉덩이쪽으로 향하게 바닥을 짚습니다.
3. 오른 다리를 구부려 오른 발을 왼쪽 무릎 위에 올립니다.
4. 마시는 숨에 척추를 반듯하게 합니다.

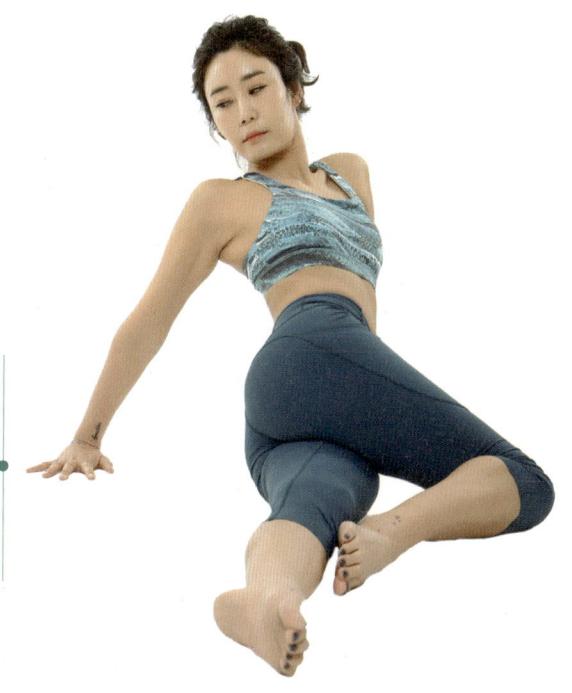

1. 내쉬는 숨에 허리를 비틀어 왼쪽으로 무릎을 넘깁니다.
2. 무릎을 넘겼을 때 시선은 반대쪽을 바라봅니다.
3. 30~60초 정도 유지하며 호흡합니다.
4. 반대쪽도 같은 방법으로 반복합니다.

사이드 플랭크 자세 Lv 1

전체적인 근력을 강화해주는 운동으로 특히 옆구리와 등살 제거에 효과가 있는 동작입니다.

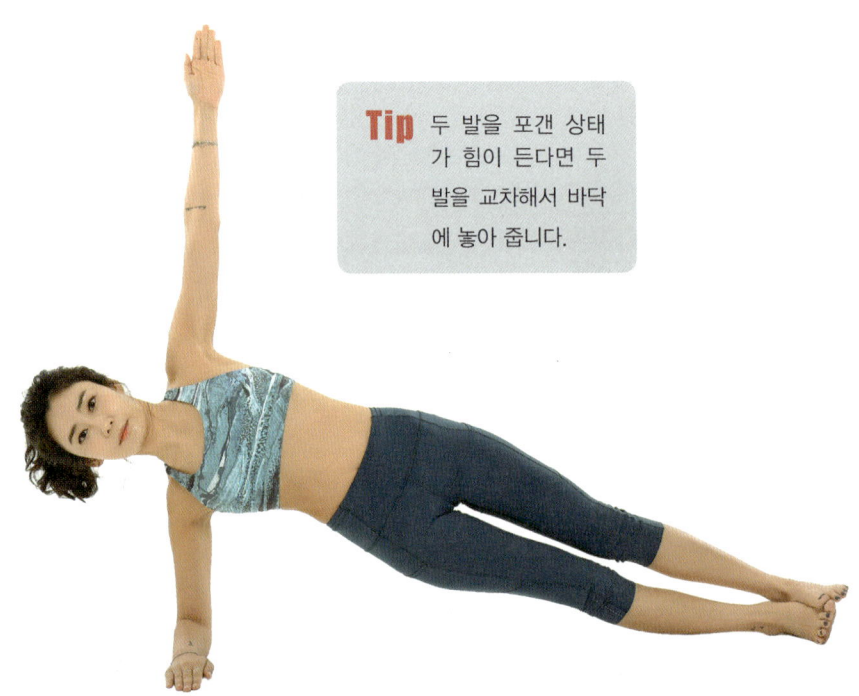

Tip 두 발을 포갠 상태가 힘이 든다면 두 발을 교차해서 바닥에 놓아 줍니다.

1. 팔꿈치를 구부려 바닥에 대고 오른손은 편하게 바닥을 짚어 옆으로 누워줍니다.
2. 두 발을 포개어 발끝을 정강이 쪽으로 당긴 상태에서 바닥에 닿은 팔에 힘을 줍니다.
3. 마시는 숨에 오른쪽 팔꿈치와 왼손으로 바닥을 힘껏 밀어내면서 골반을 들어줍니다.
4. 내쉬는 숨에 복부를 강하게 수축하여 자세를 유지합니다.
5. 왼팔을 위로 뻗어 양 팔이 일직선이 되도록 균형을 잡아줍니다. 이 때 머리부터 발끝까지 일직선이 되도록 합니다.
6. 처음부터 길게 동작을 유지하는 것보다 15초 1세트씩 총 2~3세트 정도 반복합니다.
7. 반대쪽도 같은 방법으로 반복합니다.

※ 바닥을 밀어내는 쪽 어깨에 힘이 풀리면 동작이 무너지고 어깨 부상 위험이 있으니 주의하세요.

14

사이드 플랭크 자세 Lv 2

앞의 사이드 플랭크 자세 Lv1 보다 근육의 자극을 더 강화시키고 몸의 밸런스를 잡아주는 것에 더 좋은 효과를 볼 수 있습니다.

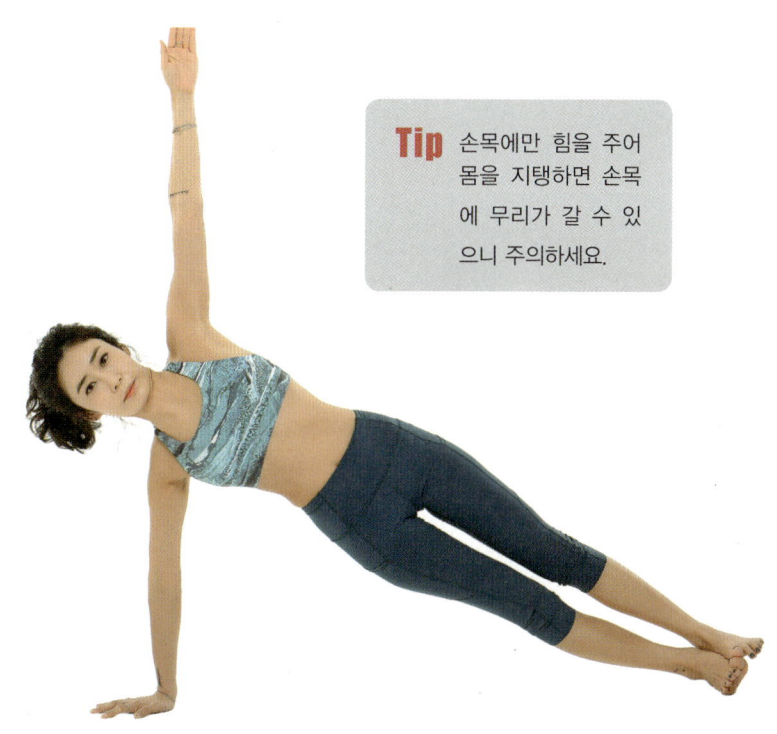

Tip 손목에만 힘을 주어 몸을 지탱하면 손목에 무리가 갈 수 있으니 주의하세요.

1. 오른손은 손가락이 머리 방향으로 바닥에 짚고 왼쪽 손도 편하게 바닥을 짚어줍니다.
2. 두 발을 포개어 발끝을 정강이 쪽으로 당깁니다.
3. 마시는 숨에 양손으로 바닥을 힘껏 밀어내면서 골반을 들어줍니다.
4. 내쉬는 숨에 복부를 강하게 수축하여 자세를 유지합니다.
5. 마시는 숨에 양팔이 일직선이 되도록 왼팔을 위로 뻗어주고, 내쉬는 숨에 코어의 힘으로 균형을 잡아줍니다.
6. 20~30초 정도 동작을 유지합니다.
7. 반대쪽도 같은 방법으로 반복합니다.

변형된 사이드 플랭크 자세

옆구리 살을 없애주면서 몸의 군살을 제거하는데 효과가 있는 동작입니다.

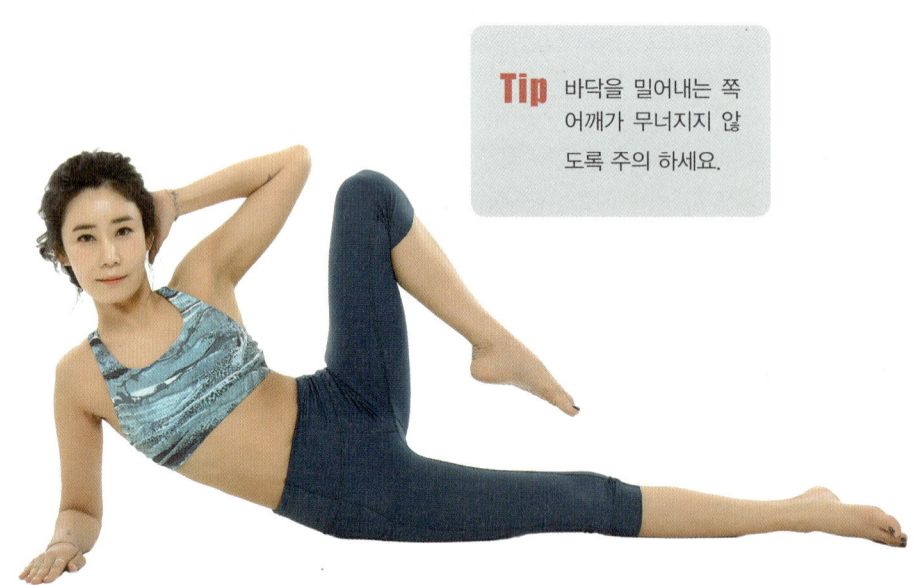

Tip 바닥을 밀어내는 쪽 어깨가 무너지지 않도록 주의 하세요.

1. 오른쪽 팔꿈치를 바닥에 대고 옆으로 누워줍니다.
2. 왼팔꿈치를 열어 왼손은 머리 뒤에 받쳐 줍니다
3. 마시는 숨에 가슴을 열어줍니다.
4. 내쉬는 숨에 왼쪽 팔꿈와 왼무릎이 최대한 가깝게 닿도록 합니다. 이때 상체가 좀더 다리쪽으로 다가갈 수 있도록 합니다.
5. 왼쪽 무릎을 구부릴 때 발끝은 아래로 향하게 합니다.
6. 15회씩 3~5세트 반복 합니다.
7. 반대쪽도 같은 방법으로 반복합니다.

척추의 좌우 균형을 맞춰주고 옆구리를 자극해 슬림하게 하는 효과가 있습니다.

악어 자세

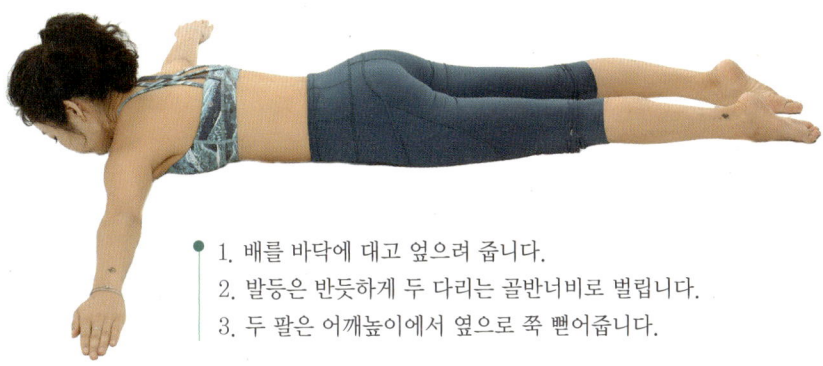

1. 배를 바닥에 대고 엎으려 줍니다.
2. 발등은 반듯하게 두 다리는 골반너비로 벌립니다.
3. 두 팔은 어깨높이에서 옆으로 쭉 뻗어줍니다.

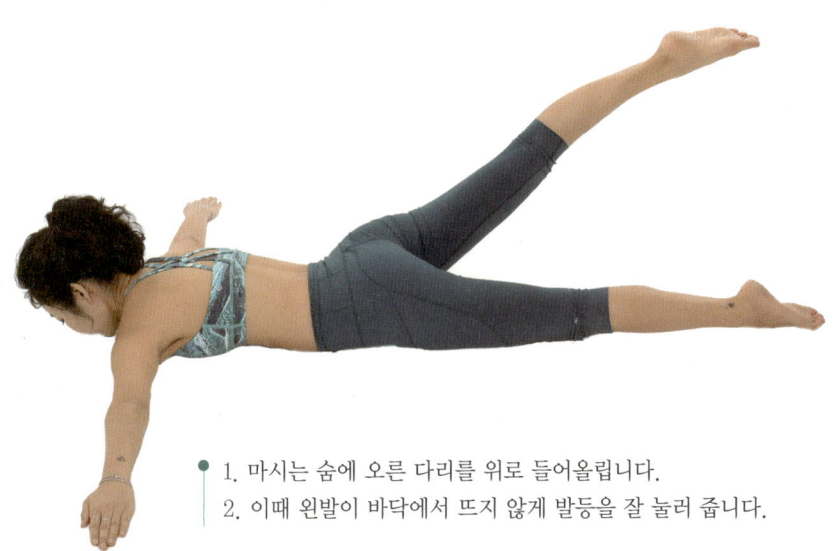

1. 마시는 숨에 오른 다리를 위로 들어올립니다.
2. 이때 왼발이 바닥에서 뜨지 않게 발등을 잘 눌러 줍니다.

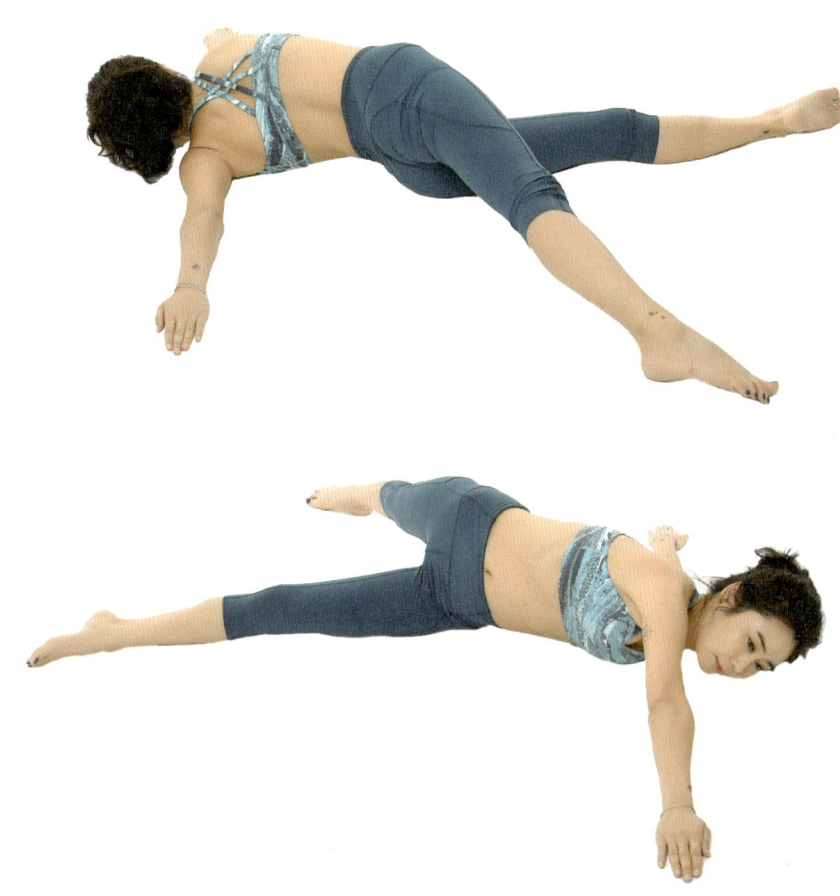

- 1. 내쉬는 숨에 오른 다리를 왼쪽으로 넘겨줍니다.
- 2. 이때 뺨은 바닥에 대고 시선은 반대로 해줍니다.
- 3. 왼쪽 어깨는 바닥에서 많이 뜨지 않도록 주의합니다.
- 4. 20~30초 정도 호흡하면서 자세를 유지합니다.
- 5. 반대쪽도 같은 방법으로 반복합니다.

11자 복근 어렵지 않아요

요가는 배의 힘으로 호흡을 하고 자세를 시작할 때가 많습니다. 편안한 동작에서 좀 더 어렵고 힘이 들어가는 동작으로 옮겨 갈 때는 더욱 그렇습니다. 그럴 때면 마음도 단단해집니다. 뱃속 깊은 곳의 단단한 근육이 몸과 마음의 중심을 잡아 주는 것 같달까요? 11자 복근은 보기에도 멋지지만 그곳을 중심으로 퍼져 가는 근육을 상상하는 것으로도 용기가 생긴답니다.

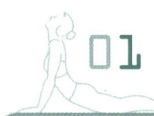

복부운동 Lv1

발목을 이완하여 발목관절을 부드럽게 해주고 복부를 강하게 수축하여 복부 탄력이 생기는 자세입니다.

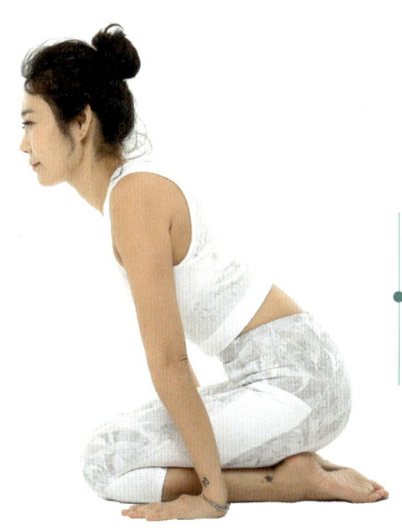

1. 무릎을 꿇고 앉아줍니다.
2. 두 손은 손가락이 정면을 향하게 바닥을 짚어줍니다.
3. 시선은 정면을 바라봅니다.
4. 마시는 숨에 척추를 반듯하게 펴줍니다.

1. 내쉬는 숨에 손으로 바닥을 밀어올리면서 무릎과 엉덩이를 들어올립니다.
2. 이때 등을 동그랗게 말고 복부를 강하게 수축하면서 최대한 무릎과 엉덩이를 들어올립니다.
3. 10~15초 유지합니다.
4. 같은 동작을 3~5세트 반복합니다.

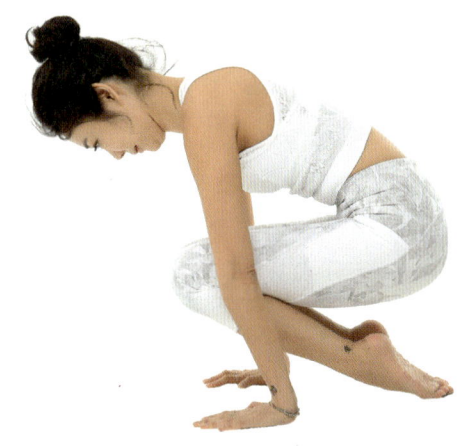

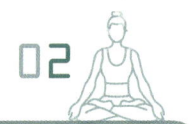

복부운동 Lv2

허벅지 앞쪽 근육에 탄력을 주고 복부를 강하게 수축하여 복부 탄력이 생기는 자세입니다.

1. 오른 다리는 앞으로 뻗고 왼다리는 무릎을 구부려 앉습니다.
2. 두 손은 손가락이 정면을 향하도록 바닥을 짚어줍니다.
3. 이때 시선은 정면을 바라봅니다.
4. 마시는 숨에 척추를 반듯하게 펴줍니다.

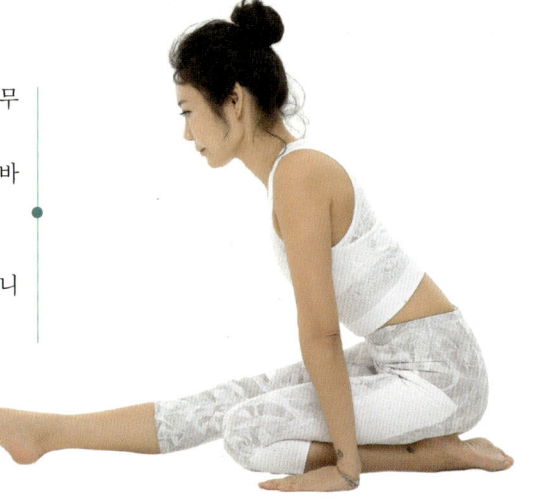

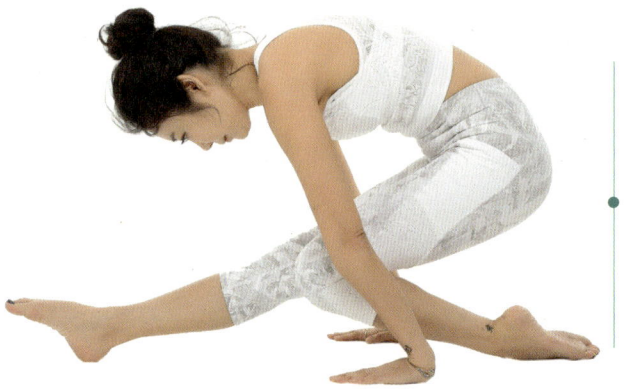

1. 내쉬는 숨에 무릎과 엉덩이를 들어올립니다.
2. 두 다리의 높이가 같도록 해줍니다.
3. 복부를 강하게 수축해서 등을 동그랗게 말고 무릎과 엉덩이를 높이 들어올립니다.
4. 10~15초 유지합니다.
5. 같은 동작을 3~5세트 반복합니다.
6. 다리를 반대로 해서 반대쪽도 같은 방법으로 반복합니다.

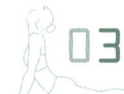

복부운동 Lv3

손목과 어깨 힘이 좋아지고 복부를 강하게 수축하여 복부 탄력이 생기는 자세입니다.

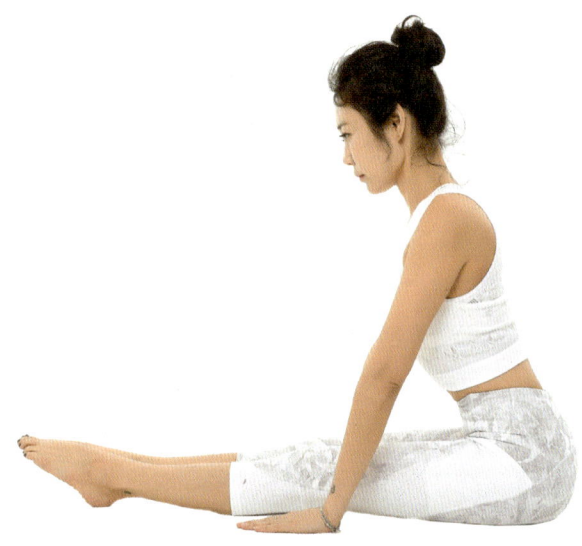

1. 다리를 앞으로 뻗고 바르게 앉습니다.
2. 두 손은 손가락을 정면을 향해 바닥을 짚습니다.
3. 이때 시선은 정면을 바라봅니다.
4. 마시는 숨에 척추를 반듯하게 펴줍니다.

1. 내쉬는 숨에 엉덩이를 최대한 들어 올립니다.
2. 이때 등을 동그랗게 말고 복부를 강하게 수축하면서 최대한 엉덩이를 들어 올립니다.
4. 같은 동작을 3~5세트 반복합니다.

Tip 손목을 짓누르면서 동작하기 보다 복부를 강하게 수축하여 복부의 힘으로 동작할 수 있게 주의하세요. (변형된 막대나무 자세 Lv1, Lv2, Lv3)

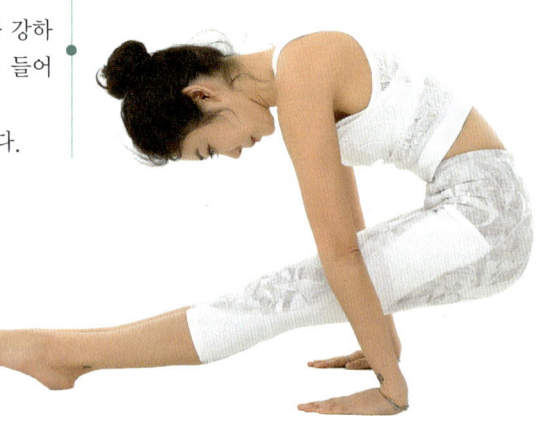

04

변형된 보트 자세 Lv1

허벅지 안쪽과 복부를 강하게 수축하고 코어의 힘을 기르는데 좋은 자세입니다.

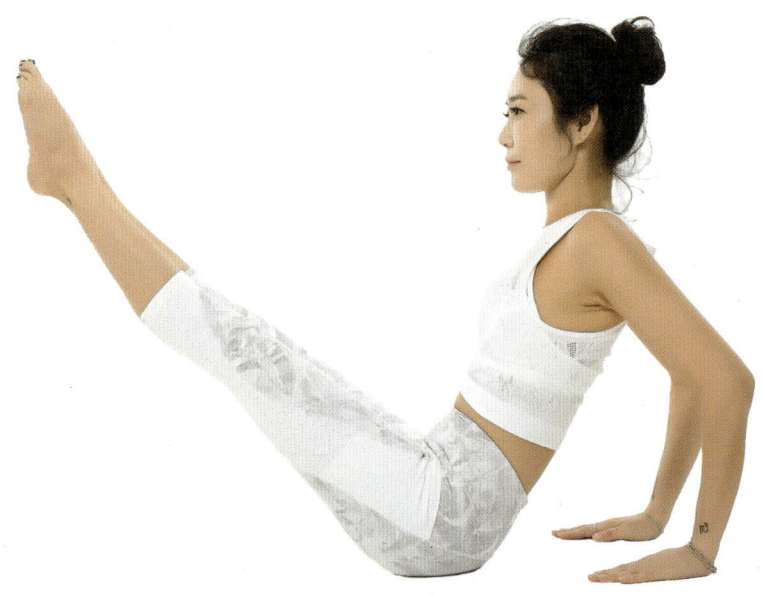

1. 두 손을 뒤로 짚고 두 다리는 붙이고 앞으로 뻗어 앉아줍니다.
2. 이때 팔꿈치를 구부리고 상체는 45도 정도로 기울입니다.
3. 마시는 숨에 두 다리를 위로 들어줍니다.
4. 내쉬는 숨에 복부를 강하게 수축합니다.
5. 10~15초 정도 호흡하면서 동작을 유지합니다.
6. 같은 동작을 3~5세트 반복합니다.

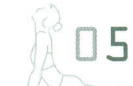

변형된 보트 자세 Lv2

허벅지 근육과 복부 근육을 강하게 수축하고 코어의 힘을 기르는데 좋은 자세입니다.

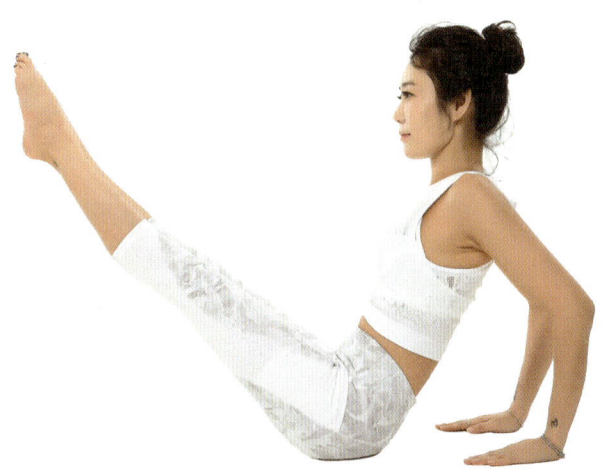

1. 앞의 '변형된 보트 자세 Lv1' 자세에서 시작합니다.

Tip 동작 유지시 등이 굽지 않게 주의하세요.

1. 마시는 숨에 두 다리는 벌려줍니다.
2. 내쉬는 숨에 두 팔을 어깨너비로 벌려 앞으로 쭉 뻗어줍니다.
3. 이때 복부를 강하게 수축합니다.
4. 10~15초 정도 호흡하면서 동작을 유지합니다.
5. 같은 동작을 3~5세트 반복합니다.

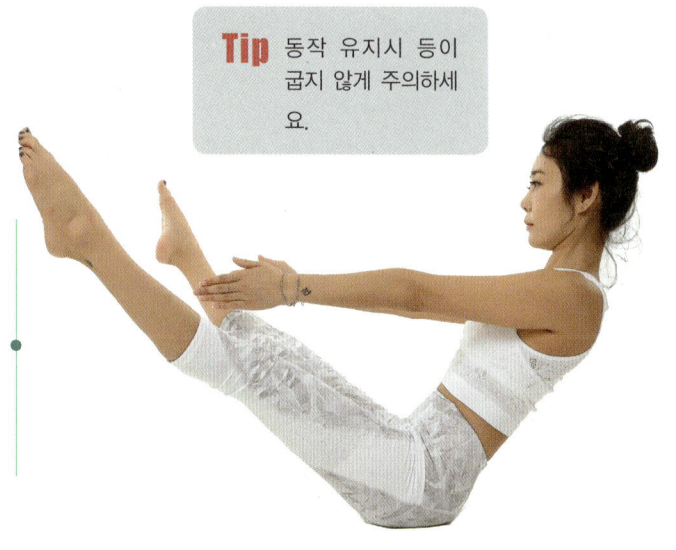

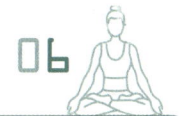

변형된 보트 자세 Lv3

허벅지 근육과 복부 근육을 강하게 수축하고 코어의 힘을 기르는데 좋은 자세입니다.

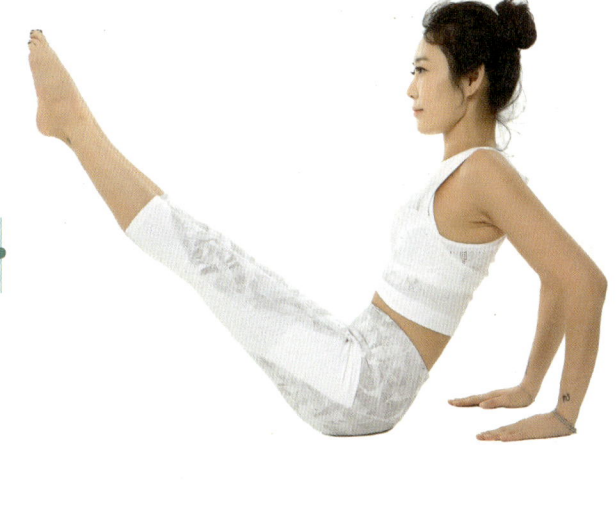

1. 앞의 '변형된 보트 자세 Lv1' 자세에서 시작합니다.

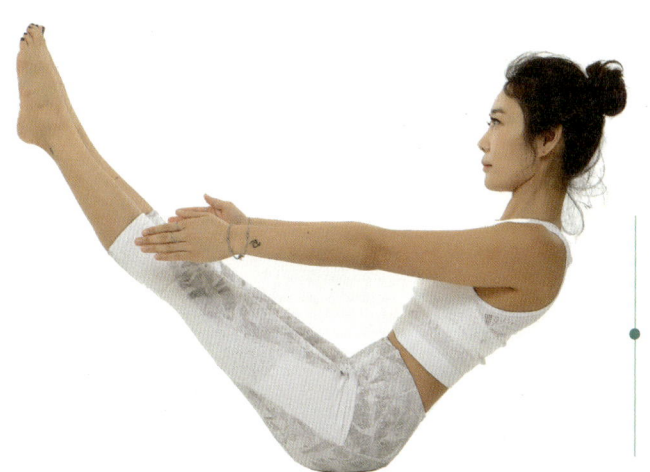

1. 마시는 숨에 척추를 곧게 펴줍니다.
2. 내쉬는 숨에 두 팔을 어깨너비로 벌려 앞으로 쭉 뻗어줍니다.
3. 이때 복부를 강하게 수축합니다.
4. 10~15초 정도 호흡하면서 동작을 유지합니다.
5. 같은 동작을 3~5세트 반복합니다.

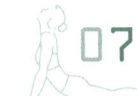

변형된 보트 자세 Lv 4

허벅지 근육과 복부 근육을 강하게 수축하고 코어의 힘을 기르는데 좋은 자세입니다.

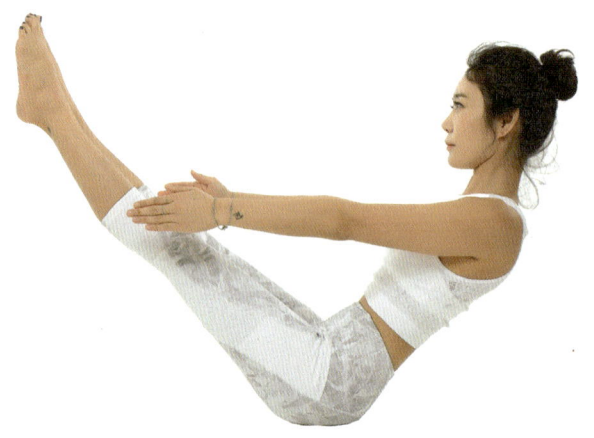

1. 앞의 '변형된 보트 자세 Lv3' 자세에서 시작합니다.

1. 마시는 숨에 두 팔을 귀옆으로 쭉 뻗어 올립니다.
2. 내쉬는 숨에 복부를 강하게 수축합니다.
3. 허리가 굽지 않도록 등을 반듯하게 펴 줍니다.
4. 10~15초 정도 동작을 유지합니다.
5. 3~5세트 반복합니다.

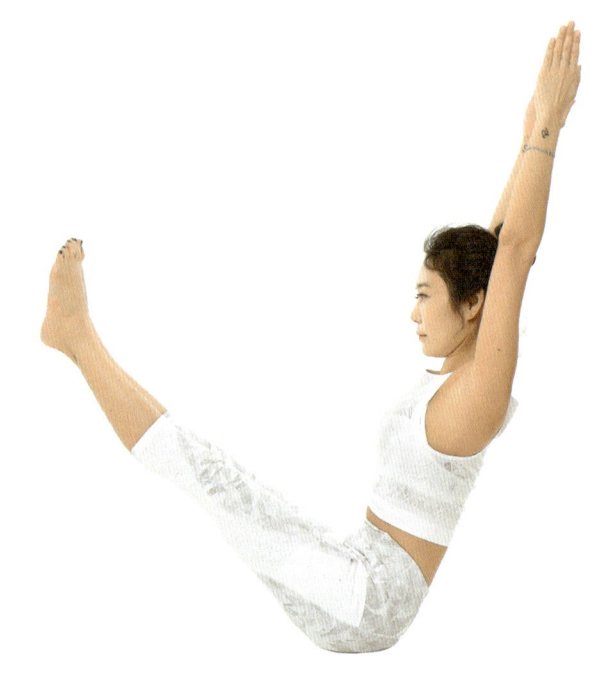

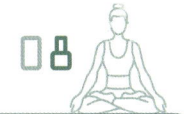

변형된 고양이 자세 3

뱃살을 제거하고 엉덩이와 허벅지 라인을 만드는 동작입니다

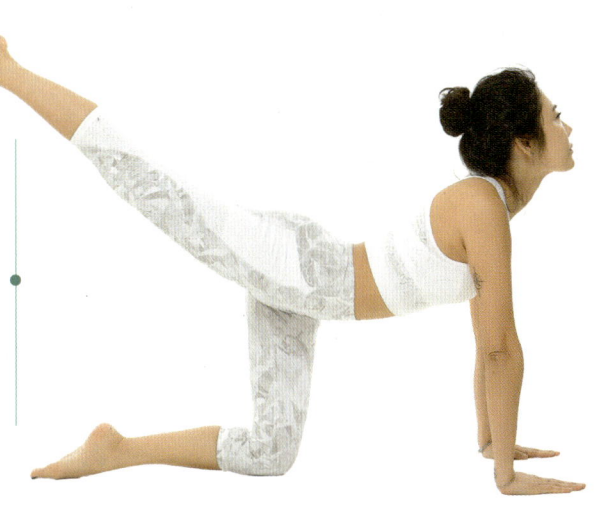

1. 무릎과 골반, 어깨와 손목이 나란하게 되도록 하여 기어가는 자세로 만들어줍니다.
2. 마시는 숨에 오른 다리는 뒤로 천천히 올립니다.
3. 이때 다리를 위로 들어올릴 때 골반을 수평으로 만들어줍니다.
4. 시선은 천장을 바라봅니다.

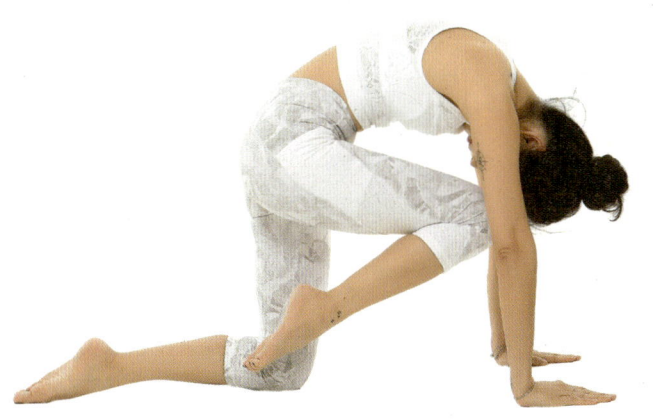

1. 내쉬는 숨에 뻗었던 다리를 굽혀 무릎을 이마쪽으로 당겨옵니다.
2. 복부를 강하게 수축시켜 무릎과 이마가 최대한 닿도록 합니다.
3. 15회씩 3~5세트 반복합니다.
4. 반대쪽 다리도 같은 방법으로 반복합니다.

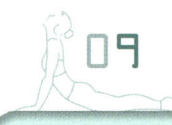

플랭크 자세 Lv1

플랭크 자세는 팔과 어깨 근육 뿐 아니라 복근의 힘을 강화하고 탄력을 만드는 동작입니다.

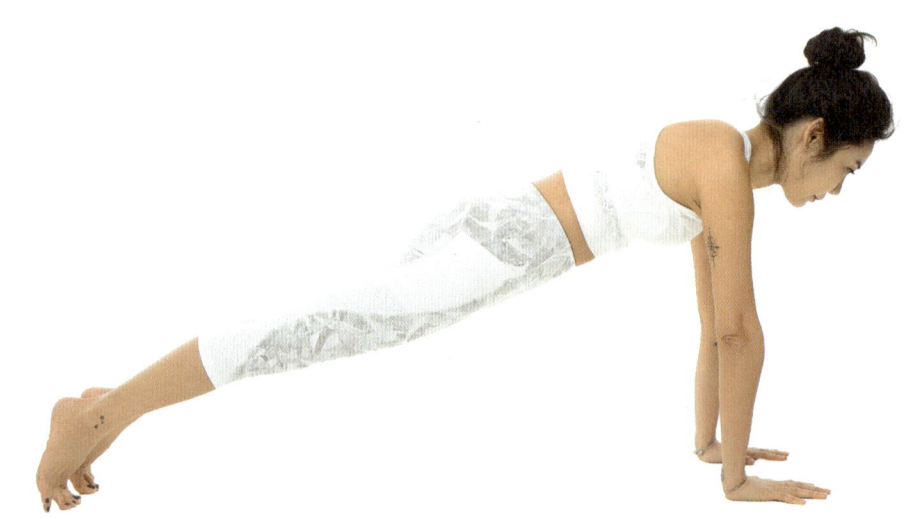

- 1. 푸쉬업 자세를 만듭니다.
- 2. 손목과 어깨가 일직선이 되도록 만들어 두 손은 바닥을 짚습니다.
- 3. 두 다리는 골반 너비로 벌려 발꿈치를 높이 들어줍니다.
- 4. 등은 곧게 펴서 꼬리뼈를 아래로 내려 자세를 유지합니다.
- 5. 마시는 숨에 머리에서 엉덩이, 발꿈치까지 일직선이 되게 플랭크 자세를 만들어 줍니다.
- 6. 내쉬는 숨에 복부를 강하게 수축합니다.
- 7. 동작을 30~60초 유지하고 3~5세트 반복합니다.

10

플랭크 자세 Lv2

팔과 어깨 근육, 허벅지 근육 뿐 아니라 복근의 힘을 강화하고 탄력을 만드는 동작입니다.

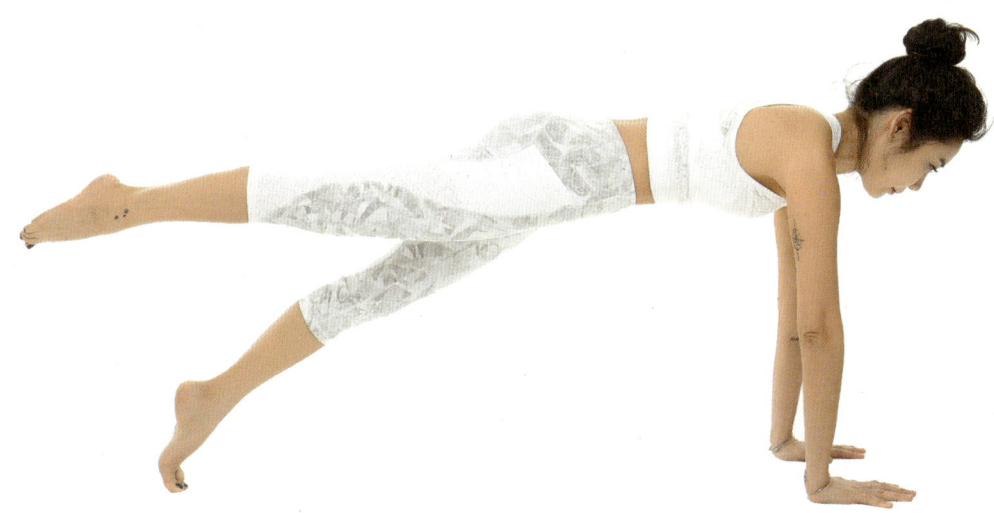

1. 앞의 '플랭크 자세 Lv1'에서 시작합니다.
2. 마시는 숨에 오른다리를 골반 높이로 들어 올립니다.
3. 이때 골반은 수평으로 맞춰 자세를 유지합니다.
4. 내쉬는 숨에 오른다리를 바닥으로 내립니다.
5. 동작을 15회씩 3~5세트 반복합니다.
8. 반대 다리도 같은 방법으로 반복합니다.

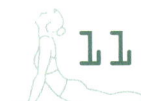

플랭크 자세 Lv3

몸의 균형 감각을 길러주는 동시에 팔과 어깨 근육, 허벅지 근육을 강화 하는데도 도움이 됩니다. 또한 복근의 힘을 강화하고 탄력을 만드는 동작입니다.

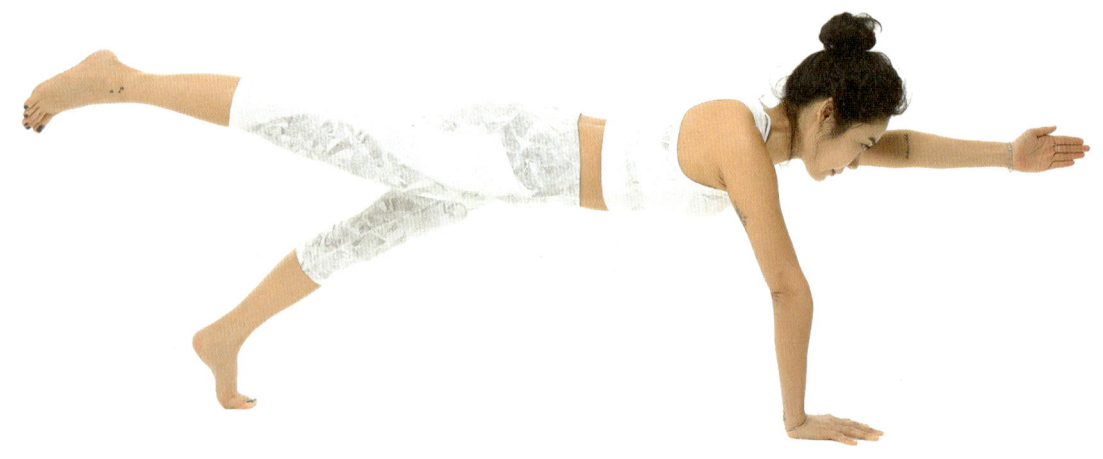

- 1. 앞의 '플랭크 자세 Lv1'에서 시작합니다.
- 2. 마시는 숨에 오른다리와 왼팔을 들어 올립니다.
- 3. 이때 다리는 골반 높이만큼, 팔은 귀높이 만큼 올립니다.
- 4. 내쉬는 숨에 팔과 다리를 바닥으로 내립니다.
- 5. 동작을 15회씩 3~5세트 반복합니다.
- 6. 팔과 다리를 반대로 하여 같은 방법으로 반복합니다.

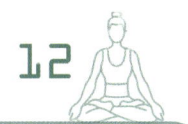

로우플랭크 자세

몸속 깊숙이 있는 코어 근육을 단련시켜 바른 자세 유지에 도움이 돼 허리디스크나 거북목증후군 예방에 효과적입니다.

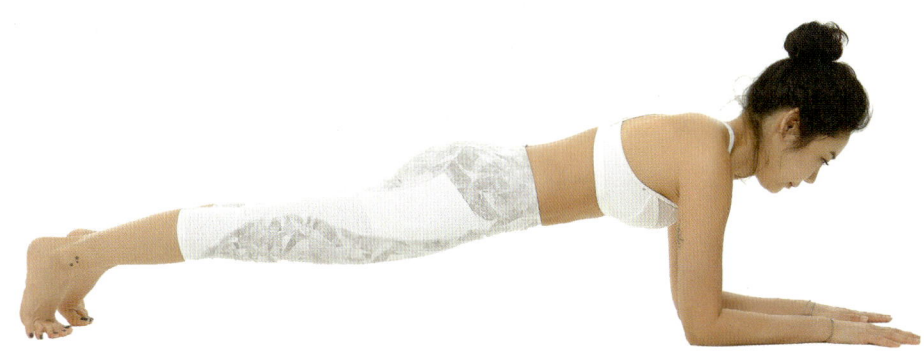

- 1. 두 팔을 어깨너비로 하여 팔꿈치를 바닥으로 짚어줍니다.
- 2. 두 다리는 골반너비로 하여 발꿈치를 높이 들어줍니다.
- 3. 마시는 숨에 머리에서 엉덩이, 발꿈치까지 일직선에 놓이도록 합니다.

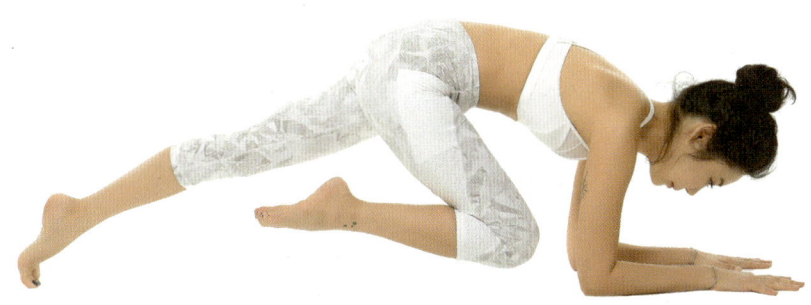

- 1. 내쉬는 숨에 오른 다리를 굽혀 무릎을 가슴쪽으로 최대한 당겨옵니다.
- 2. 이때 상체를 앞으로 살짝 이동하여 등을 높이 올려줍니다.
- 3. 15회씩 3~5세트 반복합니다.
- 4. 반대쪽 다리도 같은 방법으로 반복합니다.

트위스트 크런치 자세

옆구리와 복부의 라인을 만드는 자세입니다.

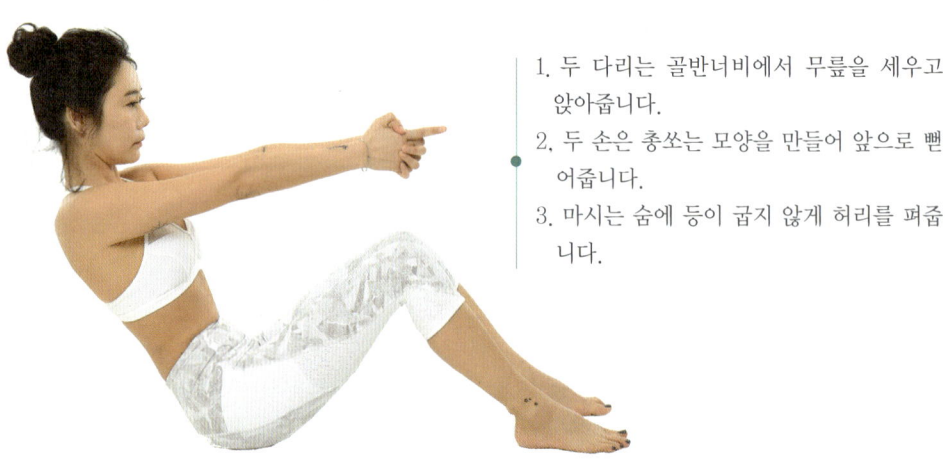

1. 두 다리는 골반너비에서 무릎을 세우고 앉아줍니다.
2. 두 손은 총쏘는 모양을 만들어 앞으로 뻗어줍니다.
3. 마시는 숨에 등이 굽지 않게 허리를 펴줍니다.

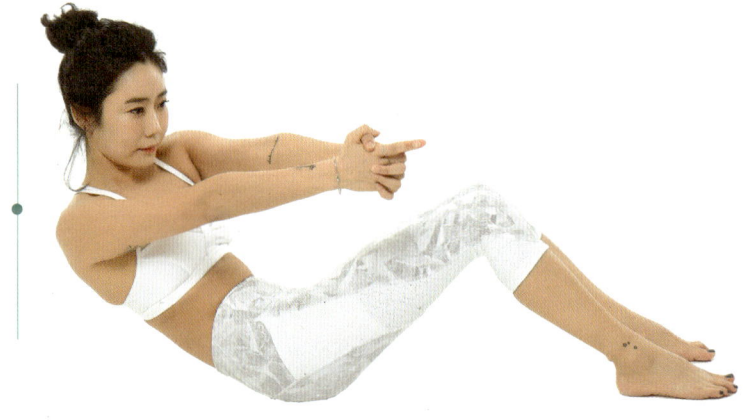

1. 내쉬는 숨에 상체를 오른쪽으로 비틀며 내려갑니다.
2. 이때 발이 바닥에서 뜨지 않도록 바닥을 꾹 눌러줍니다.
3. 15회씩 3~5세트 반복합니다.
4. 반대방향도 같은 방법으로 반복합니다.

다리를 들어 올리는 근육의 힘을 이용하여 하복부를 단련시키는 자세입니다.

레그 레이즈 자세 Lv1

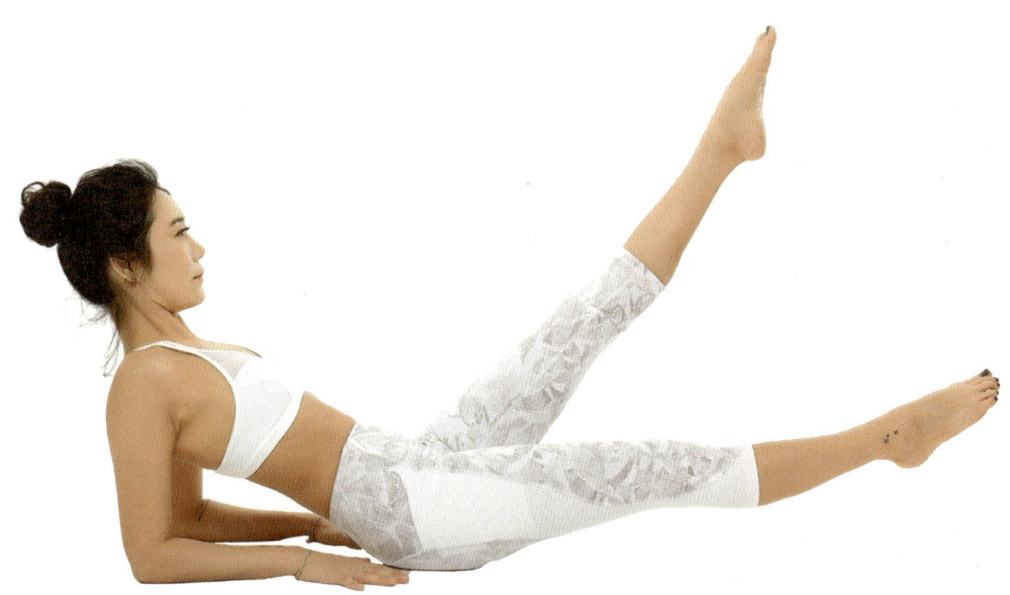

1. 손가락을 엉덩이 방향으로 해서 팔꿈치는 직각으로 바닥에 댑니다.
2. 이때 등은 굽지 않게 곧게 펴줍니다.
3. 두 다리는 바닥에서 15도 정도 들어올립니다.
4. 내쉬는 숨에 서서히 왼발을 45도 정도로 올립니다.
5. 내쉬는 숨에 다리를 반대로 바꿔줍니다.
6. 동작을 15회씩 3~5세트 반복합니다.

15 레그 레이즈 자세 Lv2

복부와 코어 근육 강화에 효과가 있으며 하복부 강화에 큰 도움이 됩니다.

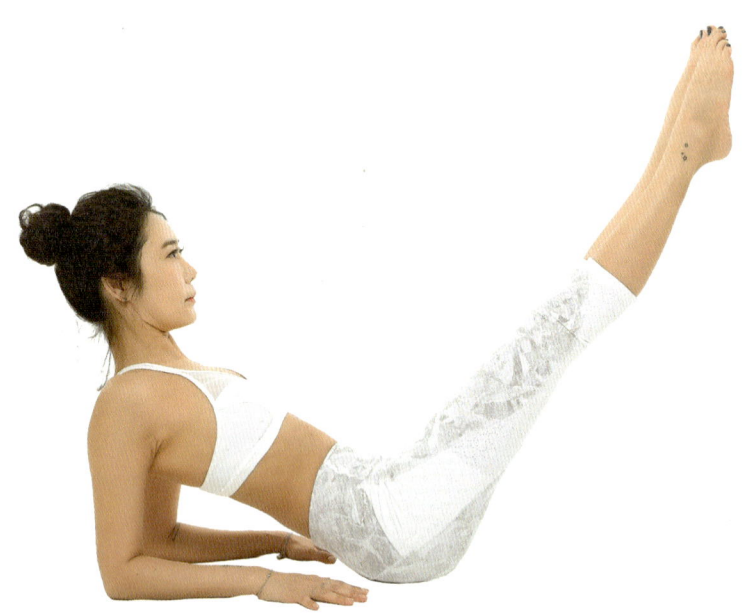

1. 손가락을 엉덩이 방향으로 해서 팔꿈치는 직각으로 바닥에 댑니다.
2. 마시는 숨에 척추를 반듯하게 해줍니다.
3. 내쉬는 숨에 두 다리를 45도 이상 높이 들어줍니다.
4. 숨을 마시며 두 다리를 제자리로 하고 내쉬는 숨에 다시 높이 들어줍니다.
5. 동작을 15회씩 3~5세트 반복합니다.

16
레그 레이즈 자세 Lv3

하복부에 탄력이 생기고 11자 복근이 만들어지는 자세입니다.

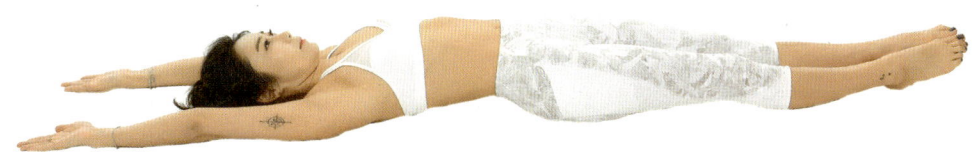

- 1. 등을 바닥으로 누워줍니다.
- 2. 두 팔은 어깨너비로 벌려 위로 뻗고 두 다리는 붙이고 아래로 뻗습니다.
- 3. 마시는 숨에 몸을 길게 쭉 뻗어줍니다.

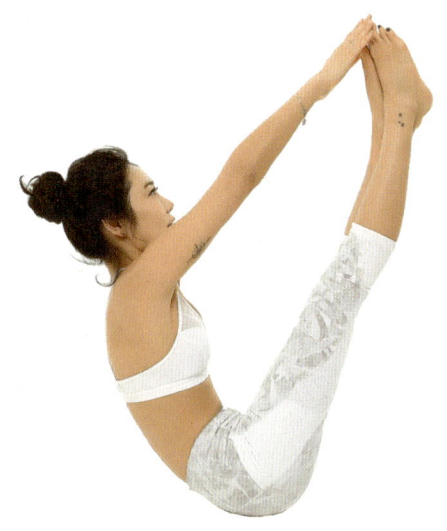

- 1. 내쉬는 숨에 상체와 하체를 들어 올려 손으로 발끝을 터치합니다.
- 2. 이때 척추를 반듯하게 하도록 노력합니다.
- 3. 15회씩 3~5세트 반복합니다

17 변형된 크런치 자세 1

복근의 힘으로만 동작하기때문에 복근을 조여주는데 효과적입니다. 특히 윗배의 근육이 강화 되는 자세입니다.

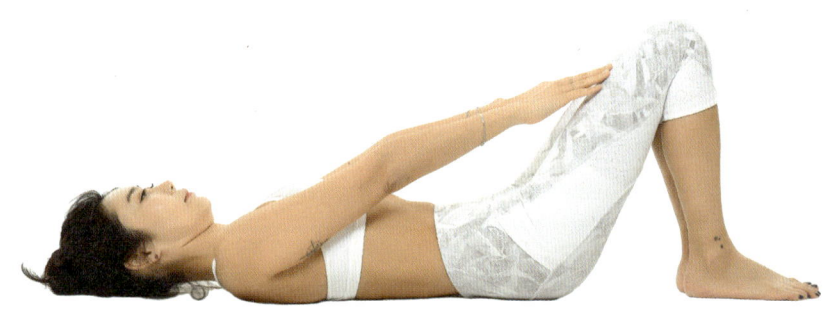

- 1. 등을 바닥으로 누워줍니다.
- 2. 두 다리는 골반너비로 벌려 무릎을 세워 발바닥을 바닥에 놓습니다.
- 3. 두 팔은 어깨너비로 벌려 허벅지 위에 가볍게 올려둡니다.
- 4. 숨을 마십니다.

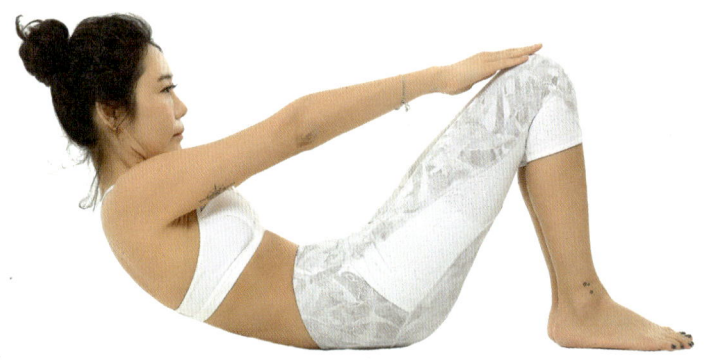

- 1. 내쉬는 숨에 천천히 상체를 바닥에서 올립니다.
- 2. 상체가 올라올 때 손도 무릎위로 자연스럽게 따라 올립니다.
- 2. 이때 허리는 바닥에 붙이고 날개뼈 끝이 바닥에서 떨어질 정도로 올라옵니다.
- 3. 15회씩 3~5세트 반복합니다

변형된 크런치 자세 1

하복부의 근육이 강해지고 아래 뱃살을 빼는데 도움이 되는 자세입니다.

1. 등을 바닥으로 누워줍니다.
2. 두 팔은 골반옆에 자연스럽게 바닥을 향해 둡니다.
3. 두 다리는 90도로 들어올립니다.
4. 숨을 마십니다.

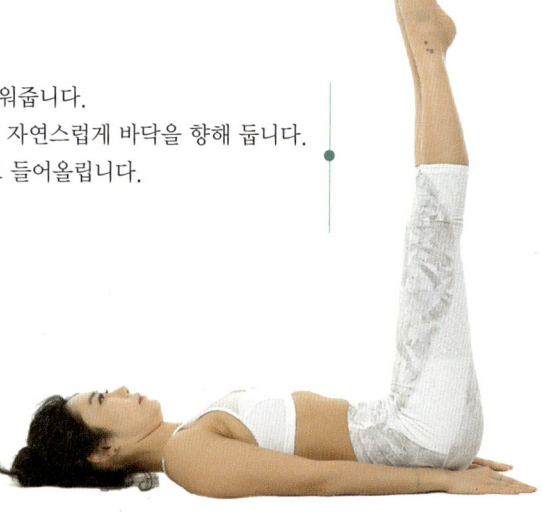

1. 내쉬는 숨에 엉덩이를 위로 들어올립니다.
2. 이때 다리는 쭉 뻗은 상태로 들어올립니다
3. 다리가 상체쪽으로 많이 넘어오지 않도록 주의합니다.
4. 15회씩 3~5세트 반복합니다

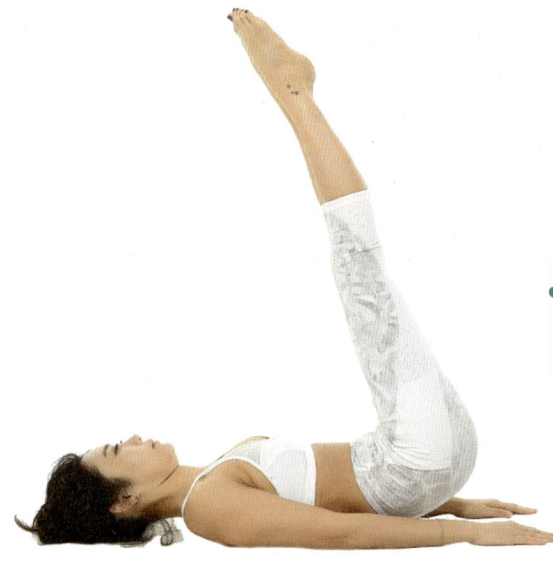

변형된 크런치 자세 1

옆구리와 복부에 자극을 주어 뱃살을 빼는 자세입니다.

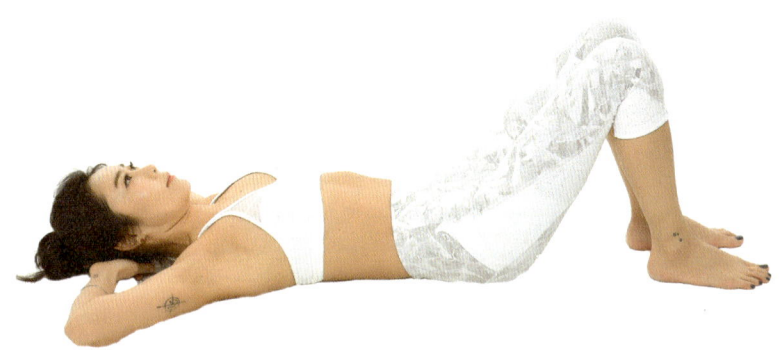

- 1. 등을 바닥으로 누워줍니다.
- 2. 두 무릎을 구부려 발바닥을 바닥으로 내려놓습니다.
- 3. 두 손은 머리 뒤에서 깍지를 껴줍니다.
- 4. 숨을 마십니다.

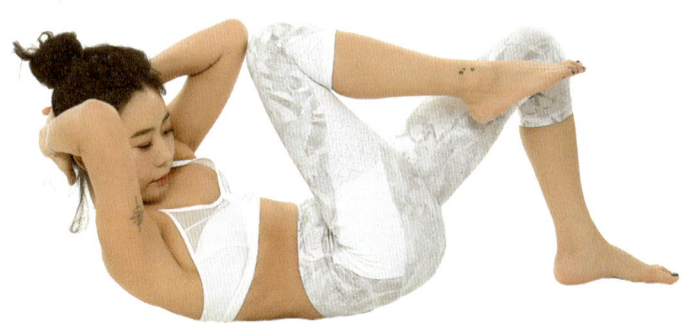

- 1. 내쉬는 숨에 왼쪽 팔꿈치와 오른 무릎이 닿도록 합니다.
- 2. 왼쪽 무릎은 직각으로 세워줍니다.
- 3. 이때 양 어깨는 바닥에 닿지 않고 동작을 할 수 있도록 합니다.
- 4. 15회씩 3~5세트 반복합니다
- 5. 반대쪽도 같은 방법으로 반복합니다.

허리에서 엉덩이까지 탄력 라인 만들기

'S'라는 글자를 한번 볼까요? 시작부터 끝까지 부드럽게 이어져 있습니다. 나온 곳과 들어간 곳도 지나침이 없죠. 진부한 단어가 되어 버렸지만 S라인의 의미도 그렇습니다. 부드러운 흐름을 끌어내어 균형을 맞추는것 말입니다. 완성된 요가 동작은 잘 빚은 조형물 같기도 합니다. 아름다운 선들이 몸을 감싸고 있으니까요. 선과 선이 모이고 흩어지는 리듬, 그 탄력을 회복하는 것이 바로 S라인의 목표 아닐까요?

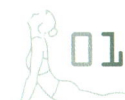

회전삼각자세

척추가 건강해지고 하체의 근력을 강화해줍니다. 또한 엉덩이와 허벅지 군살을 없애는데도 도움이 됩니다.

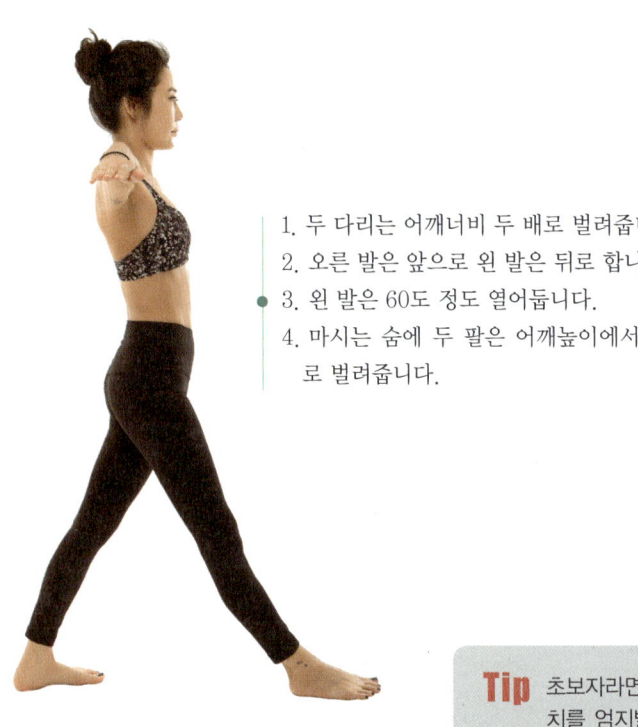

1. 두 다리는 어깨너비 두 배로 벌려줍니다.
2. 오른 발은 앞으로 왼 발은 뒤로 합니다
3. 왼 발은 60도 정도 열어둡니다.
4. 마시는 숨에 두 팔은 어깨높이에서 옆으로 벌려줍니다.

Tip 초보자라면 왼손의 위치를 엄지발가락 옆에 두고 동작합니다.

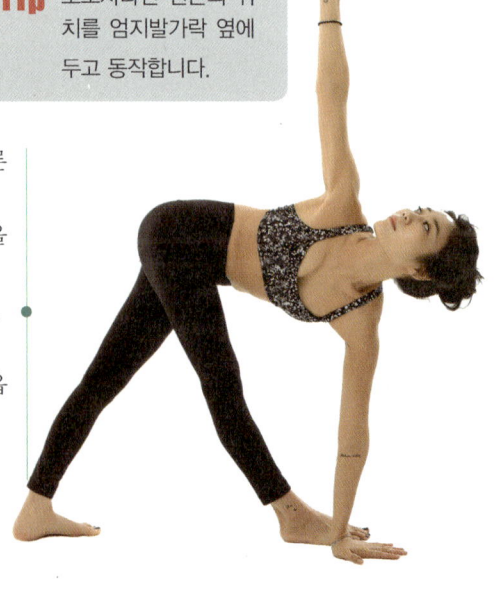

1. 내쉬는 숨에 상체를 오른쪽으로 돌려 왼손은 오른 새끼발가락 옆에 둡니다.
2. 숨을 마시면서 가슴을 열어 오른팔을 위로 들어올립니다.
3. 호흡을 내쉬면서 시선은 손끝을 따라 바라봅니다.
4. 두 팔은 일직선이 되도록 해주세요.
5. 15~30초 정도 동작을 유지한 후 제자리로 돌아옵니다.
6. 반대쪽도 같은 방법으로 반복합니다.

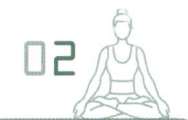

회전하는 측면 각 자세 Lv 1

허리 주위에 지방을 감소시키고 복부 장기들이 청소 됩니다. 등의 통증을 줄여줍니다.

1. 두 다리는 어깨너비 두 배로 벌려줍니다.
2. 오른 발은 앞으로 보내 무릎을 직각으로 만들어 줍니다.
3. 시선은 정면을 향합니다.
4. 두 손은 가슴 앞에서 합장합니다.
5. 마시는 숨에 척추를 반듯하게 펴 줍니다.

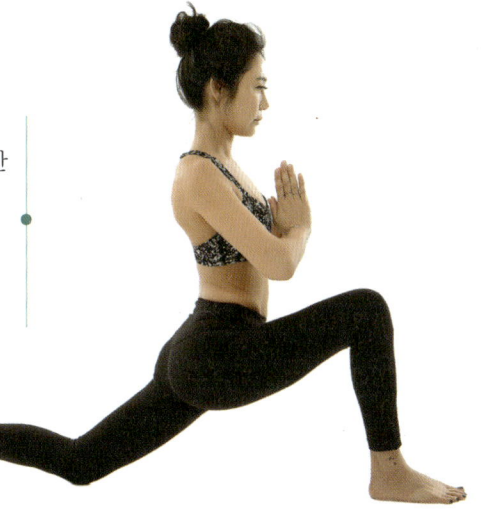

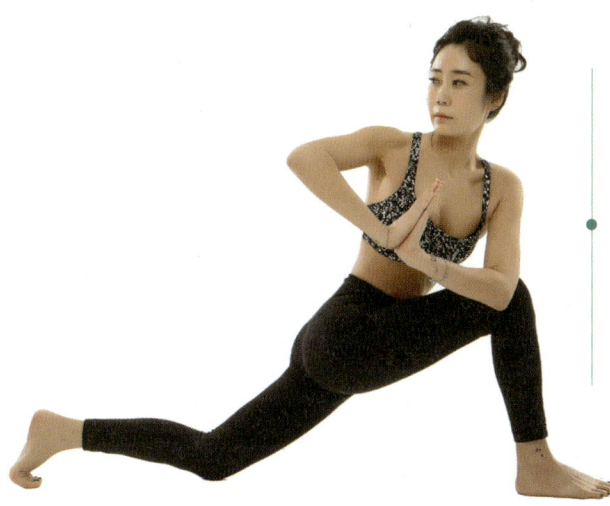

1. 내쉬는 숨에 상체를 오른쪽으로 비틀어 줍니다.
2. 이때 왼쪽 팔꿈치를 오른 무릎 측면에 댑니다.
3. 시선은 어깨 너머 멀리 바라봅니다.
4. 15~30초 자세를 유지한 후 제자리로 돌아옵니다.
5. 반대쪽 다리를 이용해서 반대쪽도 같은 방법으로 반복합니다.

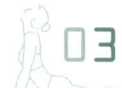

회전하는 측면 각 자세 Lv2

척추가 건강해지고 하체의 근력을 강화해줍니다. 또한 엉덩이와 허벅지 군살을 없애는데도 도움이 됩니다.

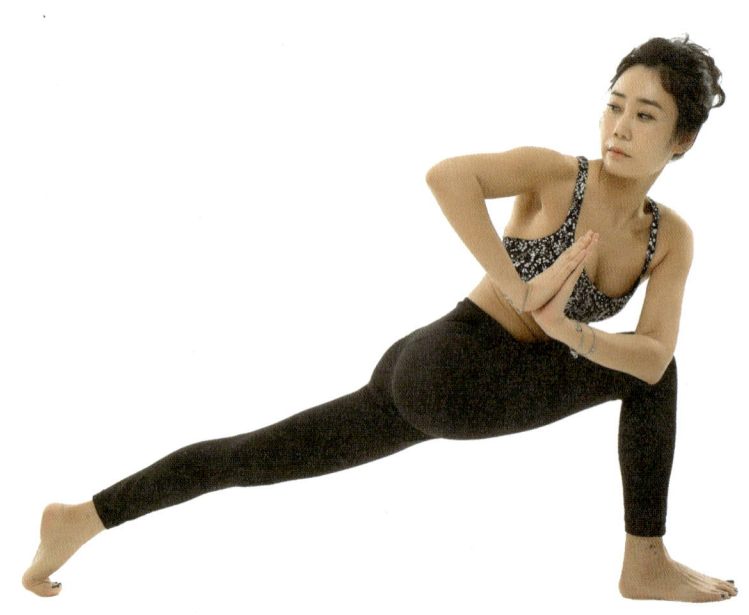

1. 앞의 '회전하는 측면 각 자세 Lv1'에서 시작합니다.
2. 마시는 숨에 무릎을 바닥에서 들어 올립니다.
3. 내쉬는 숨에 왼 발꿈치를 높이 들어 올리고 왼 다리에 힘을 주어 곧게 펴줍니다.
4. 30~60초 정도 자세를 유지합니다.
5. 다리를 반대로 해서 반대쪽도 같은 방법으로 반복합니다.

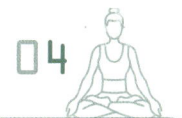

엎드린 고양이 자세

하체에는 힘이 생기고 상체는 유연해지는 자세입닌다. 에너지가 앞으로 뻗어 나가는 동작이라 몸에 활기도 느낄 수 있답니다.

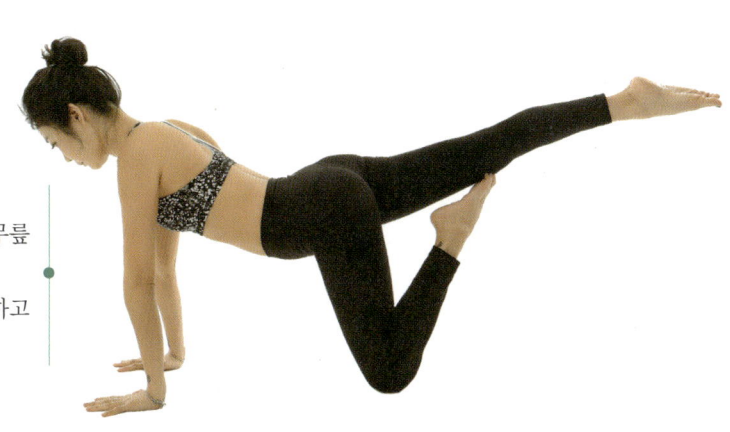

1. 테이블 자세에서 시작합니다.
2. 오른다리를 뒤로 뻗어 왼 발로 무릎 아래를 받쳐줍니다.
3. 마시는 숨에 상체는 반듯하게 하고 오른 다리는 쭉 뻗어줍니다.

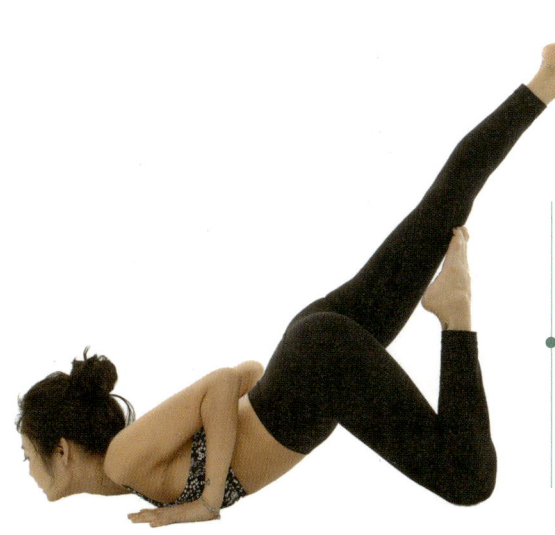

1. 내쉬는 숨에 가슴과 턱을 바닥에 내립니다.
2. 손목과 팔꿈치가 일직선이 되도록 합니다.
3. 오른 다리를 뒤쪽으로 멀리 뻗어 어깨와 골반, 오른 다리가 일직선에 있도록 합니다.
4. 15~30초 정도 자세를 유지한 후 제자리로 돌아옵니다.
5. 다리를 반대로 해서 반대쪽도 같은 방법으로 반복합니다.

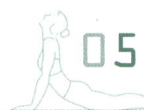

스쿼트 자세

어깨와 등, 허리의 근육을 강화해 몸의 뒤쪽 라인을 정리하는 자세로 엉덩이와 하체의 힘까지 기를 수 있는 동작입니다.

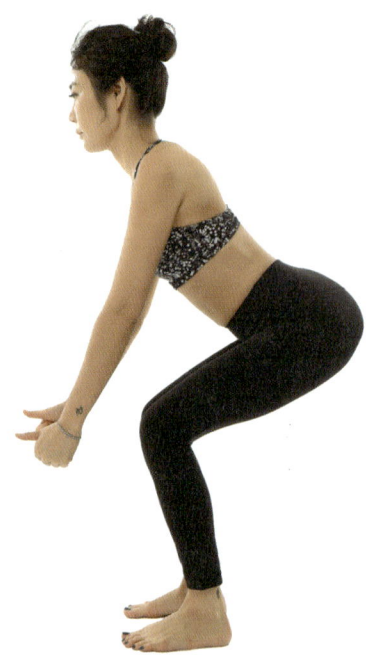

1. 두 다리를 골반너비로 벌립니다.
2. 엉덩이를 뒤로 빼서 앉은 자세처럼 만들어 줍니다.
3. 두 손은 엄지손가락을 세워 두 팔을 아래쪽으로 내려줍니다.

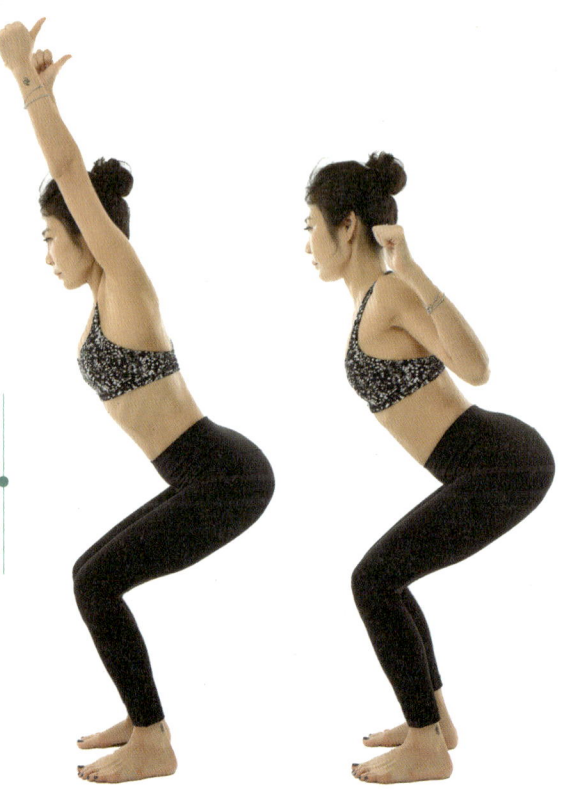

1. 마시는 숨에 두 팔을 귀 옆으로 들어올립니다.
2. 동작을 할때 상체가 앞으로 무너지지 않게 가슴을 들어줍니다.
3. 이때 무릎이 발끝을 넘지 않도록 합니다.

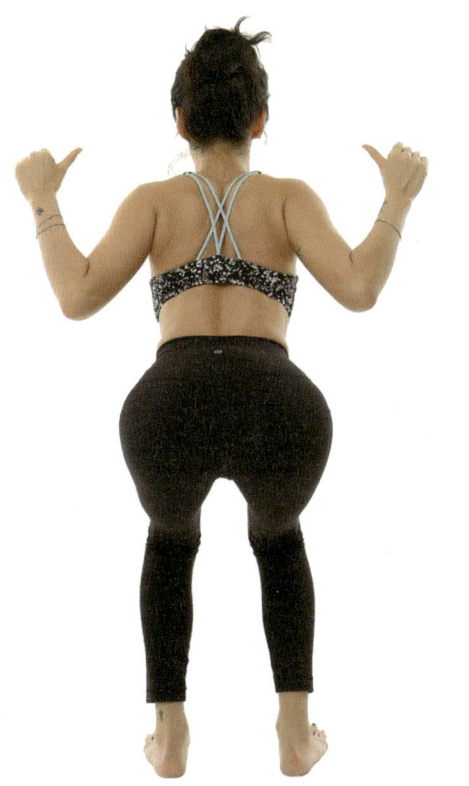
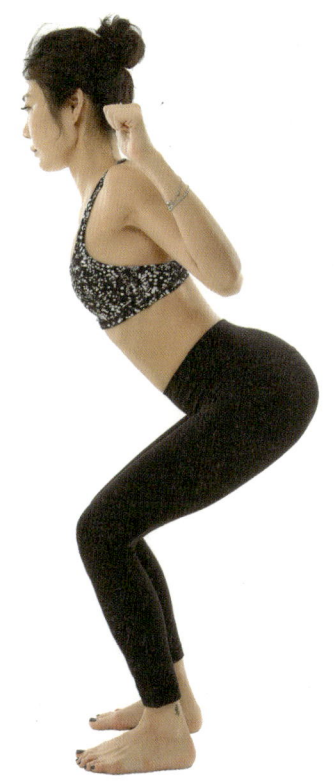

- 1. 내쉬는 숨에 양 팔꿈치를 굽혀 'W'자 모양으로 만들어줍니다.
- 2. 팔꿈치를 내릴 때 날개뼈가 모아지게 등 뒤로 당겨줍니다.
- 3. 동작을 10회씩 3~5회 반복합니다

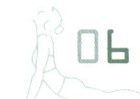

상체 등 펴서 비틀기 자세

다리와 상체를 자극하는 자세로 몸의 혈액순환을 도와 부기를 가라앉히는 데 좋습니다.

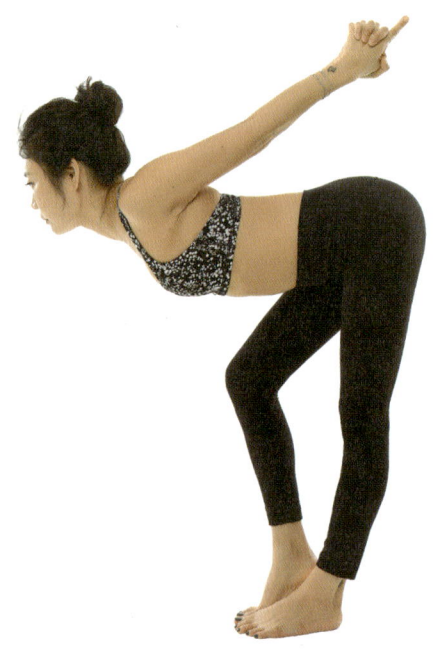

1. 두 다리를 붙여서 서줍니다.
2. 다리와 몸이 직각이 되도록 상체를 앞으로 숙여 줍니다.
3. 오른 무릎을 구부리고 오른쪽 발뒤꿈치를 들어 줍니다.
4. 두 손은 총 쏘는 자세를 취해 등 뒤로 멀리 뻗어 줍니다.
5. 마시는 숨에 고개를 들고 가슴을 펴줍니다.

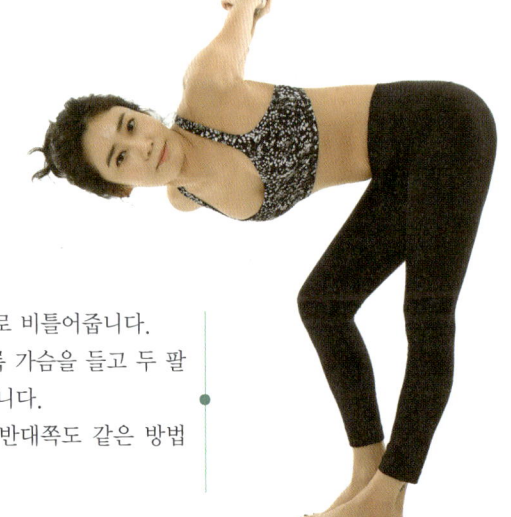

1. 내쉬는 숨에 상체를 왼쪽으로 비틀어줍니다.
2. 왼쪽 가슴이 열릴 수 있도록 가슴을 들고 두 팔은 뒤쪽으로 더 멀리 뻗어줍니다.
3. 30~60초 정도 유지한 후 반대쪽도 같은 방법으로 반복합니다.

전사 자세 3 Lv1

몸의 균형 감각을 기르는 자세로 다리와 등 라인까지 아름다워집니다.

1. 왼 다리를 앞으로 해서 두 다리를 앞뒤로 어깨너비 정도로 벌려 서줍니다.
2. 손바닥을 마주하게 하여 두 팔을 귀옆으로 뻗어줍니다.
3. 마시는 숨에 상체를 곧게 펴줍니다.

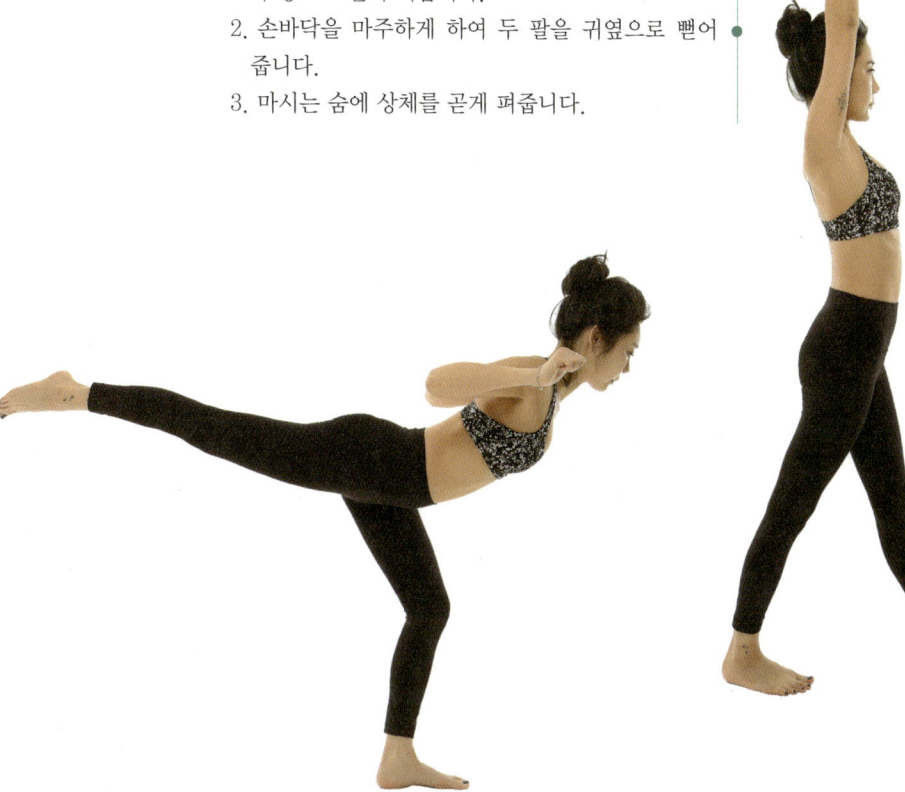

1. 내쉬는 숨에 상체를 숙이며 오른 다리는 뒤로 뻗어줍니다.
2. 왼무릎을 살짝 구부려 중심을 잡아줍니다.
3. 마시는 숨에 상체를 길게 만들었다가 내쉬는 숨에 두팔을 'W'자 모양을 만들어 등 뒤쪽이 잘 모아질 수 있게 합니다.
4. 이때 골반이 틀어지지 않게 수평을 유지합니다.
5. 30~60초 정도 유지한 후 반대쪽 다리도 같은 방법으로 반복합니다.
6. 골반은 수평을 맞추고 허리는 굽히지 않도록 주의합니다.

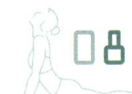

전사 자세 3 Lv2

몸의 균형감각을 길러주고 등라인, 특히 골반부터 하체 근력을 기르는데 도움이 됩니다.

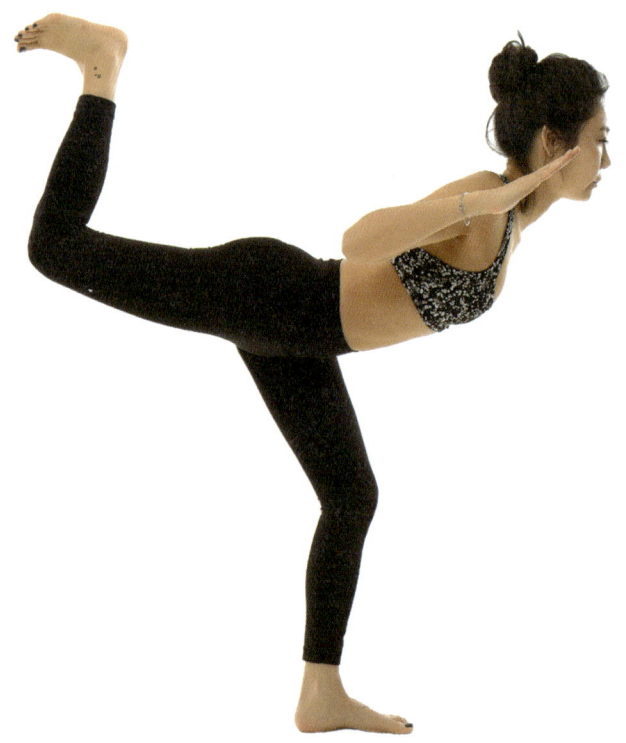

- 1. 앞의 '전사 자세 3Lv1'에서 시작합니다.
- 2. 오른 무릎을 구부려 발목을 꺾어 줍니다.
- 3. 골반은 수평을 만들어 골반이 틀어지지 않게 합니다.
- 4. 내쉬는 숨에 오른 무릎을 위로 들어 올렸다가 마시는 숨에 무릎을 내립니다.
- 5. 이때 두 팔이 아래로 쳐지지 않게 하고 가슴도 위로 들어줍니다.
- 6. 동작을 10~15회 정도 3세트 반복합니다.
- 7. 다리를 바꿔 반대쪽도 같은 방법으로 반복합니다.

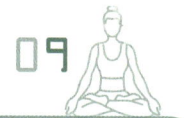

허리와 엉덩이, 복부의 힘을 단련하고 몸의 전체 라인을 가꾸는 동작입니다.

메뚜기 자세

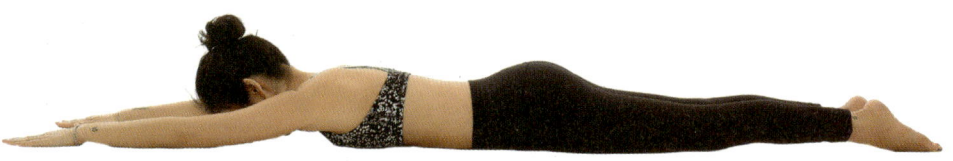

- 1. 배를 바닥으로 해서 발등을 반듯하게 해서 엎으려 줍니다.
- 2. 두 팔을 어깨너비로 앞으로 뻗어주고 이마를 바닥으로 합니다.
- 3. 숨을 내쉽니다.

Tip 허리통증이 있다면 두 다리를 골반너비로 벌려 줍니다.

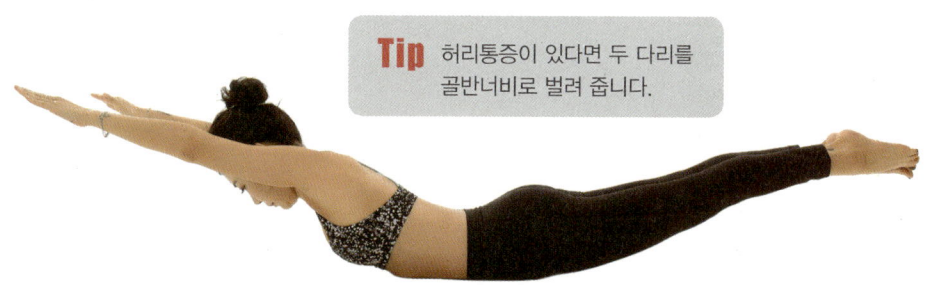

- 1. 마시는 숨에 상체와 하체를 위로 들어 올립니다.
- 2. 팔과 다리는 길게 뻗어서 들어 올립니다.
- 3. 이때 두 다리는 무릎과 발꿈치를 붙여줍니다.
- 4. 30~60초 정도 호흡하며 자세를 유지합니다.

메뚜기 자세 Lv2

굽은 어깨는 펴주고 등허리를 강하게 해주며 엉덩이를 탱탱하게 만들어 주는 데 도움이 됩니다.

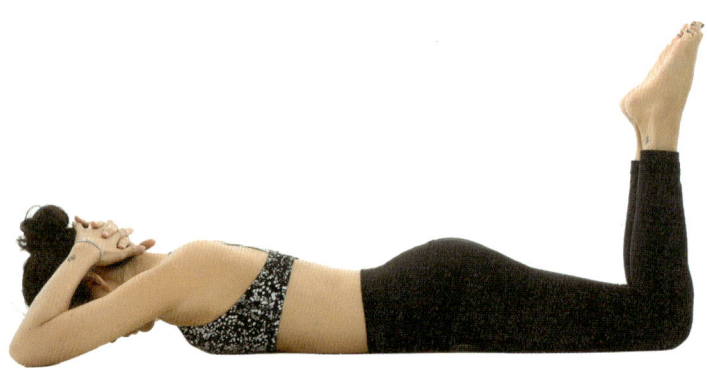

- 1. 배를 바닥으로 해서 엎으려 줍니다.
- 2. 두 팔은 머리 뒤에 깍지를 껴줍니다.
- 3. 두 무릎은 구부려 발끝을 위로 향하게 합니다.
- 4. 숨을 내쉽니다.

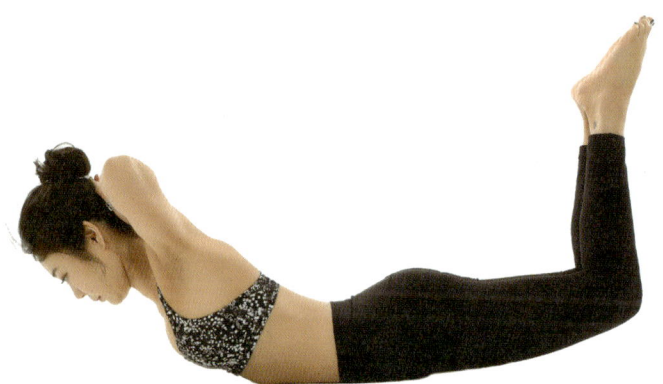

- 1. 마시는 숨에 상체와 하체를 위로 들어 올립니다.
- 2. 팔꿈치를 뒤로 해서 가슴을 열어줍니다.
- 3. 다리는 직각으로 들어올립니다.
- 4. 30~60초 정도 호흡하면서 자세를 유지합니다.

변형된 척추 비틀기 자세 Lv1

척추에 활기를 불어넣는 자세로 허리와 다리 라인까지 정돈해 줍니다

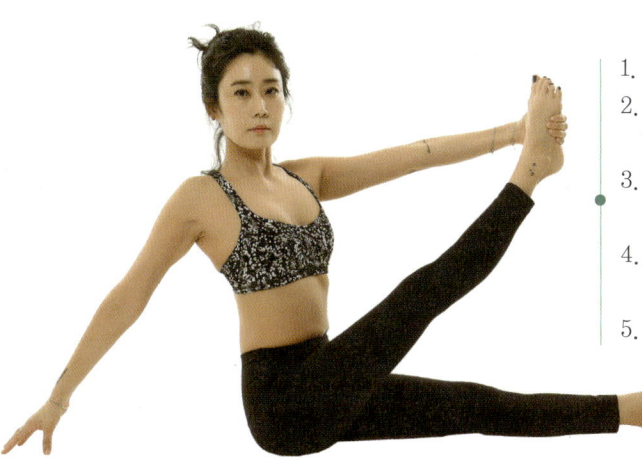

1. 두 다리를 앞으로 뻗어 앉습니다.
2. 오른다리를 위로 들어 올리고 왼손으로 오른 발바닥을 감싸 줍니다.
3. 오른 발 엄지쪽 발날이 몸쪽으로 하고 새끼발가락 쪽 발날이 정면을 향하도록 합니다.
4. 오른손은 엉덩이 뒤쪽으로 뻗어 손끝을 세우고 바닥을 짚습니다.
5. 마시는 숨에 척추를 반듯하게 펴줍니다.

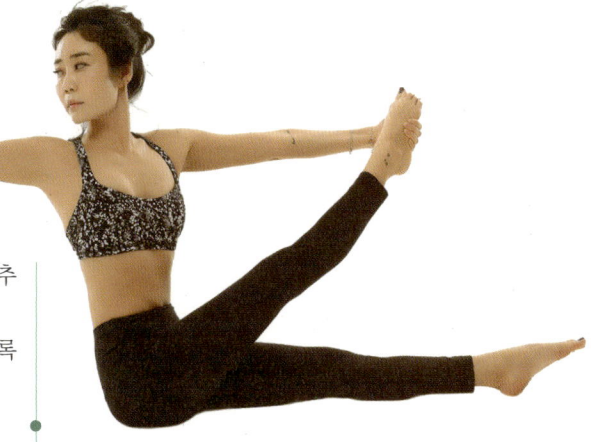

1. 내쉬는 숨에 오른팔은 어깨높이까지 들어 올리며 척추를 트위스트 해줍니다.
2. 오른팔은 멀리 길게 뻗어주고 두 팔이 일직선에 있도록 합니다.
3. 왼발은 발끝에 힘을 줍니다.
4. 시선은 오른 손끝을 바라봅니다.
5. 30~60초 정도 호흡하며 유지합니다.
6. 반대쪽도 같은 방법으로 반복합니다.
7. 동작을 할 때 척추를 바르게 해서 유지합니다.

변형된 척추 비틀기 자세 Lv2

흉추의 유연함을 도와주며 복부의 노폐물을 제거해 허리라인을 예쁘게 만들어줍니다. 또한 다리 전체 라인을 매끈하게 만들어 줍니다.

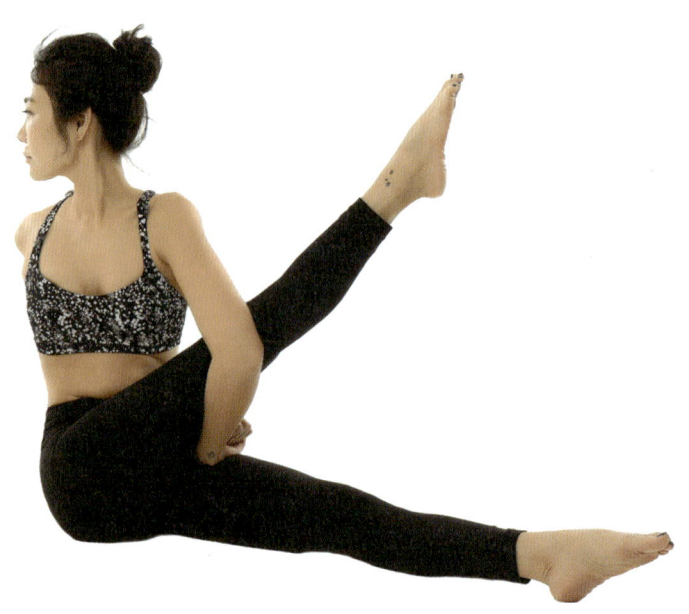

1. 두 다리를 앞으로 뻗고 앉아줍니다.
2. 오른 다리를 들어 왼팔을 오른 다리 아래로 넣고 오른팔은 등 뒤로 돌려 왼손으로 오른 손목을 잡아줍니다.
3. 마시는 숨에 척추를 반듯하게 해줍니다.
4. 내쉬는 숨에 척추를 비틀어줍니다.
5. 동작을 30~60초 정도 유지합니다.
6. 이때 두 다리는 쭉 뻗어줍니다.
7. 반대쪽도 같은 방법으로 반복합니다.

변형된 바람 빼기 자세

13

하체의 혈액 순환에 좋은 자세입니다.

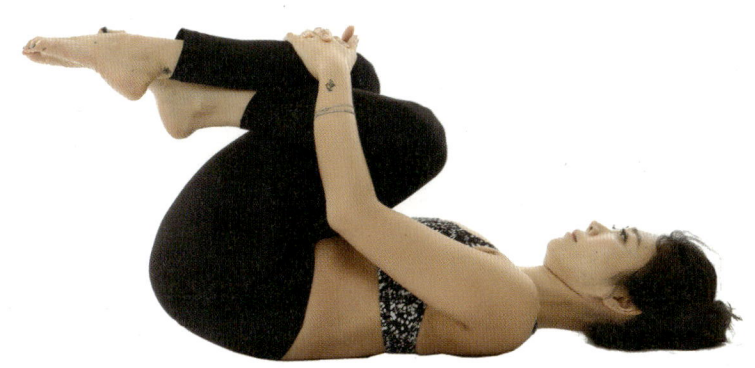

- 1. 등을 바닥에 대고 누워줍니다.
- 2. 두 다리를 구부려 오른 다리를 왼 다리 위로 올려 다리를 두 번 꼬아줍니다.
- 3. 두 손을 깍지 껴서 다리를 감싸줍니다.
- 4. 이때 허리가 바닥에서 뜨지 않게 주의합니다.
- 5. 마시는 숨에 척추를 바르게 합니다.
- 6. 내쉬는 숨에 다리를 가슴쪽으로 당겨줍니다.
- 7. 30~60초 정도 동작을 유지합니다.
- 8. 다리를 반대로 꼬아 반대쪽도 같은 방법으로 반복합니다.

14 누워서 척추비틀기 자세

척추의 공간을 넓혀 척추를 편하게 만들어 주고 둔근의 스트레칭을 시켜주는 자세입니다.

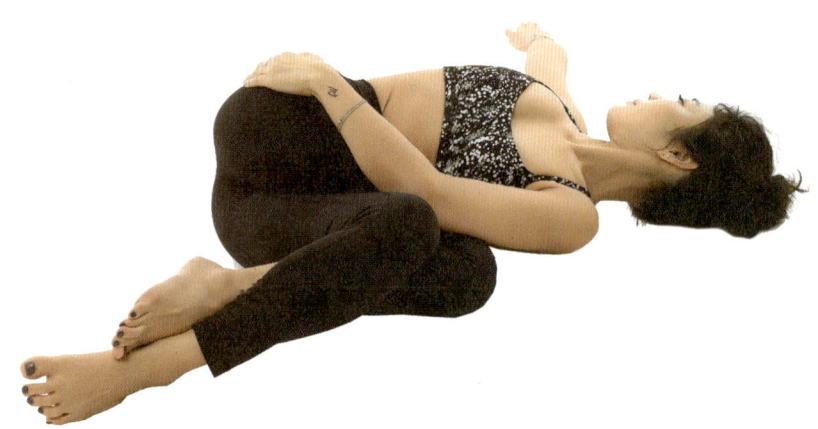

1. 등을 바닥에 대고 누워줍니다.
2. 두 다리를 구부려 오른 다리를 왼 다리 위로 올려 다리를 두 번 꼬아줍니다.
3. 오른팔은 어깨높이에서 옆으로 뻗어줍니다.
4. 마시는 숨에 척추를 반듯하게 합니다.
5. 내쉬는 숨에 허리를 비틀어 다리를 왼쪽으로 넘겨줍니다.
6. 이때 왼손은 골반 위에 두고 오른어는 바닥에서 뜨지 않도록 주의합니다.
7. 30~60초 정도 동작을 유지합니다.
8. 다리를 반대로 꼬아 반대쪽도 같은 방법으로 반복합니다.

갖고 싶은 애플힙

애플(Apple), 링고(Ringo), 폼(Pomme). 모두 사과를 가리키는 말입니다. 우리나라에선 작고 붉은 야생 사과를 '능금'이라고도 하지요. 좀 다른 이야기이긴 하지만 저 단어들을 말하다보면 작고 앙증맞은 무언가가 떠오를 듯 말 듯, 뽀독 뽀독 싱그러운 것들이 입속에서 맴을 돕니다. 급기야 갓난아기의 볼록한 엉덩이가 떠오르기도 하지요. '애플 힙'이라는 말도 그렇게 생기지 않았을까요?

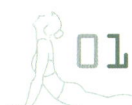

스쿼트 자세 Lv1

하체에 힘을 기르고 엉덩이의 탄력을 만드는 자세입니다.

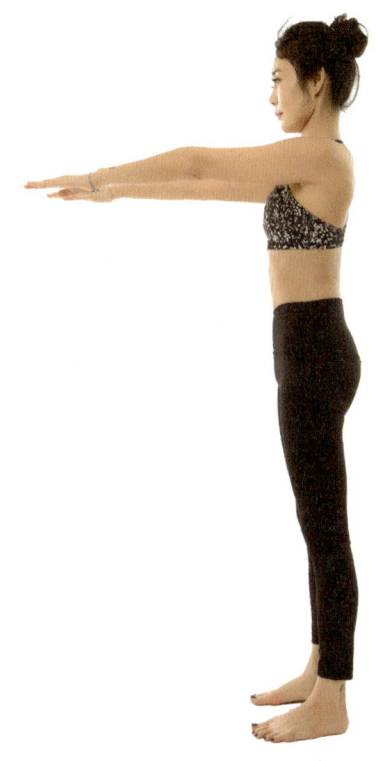

1. 두 다리를 어깨너비만큼 벌려 반듯하게 서줍니다.
2. 두 팔은 어깨너비로 벌려 앞으로 쭉 뻗어줍니다.
3. 마시는 숨에 척추를 반듯하게 합니다.

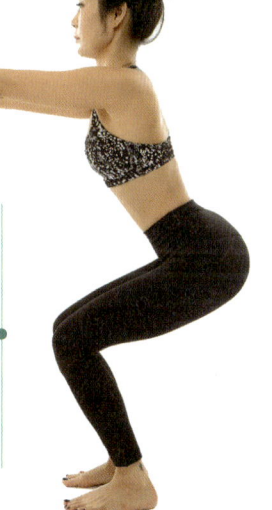

1. 숨을 내쉬고 마시면서 무릎을 구부려 앉은 자세를 취합니다.
2. 앉은 자세를 할 때 엉덩이를 뒤로 빼서 서서히 내려갑니다.
4. 두 팔은 계속 앞으로 뻗은 상태를 유지하며 시선은 정면을 바라봅니다.
5. 이때 무릎이 발끝을 넘어서지 않도록 주의합니다.
6. 내쉬는 숨에 제자리로 돌아옵니다.
7. 15회씩 3~5세트 반복합니다.

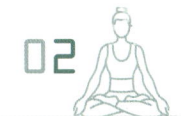

한 다리 스쿼트 자세 Lv1

허벅지와 엉덩이 발달에 효과적이며 밸런스를 잡아주어 코어운동에도 효과적입니다.

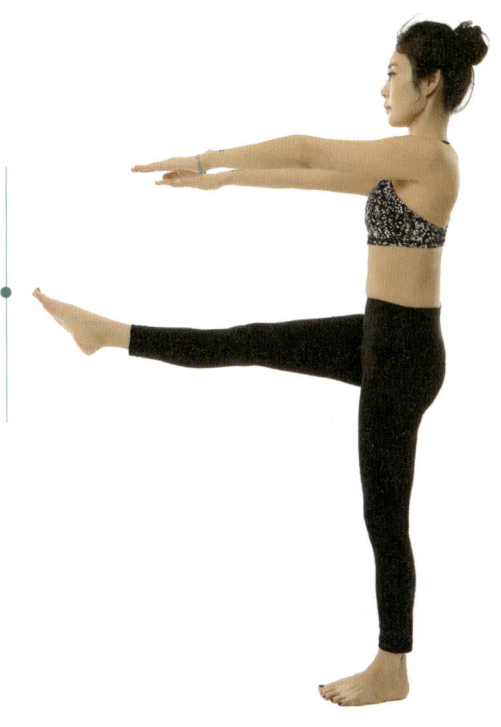

1. 두 다리를 어깨너비만큼 벌려 반듯하게 서줍니다.
2. 두 팔은 어깨너비로 벌려 앞으로 쭉 뻗어줍니다.
3. 오른 발끝에 힘을 주며 다리를 90도로 들어올립니다.
4. 마시는 숨에 척추를 반듯하게 합니다.

Tip
발뒤꿈치가 바닥에 닿지 않는다면 수건을 말아서 발뒤꿈치에 놓아줍니다.

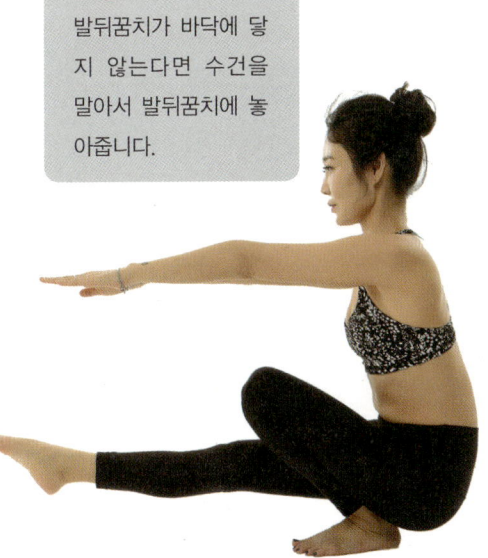

1. 숨을 내쉬고 마시면서 왼무릎을 구부려 바닥까지 깊이 앉아줍니다. 이때 엉덩이는 바닥에 닿지 않게 합니다.
2. 오른 다리는 허벅지에 힘으로 끝까지 뻗어줍니다.
3. 두 팔은 계속 앞으로 뻗은 상태를 유지하며 시선은 정면을 바라봅니다.
4. 이때 허리는 앞으로 밀어 척추를 바르게 세워 주도록 노력합니다.
6. 내쉬는 숨에 서서히 일어나 제자리로 돌아옵니다.
7. 15회씩 3~5세트 반복합니다.

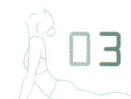

와이드 스쿼트 자세 Lv

허벅지 안쪽 근육을 강화하면서 힙라인을 예쁘게 만들어줍니다. 코어라인과 척추기립근 근력 강화에도 도움이 됩니다.

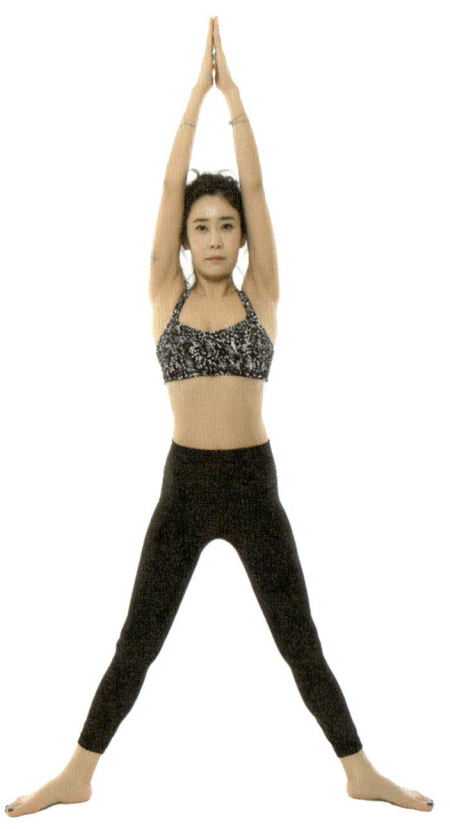

1. 숨을 내쉬고 마시면서 발가락 방향으로 무릎을 구부립니다.
2. 무릎과 발목이 일직선상에 있도록 하고 골반과 무릎이 수평이 될 때까지 앉아줍니다.
3. 꼬리뼈를 말아서 척추를 반듯하게 합니다.
4. 두 팔은 귀옆에서 쭉뻗은 상태를 유지하며 시선은 정면을 향합니다.
6. 내쉬는 숨에 서서히 일어나 제자리로 돌아옵니다.
7. 15회씩 3~5세트 반복합니다.

1. 두 다리를 어깨너비 두 배만큼 벌려 서줍니다.
2. 두 발끝을 바깥쪽으로 60~90도로 돌려 줍니다.
3. 마시는 숨에 두 손바닥을 마주하여 두 팔은 귀옆으로 쭉 뻗어줍니다.

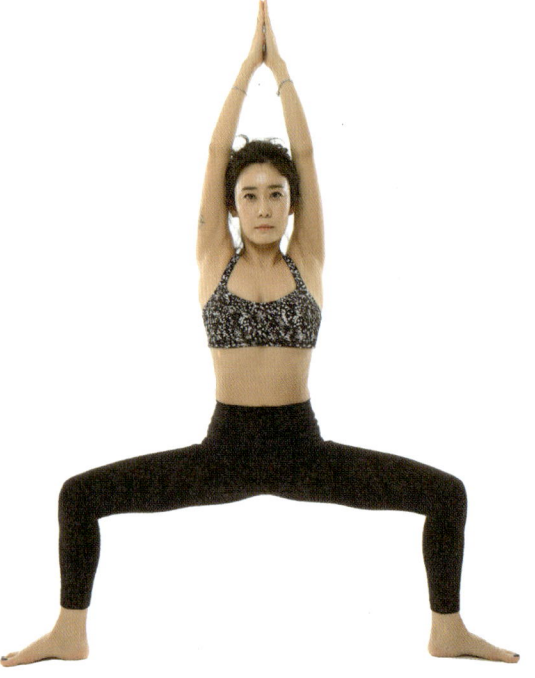

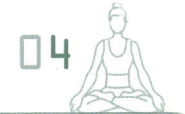

와이드 스쿼트 자세 Lv2

와이드 스쿼트 자세 Lv1 과 같은 효과가 있습니다. 발꿈치를 들기때문에 종아리, 발목 강화에도 도움이 됩니다.

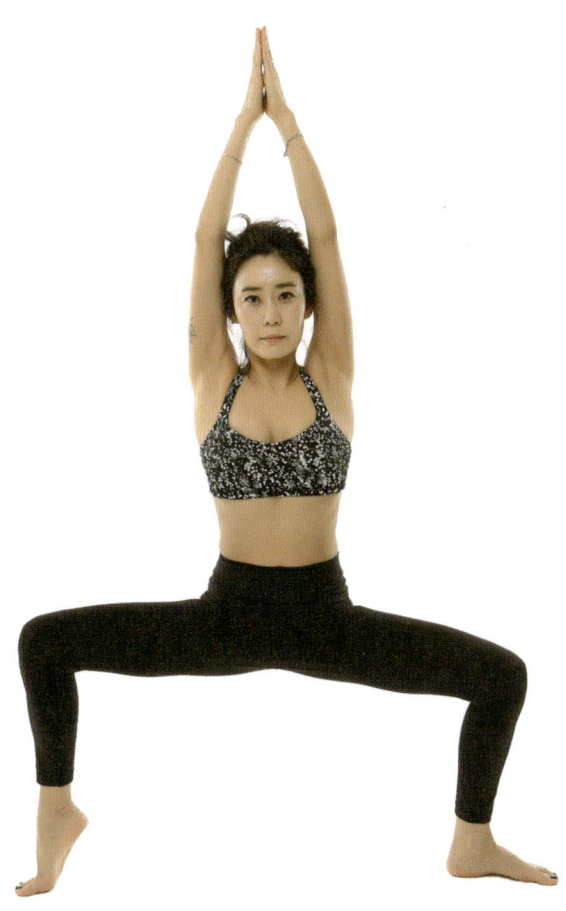

1. 앞의 '와이드스쿼트자세 Lv1'에서 시작합니다.
2. 내쉬는 숨에 오른 발꿈치를 들어줍니다.
3. 이때 꼬리뼈를 아래로 내려 상체를 반듯하게 합니다.
4. 마시는 숨에 발꿈치를 바닥으로 내립니다.
5. 15회 반복합니다.
6. 다리를 바꿔 반대쪽도 같은 방법으로 반복합니다.

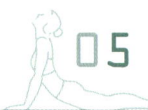

와이드 스쿼트 자세 Lv

와이드 스쿼트 자세 Lv2 과 같은 효과가 있습니다. 난이도를 높이면 근육이 좀 더 강화 될 수 있습니다.

Tip
잘못 된 자세를 취할 때는 발목, 무릎의 통증을 호소할 수 있습니다. 정확한 자세를 취하지 못할 시에는 단계를 낮추거나 전문가의 도움을 받으시길 바랍니다.

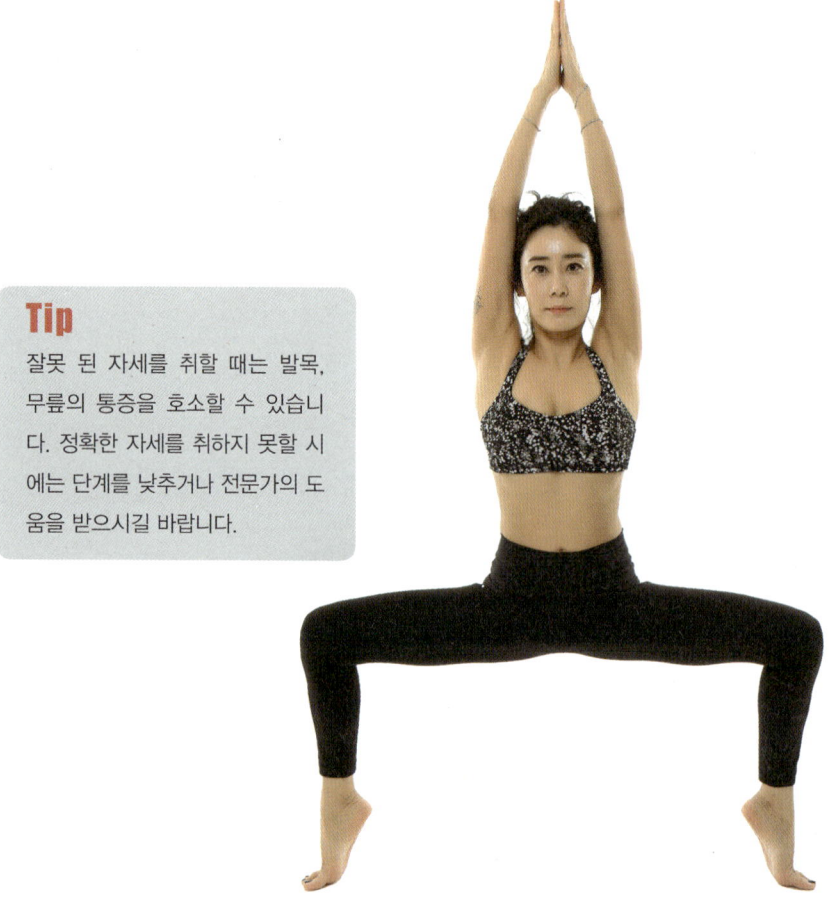

1. 앞의 '와이드스쿼트자세 Lv1'에서 시작합니다.
2. 내쉬는 숨에 양발꿈치를 들어줍니다.
3. 이때 꼬리뼈를 아래로 내려 상체를 반듯하게 합니다.
4. 마시는 숨에 발꿈치를 바닥으로 내립니다.
5. 15회씩 3~5세트 반복합니다.

06

변형된 고양이 자세 2 Lv1

힙업 운동을 통해 엉덩이를 탄력있게 만들고 복부 수축에도 도움이 됩니다.

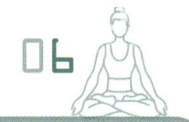

1. 어깨아래 손목이 골반아래 무릎이 일직선에 오도록 기어가는 자세를 취합니다.
2. 오른 다리를 뒤쪽으로 멀리 뻗어줍니다.

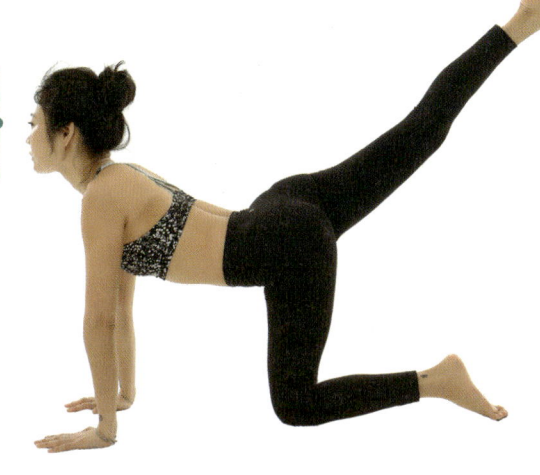

1. 오른 무릎을 구부려 줍니다.
2. 이때 골반이 틀어지지 않게 수평으로 만들어줍니다.
3. 마시는 숨에 오른 무릎을 위로 들어올립니다.

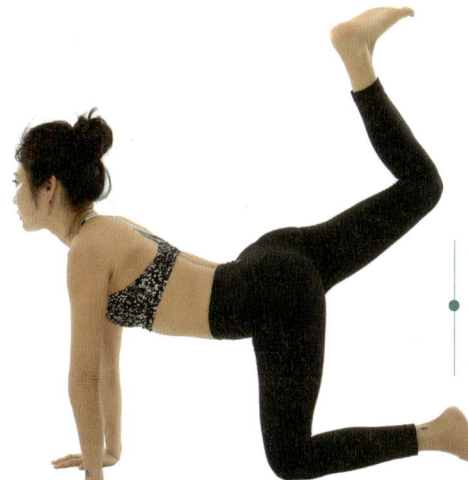

1. 마시는 숨에 오른 무릎을 앞으로 당겨옵니다.
2. 등을 위로 밀어올려 배를 강하게 수축해줍니다.
3. 시선은 배꼽을 바라봅니다.
4. 15회씩 3~5세트 반복합니다.
5. 반대쪽 다리도 같은 방법으로 반복합니다.

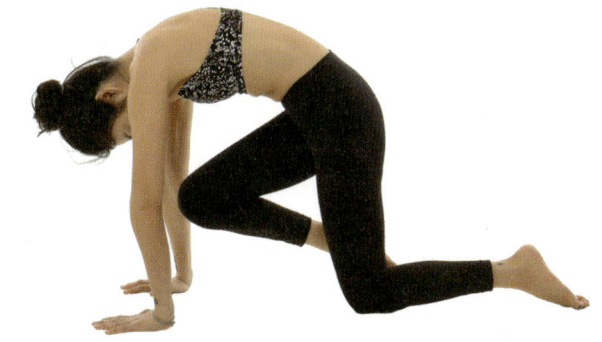

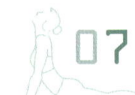

변형된 고양이 자세 2Lv2

고관절을 부드럽게 만들고 엉덩이를 탄력있게 만들어 주는 자세입니다.

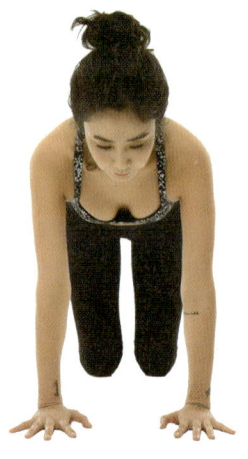

1. 어깨아래 손목이 골반아래 무릎이 일직선에 오도록 기어가는 자세를 취합니다.

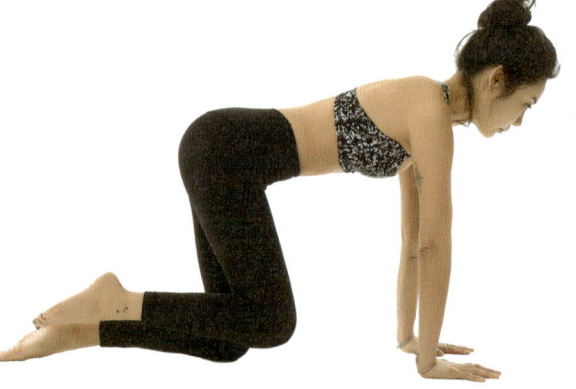

1. 마시는 숨에 오른 무릎을 바닥에서 들어줍니다.
2. 무릎을 들어 올릴 때 너무 높게 들지 않습니다.
3. 시선은 멀리 바닥을 바라봅니다.

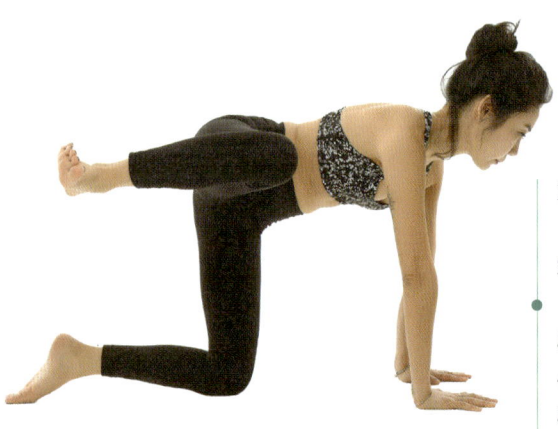

1. 내쉬는 숨에 오른 다리를 골반 높이까지 들어 올립니다.
2. 들어 올린 다리의 무릎과 발목을 일직선에 있도록 합니다.
3. 마시면서 다시 제자리로 내려옵니다.
4. 15회씩 3~5세트 반복합니다.
5. 반대쪽 다리도 반복해줍니다.

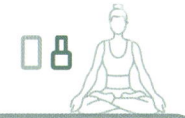

변형된 고양이 자세 2Lv3

중둔근과 허벅지 바깥쪽을 자극해 엉덩이부터 하체라인을 슬림하게 만들어 주는 자세입니다.

1. 어깨아래 손목이, 골반아래 무릎이 일직선에 오도록 기어가는 자세를 취합니다.
2. 마시는 숨에 오른 다리를 옆으로 쭉 뻗어줍니다.

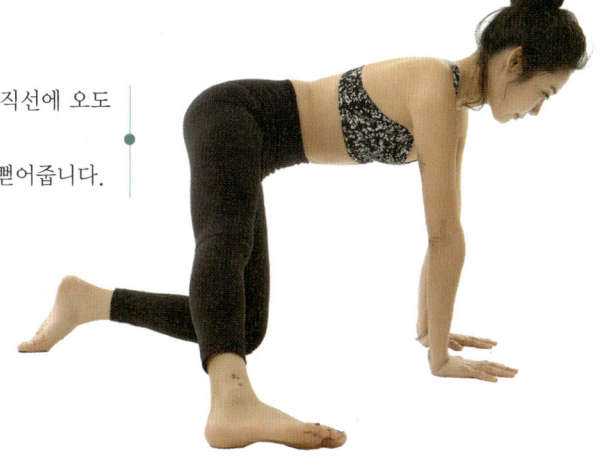

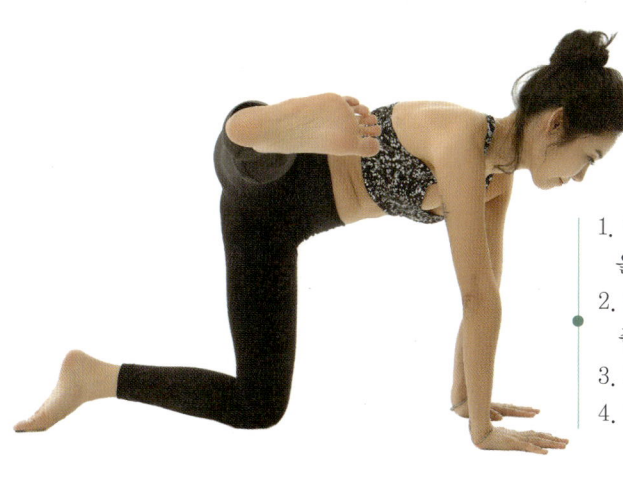

1. 마시는 숨에 오른 다리를 골반 높이까지 들어 올립니다.
2. 발바닥을 정면으로 향하게 다리를 곧게 뻗어 줍니다.
3. 15회씩 3~5세트 반복합니다.
4. 반대쪽 다리도 같은 방법으로 반복합니다.

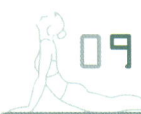

변형된 고양이 자세 2Lv3

중둔근과 허벅지 바깥쪽을 자극해 엉덩이부터 하체라인을 슬림하게 만들어 줍니다. 몸의 좌우 밸런스를 잡아주는 데 큰 효과가 있습니다.

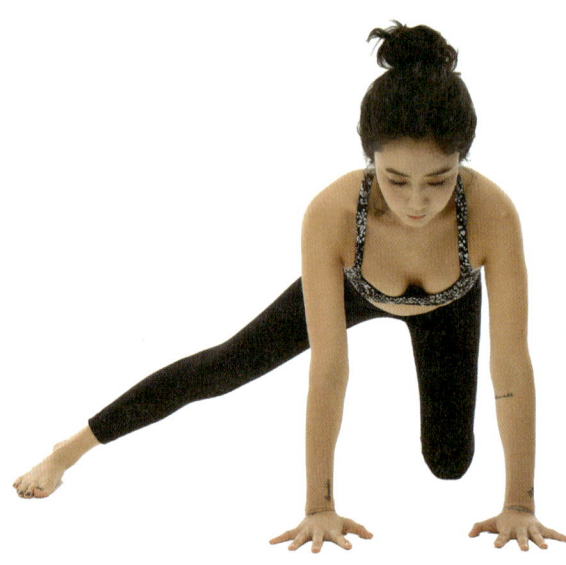

1. 어깨아래 손목이, 골반아래 무릎이 일직선에 오도록 기어가는 자세를 취합니다.
2. 오른 다리를 옆으로 뻗어 바닥에 놓아줍니다.

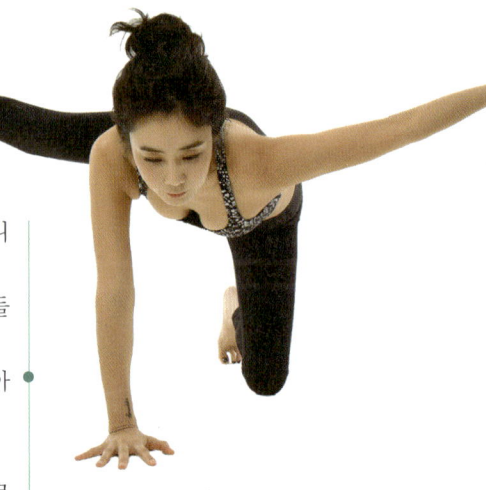

1. 마시는 숨에 오른 다리와 왼팔을 같이 들어올립니다.
2. 다리는 골반 높이까지 들고 팔은 어깨높이까지 들어줍니다.
3. 내쉬는 숨에 복부를 강하게 수축해서 균형을 잡아줍니다.
4. 15~30초 정도 호흡하면서 자세를 유지합니다.
5. 팔과 다리를 반대로 해서 반대쪽도 같은 방법으로 반복합니다.

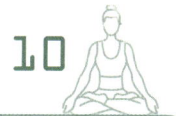

다리와 팔의 군살이 정리되고 허리의 힘이 길러지며 엉덩이 모양도 예뻐지는 자세입니다.

변형된 메뚜기 자세 1

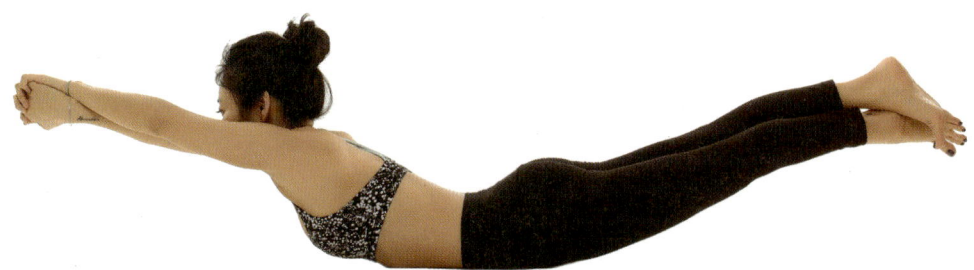

1. 이마와 배를 바닥에 대고 엎드립니다.
2. 왼손이 위로 올라오게 교차해서 손을 깍지 껴서 잡아줍니다.
3. 오른발이 위로 올라오게 발목도 교차해서 꼬아줍니다.
4. 마시는 숨에 상체와 하체를 들어 올립니다.
5. 내쉬는 숨에 꼰 팔과 다리를 앞뒤로 강하게 뻗어줍니다.
6. 30~60초 정도 동작을 유지합니다.
7. 팔과 다리를 반대로 교차해서 반대쪽도 같은 방법으로 반복합니다.

변형된 메뚜기 자세 2

허리와 엉덩이쪽 군살을 제거하고 허벅지 안쪽 근육을 강화하는데 좋은 자세입니다.

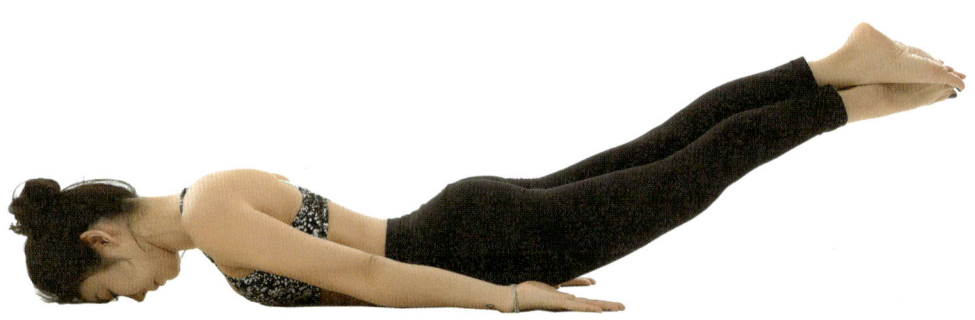

- 1. 이마와 배를 바닥에 대고 엎드립니다.
- 2. 두 손은 손등이 바닥을 향하도록 골반 옆에 둡니다.
- 3. 오른발이 위로 올라오게 발목을 교차해서 꼬아줍니다.
- 4. 마시는 숨에 다리를 위로 들어 올립니다.
- 5. 내쉬는 숨에 발 안쪽에 힘을 주어 허벅지가 벌어지지 않게 합니다.
- 6. 이마는 바닥에 편하게 두고 어깨에 긴장이 되지 않게 주의합니다.

골반 올리기 2

허벅지와 엉덩이의 탄력이 좋아지는 동작입니다.

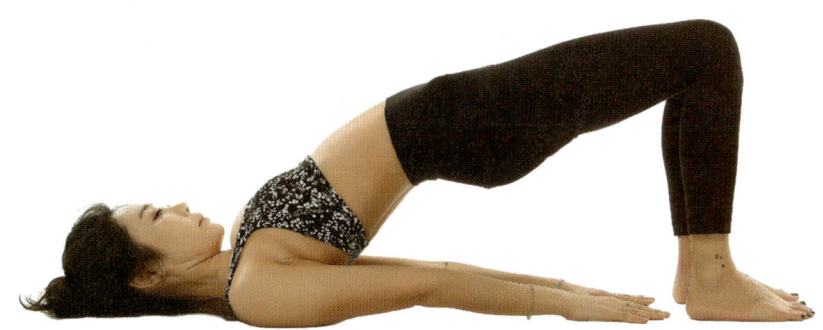

- 1. 등을 바닥에 대고 누워줍니다.
- 2. 두 다리는 골반 너비로 하여 두 발바닥은 바닥으로 하고 무릎을 세워 줍니다.
- 3. 두 손은 골반 옆에 바닥에 편하게 둡니다.
- 4. 마시는 숨에 엉덩이를 위로 들어올립니다.
- 5. 내쉬는 숨에 발 안쪽에 힘을 주어 허벅지가 벌어지지 않게 합니다.
- 6. 30~60초 정도 동작을 유지합니다.

골반올리기 1 Lv2

허벅지와 엉덩이의 탄력이 좋아지는 동작입니다.

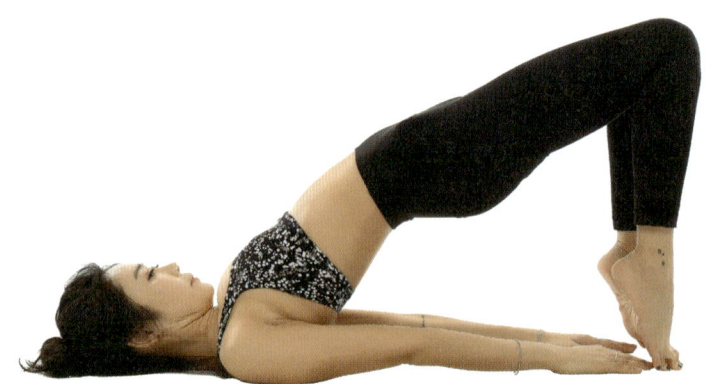

1. 등을 바닥에 대고 누워줍니다.
2. 두 발바닥은 바닥으로 하고 무릎과 발목이 일직선에 오도록 무릎을 직각으로 세워줍니다.
3. 두 손은 골반 옆에 바닥에 편하게 둡니다.
4. 마시는 숨에 엉덩이를 위로 들어올립니다.
5. 내쉬는 숨에 발꿈치를 높이 들어 올립니다.
6. 30~60초 정도 동작을 유지합니다.

골반 올리기 3

골반을 여는 자세로 엉덩이와 복부 근육도 튼튼해집니다.

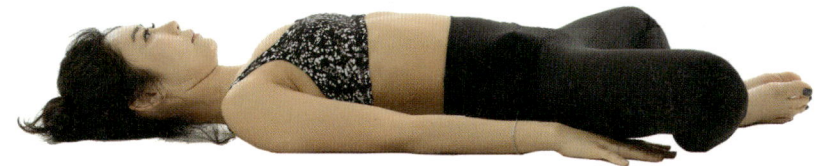

- 1. 등을 바닥에 대고 누워줍니다.
- 2. 두 손은 손바닥을 바닥으로 골반 옆에 둡니다.
- 3. 발바닥은 서로 붙이고 무릎은 벌려 나비자세 모양으로 만들어 줍니다.

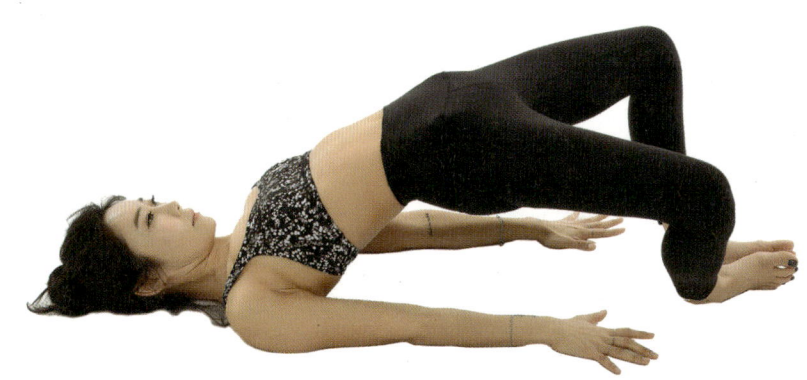

- 1. 손바닥으로 바닥을 밀며 마시는 숨에 골반을 위로 올립니다.
- 2. 내쉬는 숨에 발 안쪽에 힘을 주어 허벅지가 벌어지지 않게 합니다.
- 3. 발목, 무릎, 골반까지, 세 개의 관절이 직각이 되도록 만들어 줍니다.
- 4. 30~60초 정도 호흡하면서 자세를 유지합니다.

01

변형된 스쿼트 자세 3

다리를 스트레칭하는 자세로 골반을 열고 모으는 데 도움이 됩니다.

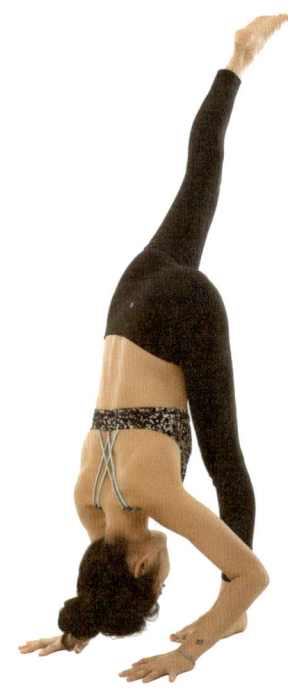

1. 반듯한 자세로 서줍니다.
2. 두 다리를 곧게 편 상태에서 허리를 굽혀 손은 바닥을 짚어줍니다.
3. 마시는 숨에 오른 다리를 위로 높이 들어 올립니다.
4. 이때 상체는 아래로 깊게 숙여줍니다.

Tip 손으로 지탱하지 말고 다리의 힘을 이용하도록 합니다.

1. 내쉬는 숨에 두 무릎을 굽힙니다.
2. 오른쪽 무릎을 왼 다리 바깥쪽 방향으로 넘깁니다.
3. 이때 오른 무릎이 바닥 가까이 닿도록 합니다.
4. 10회씩 3세트 반복합니다.
5. 반대쪽 다리도 같은 방법으로 반복합니다.

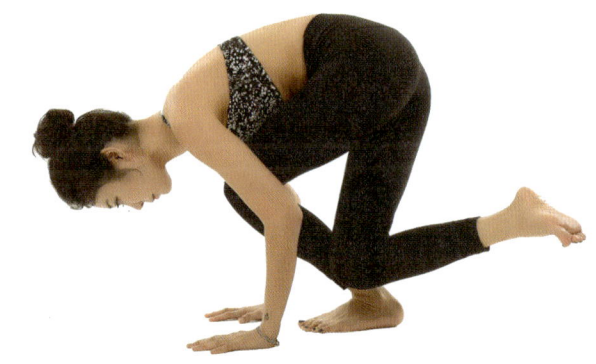

골반의 균형을 맞춰 주는 자세로 고관절은 유연해지고, 골반 라인은 매끄러워집니다.

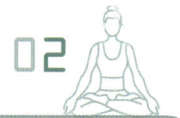

한 발 개구리 자세

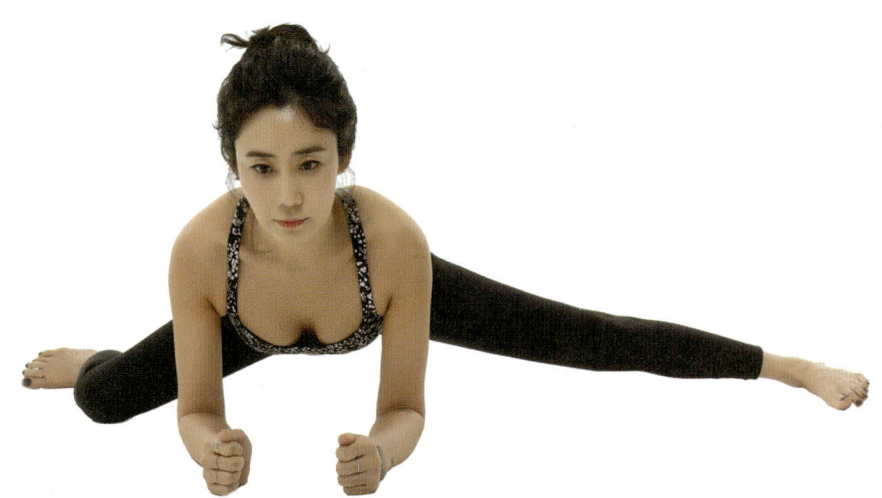

1. 무릎과 팔꿈치를 바닥에 대고 엎드립니다.
2. 오른 다리는 무릎을 직각으로 무릎과 골반, 무릎과 발목을 일직선에 두고 왼 다리는 옆으로 쭉 뻗어줍니다.
3. 마시는 숨에 등을 반듯하게 해줍니다.
4. 내쉬는 숨에 꼬리뼈를 아래로 내려줍니다.
5. 동작을 30~60초 유지한 후 천천히 돌아옵니다.
6. 반대쪽 다리도 같은 방법으로 반복합니다.

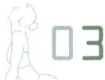

03 변형된 나비 자세

고관절을 열고 다리와 팔의 유연성을 기르며 마음이 안정되는 자세입니다.

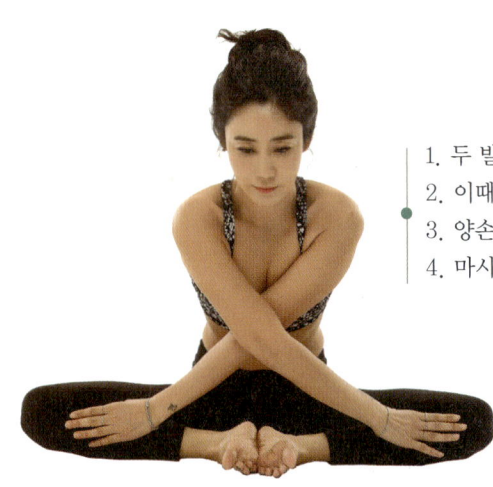

1. 두 발바닥을 모아 발꿈치를 회음부 가까이 당깁니다.
2. 이때 무릎은 바닥쪽으로 향하게 합니다.
3. 양손은 교차하여 반대쪽 무릎 위에 올려둡니다.
4. 마시는 숨에 상체를 반듯하게 만들어줍니다.

1. 내쉬는 숨에 상체를 아래로 숙여줍니다.
2. 손으로 무릎을 꽉 잡아줍니다.
3. 상체를 아래로 숙였을 때 복부를 수축해 등을 둥글게 말아줍니다.
4. 30~60초 정도 호흡하며 유지합니다.
5. 천천히 제자리로 돌아온 뒤 팔을 반대로 교차해서 반대쪽도 같은 방법으로 반복합니다.

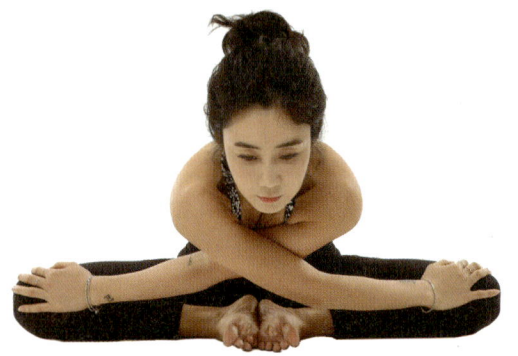

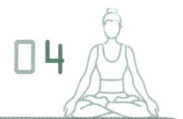

영웅자세

골반과 고관절의 스트레칭에 좋은 자세로 골반이 유연해지고 혈액순환이 잘됩니다.

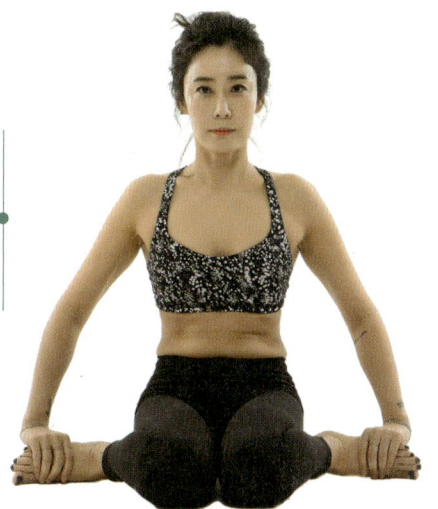

1. 두 무릎을 구부려 뒤꿈치가 엉덩이 가까이 오도록 앉아줍니다.
2. 손으로 발등을 잡아줍니다.
3. 마시는 호흡에 상체를 반듯하게 만들어줍니다.

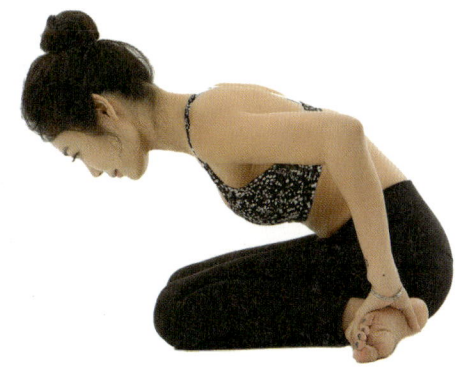

1. 내쉬는 숨에 상체를 아래로 숙여줍니다.
2. 30~60초 정도 호흡하며 유지합니다.
3. 다리가 불편하지 않도록 한 다리씩 천천히 조심해서 다리를 펴줍니다.

Tip 무릎이 불편하신 분은 발목을 꺾지 말고 발등을 바닥으로 하여 동작합니다.

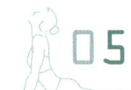

골반스트레칭 자세 2

골반과 고관절의 스트레칭에 좋은 자세로 골반이 유연해지고 혈액순환이 잘됩니다.

1. 등을 바닥에 대고 누워줍니다.
2. 두 팔은 어깨높이로 해서 옆으로 쭉 뻗어줍니다.
3. 두 무릎을 세워 오른 무릎을 왼 무릎 위로 올려 다리를 꼬아줍니다.
4. 숨을 마십니다.

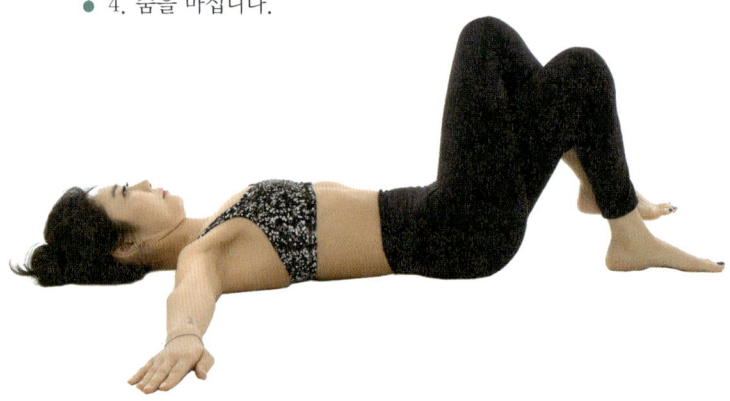

1. 내쉬는 숨에 두 다리를 오른쪽으로 넘겨줍니다.
2. 30~60초 정도 호흡하면서 유지합니다.
3. 이때 왼 어깨가 바닥에서 너무 뜨지 않게 합니다.
4. 다리를 반대로 해서 반대쪽도 같은 방법으로 반복합니다.

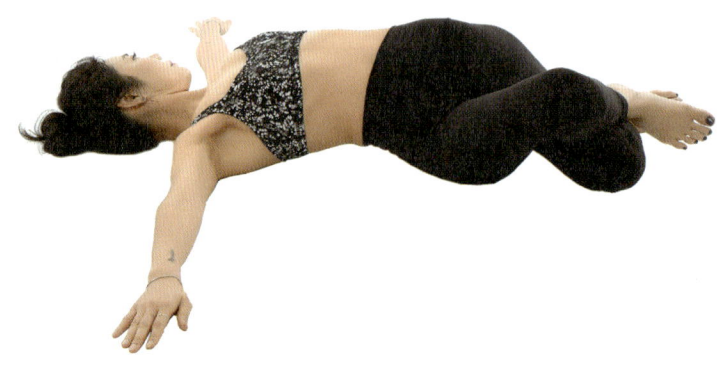

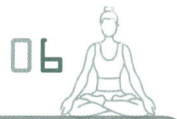

사이드 킥 자세 Lv1

측면 엉덩이 근육인 중둔근을 발달시켜 군살 없는 힙라인을 만들어줍니다.

1. 왼손으로 머리를 받치고 옆으로 누워줍니다.
2. 오른손은 가슴 앞에 바닥을 짚어줍니다.
3. 마시는 숨에 오른 다리를 골반 높이로 들어줍니다.
4. 이때 발목은 꺾은 상태로 동작합니다.

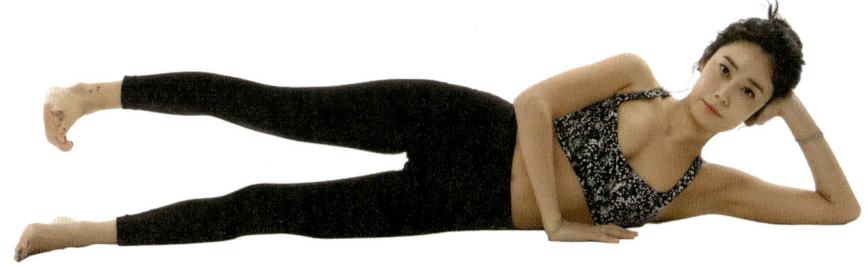

1. 내쉬는 숨에 오른 다리를 위로 들어올립니다.
2. 마시는 숨에 위의 사진처럼 다리를 골반 높이로 내립니다.
3. 15회씩 3세트 정도 반복합니다.
4. 바닥에 기댄 어깨가 귀에 붙지 않도록 상체를 바르게 펴줍니다.
5. 반대쪽 다리도 같은 방법으로 반복합니다.

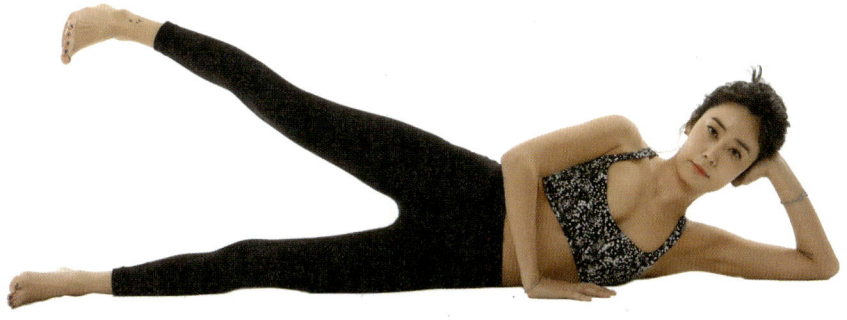

Tip 엉덩이의 지속적인 자극을 느끼면서 다리의 힘이 아닌 엉덩이의 힘으로 다리를 들어 올린다는 느낌으로 동작합니다.

07

사이드 킥 자세 Lv2

이완과 수축을 반복해서 허벅지와 엉덩이 근육을 아름답게 만들어 주는 자세입니다.

1. 오른손은 가슴앞 바닥, 왼손은 머리를 받쳐 옆으로 누워줍니다.
2. 마시는 숨에 오른 다리를 골반 높이로 올려줍니다.
3. 내쉬는 호숨흡에 발바닥이 정면을 향하도록 다리를 뻗어줍니다.
4. 이때 발바닥을 정면으로 합니다.
5. 마시는 숨에 2번 자세로 돌아옵니다.

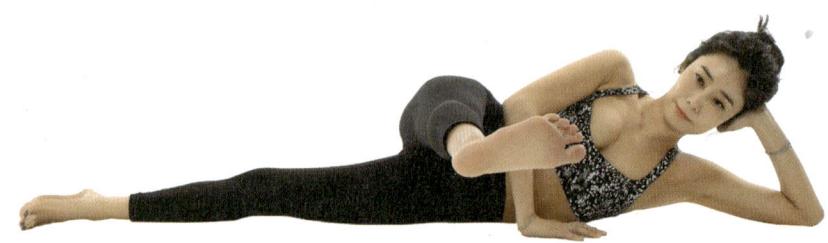

1. 위의 자세에서 시작합니다.
2. 내쉬는 숨에 뒤쪽으로 뻗어줍니다.
3. 마시는 숨에 위 사진 2번 자세로 돌아옵니다
4. 각각 15회씩 3세트 정도 반복합니다.
5. 바닥에 기댄 어깨가 귀에 붙지 않도록 상체를 바르게 펴줍니다.
6. 반대로 돌아 누워 반대쪽도 같은 방법으로 반복합니다.

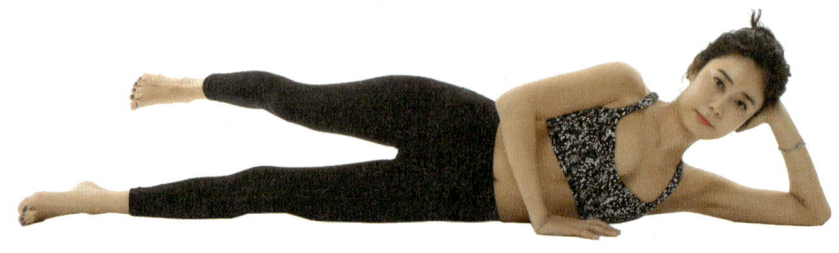

골반의 혈액순환을 돕고 척추와 골반 다리 뒤쪽을 풀어주는 자세입니다.

해피 베이비 자세

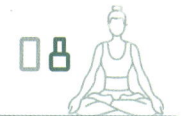

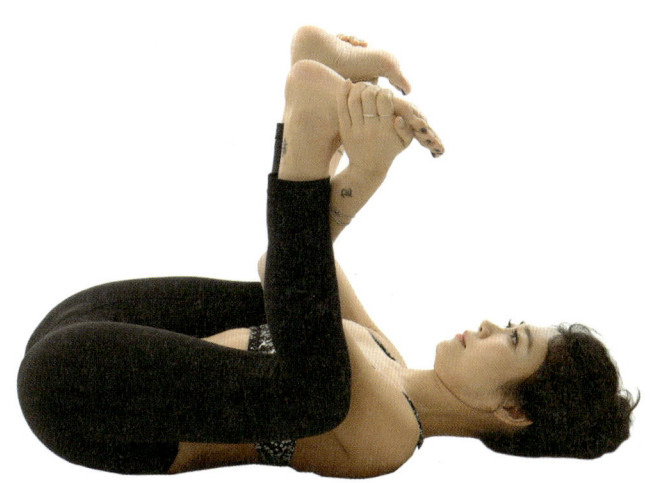

1. 등을 바닥에 대고 편하게 누워줍니다.
2. 마시는 숨에 두 다리를 높이 들어 올려 두 다리를 어깨너비로 벌립니다.
3. 무릎을 겨드랑이 방향으로 구부려 무릎을 직각으로 하고 발바닥은 천장 쪽으로 향하게 합니다.
4. 두 팔을 무릎 안쪽으로 넣어 두 발을 바깥에서 안으로 감싸 쥡니다.
5. 내쉬는 숨에 무릎을 바닥 쪽으로 내려줍니다.
6. 동작을 30~60초 유지한 후 천천히 돌아옵니다.

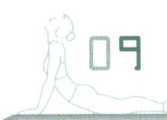

09 누워서 다리 벌리기 자세

허벅지 안쪽과 엉덩이 안쪽 근육을 강화하는 자세입니다.

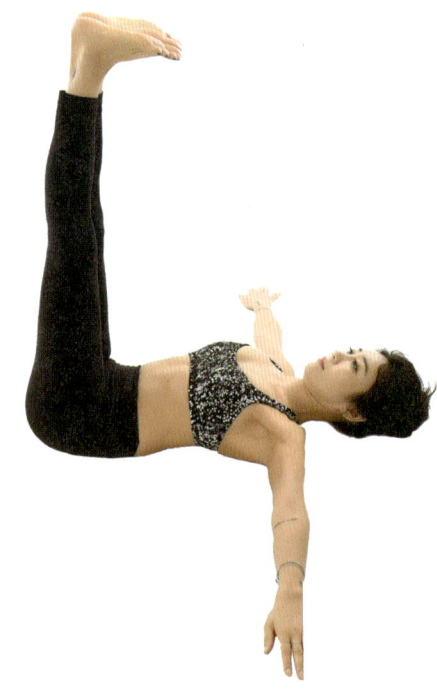

1. 등을 바닥으로 누워줍니다.
2. 두 팔은 어깨높이에서 옆으로 뻗어줍니다.
3. 마시는 숨에 두 다리를 90도로 들어올립니다.
4. 이때 발목은 꺾어줍니다.

Tip 다리를 펴고 동작을 할 수 있게 최대한 노력합니다.

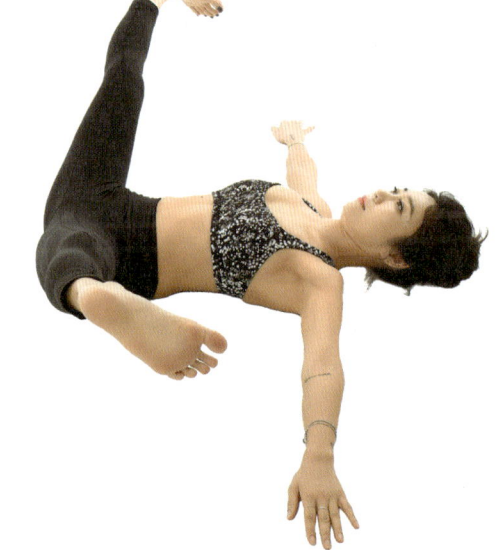

1. 내쉬는 숨에 두 다리를 넓게 벌립니다.
2. 마시는 숨에 두 다리를 모아줍니다.
3. 각각 20회씩 3세트 정도 반복합니다.
4. 이때 다리를 옆으로 정확히 벌려주고 허리가 바닥에서 뜨지 않도록 주의합니다.

물결 다리 라인 사용설명서

물고기가 헤엄치는 모습을 바라보면 즐겁습니다. 새들의 비상이 벗어나려는 자유라면 온몸을 흔드는 물고기의 유영은 머무는 자유라고 할 수 있을까요? 어쨌든 그 꼬물거림은 보는 사람을 상쾌하고 유쾌하게 만드는 것 같습니다. 햇살 듬뿍 받은 강물을 가르며 헤엄치기! 맑은 호수 위를 둥둥 떠다니며 구름 세어 보기. 모두 내 몸을 물고기로 만들어 해 보고 싶은 간절한 바람 이랍니다.

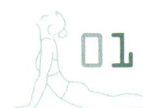

측면 전굴 트위스트

엉덩이와 허벅지 뒤쪽 근육의 경직을 풀어주고 상체의 혈액순환에도 도움이 됩니다.

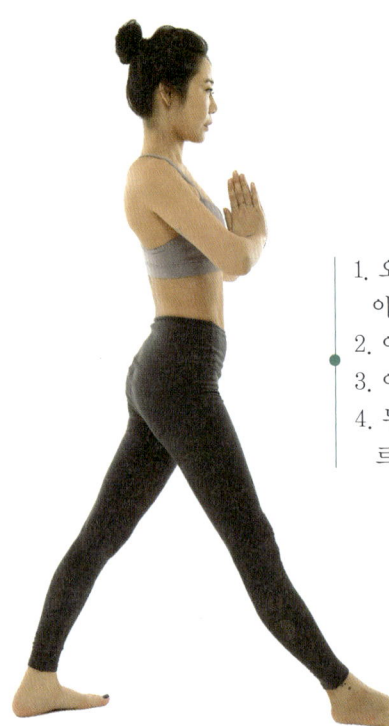

1. 오른 다리는 앞으로 왼 다리는 뒤로하여 두 다리 간격이 어깨너비 두 배 정도 벌려줍니다.
2. 이때 왼 발은 바깥으로 30도 정도 열어줍니다.
3. 이 때 골반이 틀어지지 않게 골반을 닫아줍니다.
4. 두 손은 가슴 앞에 합장하고 마시는 숨에 척추를 바르게 세워줍니다.

Tip 상체를 숙여 비틀어줄 때 골반이 한쪽으로 돌아가지 않도록 주의합니다.

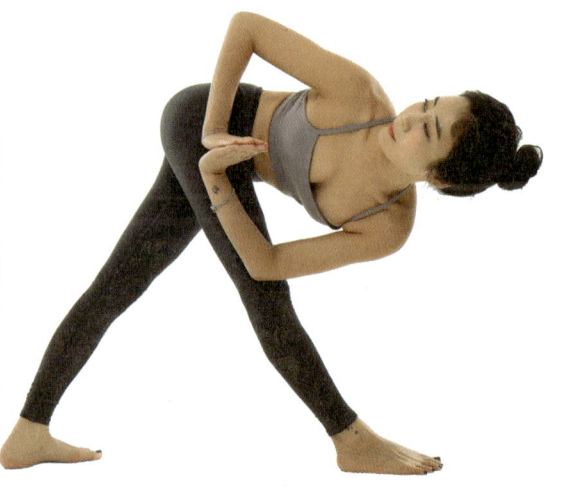

1. 내쉬는 숨에 왼쪽 팔꿈치로 다리를 밀어 상체를 비틀어줍니다.
2. 이때 팔꿈치로 다리를 밀어내는 힘으로 오른 가슴을 많이 열어줍니다.
3. 시선은 천장쪽을 바라봅니다.
4. 동작을 30초~60초 정도 유지합니다.
5. 다리를 반대로 해서 반대쪽도 같은 방법으로 반복합니다.

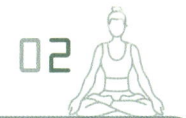

허벅지 뒤쪽과 종아리 뒤쪽 근육을 스트레칭하고 소화 기능을 향상 시켜주는 효과가 있습니다.

서서하는 전굴 트위스트

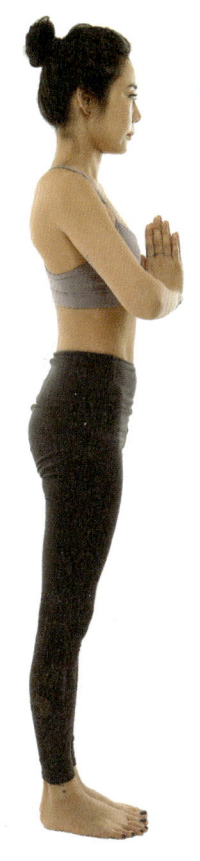

1. 두 발을 모아 바르게 서줍니다.
2. 두 손을 가슴 앞에 합장하고 마시는 숨에 척추를 바르게 세워줍니다.

Tip 상체를 숙여 비틀어줄 때 골반이 한쪽으로 돌아가지 않도록 주의합니다.

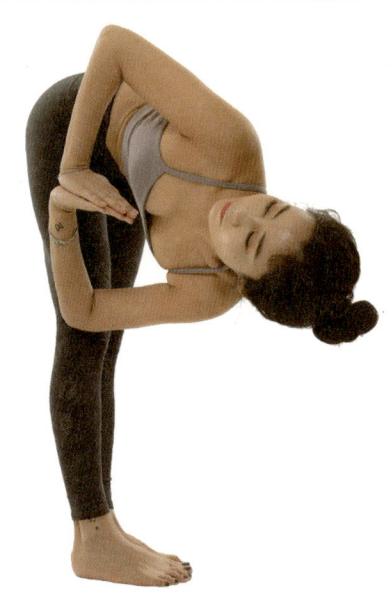

1. 내쉬는 숨에 왼쪽 팔꿈치로 다리를 밀어 상체를 비틀어줍니다.
2. 이때 팔꿈치로 다리를 밀어내는 힘으로 오른 가슴을 많이 열어줍니다.
3. 시선은 천장쪽을 바라봅니다.
4. 동작을 30~60초 정도 유지합니다.
5. 반대쪽도 같은 방법으로 반복합니다.

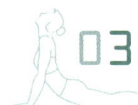

03 변형된 독수리 자세

상체의 혈액순환을 돕고 균형 감각을 기르는 자세입니다. 다리의 부기를 빼는 데도 효과적입니다.

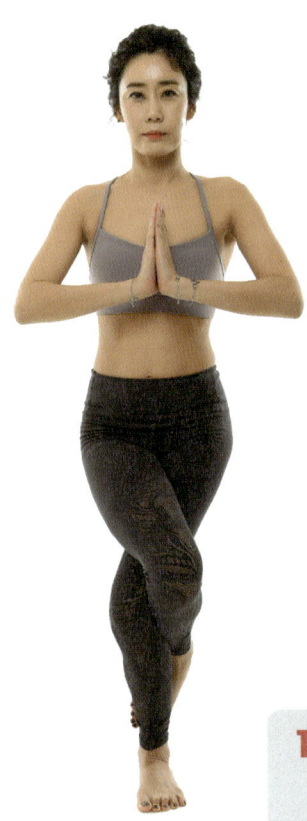

1. 두 다리를 붙여 바르게 서줍니다.
2. 두 무릎을 구부려 오른 다리를 왼 다리 위로 두 번 감아줍니다.
3. 이 때 골반이 수평이 되도록 합니다.
4. 두 손은 가슴 앞에 합장하고 마시는 숨에 척추를 반듯하게 세워줍니다.

Tip 상체를 숙여 비틀어줄 때 골반이 한쪽으로 돌아가지 않도록 주의합니다.

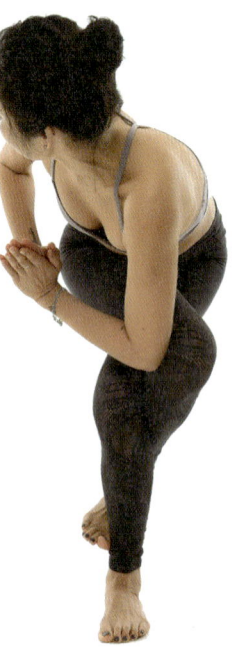

1. 내쉬는 숨에 왼 팔꿈치로 다리를 밀어 상체를 비틀어줍니다.
2. 이때 팔꿈치로 다리를 밀어내는 힘으로 오른 가슴을 많이 열어줍니다.
3. 시선은 천장쪽을 바라봅니다.
4. 동작을 30~60초 정도 유지합니다.
5. 다리를 반대로 해서 반대쪽도 반복합니다.

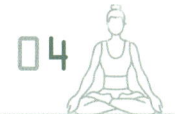

위를 향한 박쥐 자세 Lv1

다리 뒤쪽 라인을 스트레칭하고 코어를 강화하여 몸의 균형감각을 기르는데 좋은 자세입니다.

1. 허리를 펴고 반듯하게 앉아줍니다.
2. 두 발을 모아 두 손으로 엄지발가락에 고리를 걸어 잡아줍니다.
3. 두 발을 바닥에서 들어 올립니다.
4. 이때 허리를 펴고 앉아줍니다.

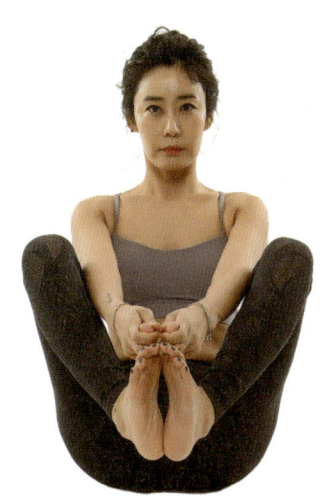

1. 몸의 중심을 꼬리뼈 쪽으로 옮겨줍니다.
2. 마시는 숨에 천천히 오른 다리를 펴고 들어 올립니다.
3. 내쉬는 숨에 다리를 가슴 쪽으로 당깁니다.
4. 30~60초 정도 정도 자세를 유지한 후 앞의 자세로 돌아옵니다.
5. 반대쪽 다리도 같은 방법으로 반복합니다.

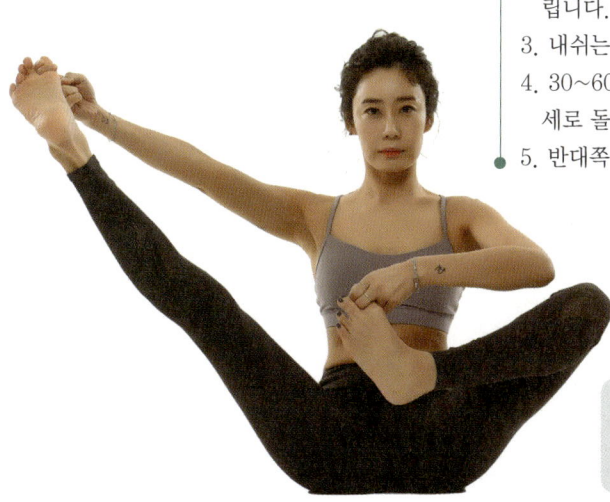

Tip 허리가 굽지 않게 반듯하게 세우고 중심을 잡도록 노력합니다.

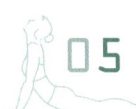

위를 향한 박쥐 자세 Lv2

다리 뒤쪽라인을 스트레칭하고 코어를 강화하여 몸의 균형 감각을 기르는데 좋은 자세입니다.

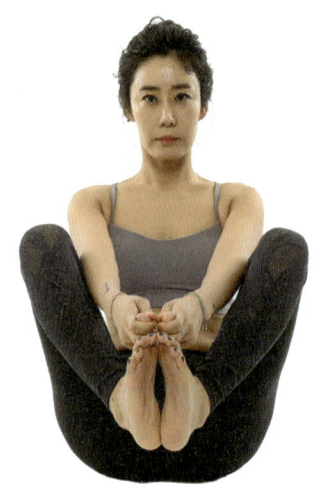

1. 허리를 펴고 반듯하게 앉아줍니다.
2. 두 발을 모아 두 손으로 엄지발가락에 고리를 걸어 잡아줍니다.
3. 두 발을 바닥에서 들어 올립니다.
4. 이때 허리를 펴고 앉아줍니다.

1. 몸의 중심을 꼬리뼈 쪽으로 옮겨줍니다.
2. 마시는 숨에 천천히 다리를 펴고 들어 올립니다.
3. 자세를 취할 때 허리가 굽지 않게 반듯하게 중심을 잡아줍니다.
4. 내쉬는 숨에 다리를 가슴 쪽으로 당깁니다.
5. 30~60초 정도 호흡하면서 자세를 유지한 후 한 다리씩 천천히 제자리로 돌아옵니다.

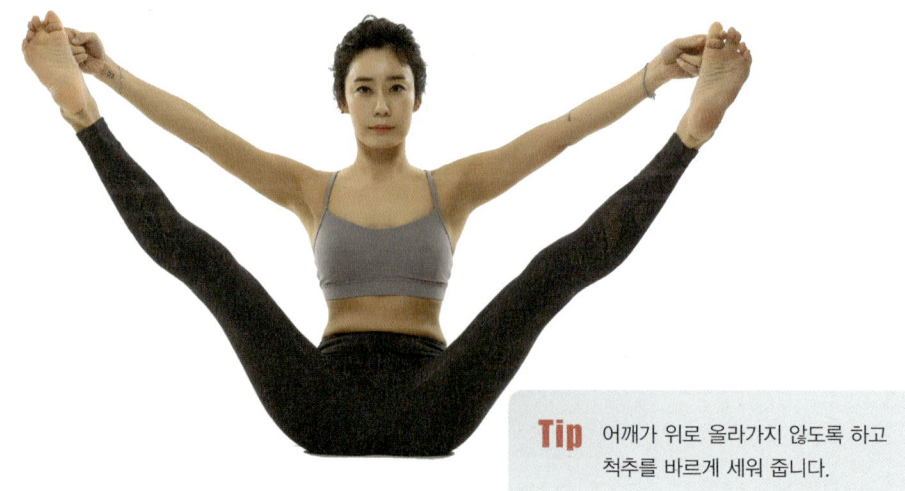

Tip 어깨가 위로 올라가지 않도록 하고 척추를 바르게 세워 줍니다.

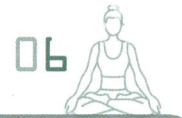

다리 뒤쪽 라인을 스트레칭하고 코어를 강화하여 몸의 균형 감각을 기르는데 좋은 자세입니다. 또한 팔 라인을 정리하는데도 도움이 됩니다.

위를 향한 박쥐 자세 Lv

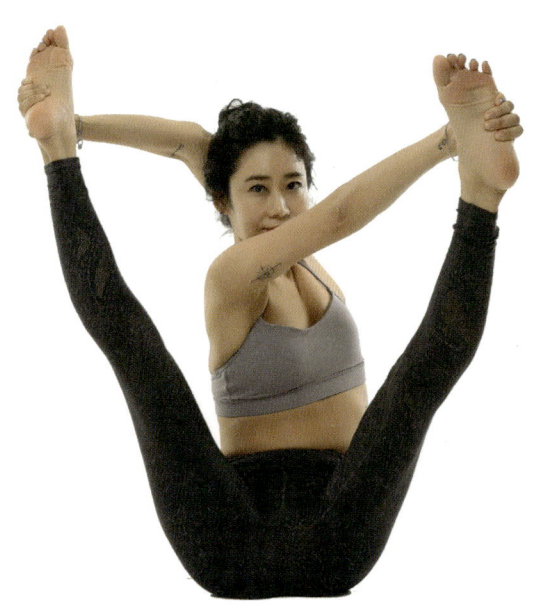

- 1. 앞의 '위를 향한 박쥐자세 Lv2' 자세에서 시작합니다.
- 2. 오른손으로 왼발 바깥쪽을 감싸 잡습니다.
- 3. 왼손으로 오른발 바깥쪽을 감싸 잡습니다.
- 4. 마시는 숨에 상체를 반듯하게 펴줍니다.
- 5. 내쉬는 숨에 왼팔을 머리 뒤로 보내 상체를 트위스트 합니다.
- 6. 동작을 30초~60초 정도 유지하며 호흡합니다.
- 7. 동작을 취한 후 제자리로 돌아올 때 무릎을 구부려 천천히 한 다리씩 조심해서 돌아옵니다.

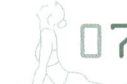

변형된 낙타 자세

허벅지 앞쪽과 골반, 복부까지 한 번에 운동할 수 있는 좋은 자세입니다.

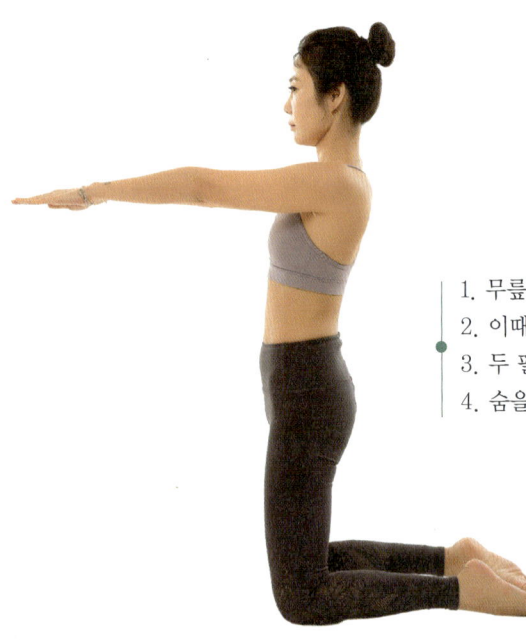

1. 무릎을 구부려 무릎으로 서줍니다.
2. 이때 발등을 바닥으로 합니다.
3. 두 팔을 어깨높이로 들어 올립니다.
4. 숨을 마시면서 몸을 반듯하게 세웁니다.

Tip 무릎이 좋지 않으신 분은 무릎 밑에 수건을 놓고 동작합니다.

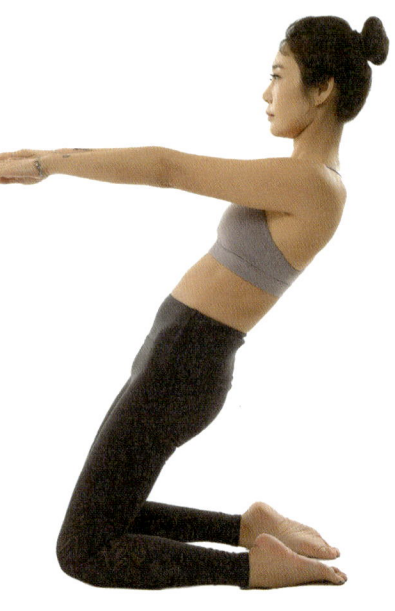

1. 내쉬는 숨에 코어의 힘을 주고 몸을 뒤로 넘깁니다.
2. 이때 복부는 앞으로 내밀지 말고 골반도 뒤로 빠지지 않도록 주의합니다.
3. 15회씩 3세트 반복합니다.

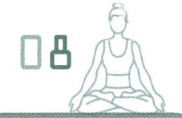

반으로 접힌 연꽃 전굴 자세1

허벅지와 종아리를 스트레칭하여 순환을 돕는 자세입니다. 발목이 유연해집니다.

1. 두 다리를 앞으로 뻗어줍니다.
2. 오른 다리를 접어 발등이 반대쪽 허벅지 위로 오게 합니다.
3. 두 손으로 왼 발을 잡습니다.
4. 왼발목을 꺾어 발꿈치를 앞으로 밀어줍니다.
5. 마시는 숨에 상체를 반듯하게 펴줍니다.

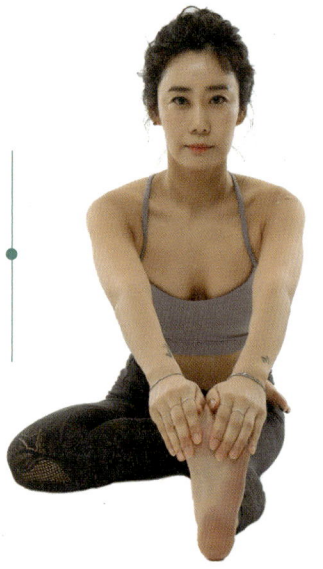

1. 내쉬는 숨에 서서히 상체를 숙입니다.
2. 이때 아랫배부터 내려와 이마와 정강이가 가까워지도록 합니다.
3. 30~60초 정도 동작을 유지합니다.
4. 자세를 유지 후 돌아와 다리를 반대로 반대쪽도 같은 방법으로 반복합니다.

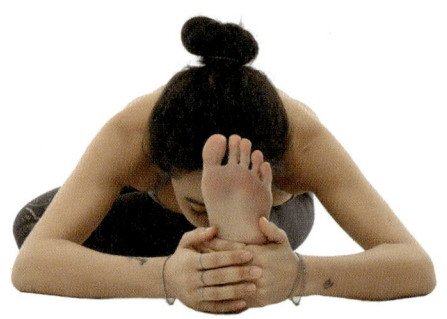

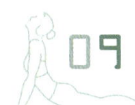

반으로 접힌 연꽃 전굴 자세2

허벅지와 종아리를 스트레칭하여 순환을 도와줍니다. 발목이 유연해지고 몸의 균형감을 길러줍니다.

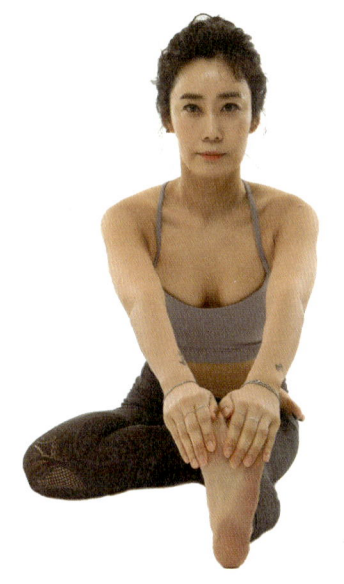

Tip 동작을 유지할 때 척추를 반듯하게 해서 중심을 잡아줍니다

1. 두 다리를 앞으로 뻗어줍니다.
2. 오른 다리를 접어 발등이 반대쪽 허벅지 위로 오게 합니다.
3. 두 손으로 왼 발을 잡습니다.

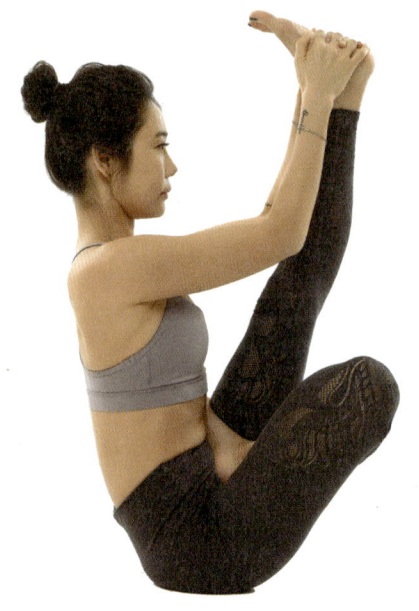

1. 마시는 숨에 다리를 위로 들어올립니다.
2. 발목은 꺾어 발바닥이 천장을 향하도록 합니다.
3. 내쉬는 숨에 다리를 몸쪽으로 가깝게 당깁니다.
4. 30~60초 정도 동작을 유지합니다.
5. 자세를 유지 후 돌아와 다리를 반대로 해서 반대쪽도 같은 방법으로 반복합니다.

10. 반으로 접힌 연꽃 전굴 자세2

발목과 무릎이 유연해지며 허벅지와 종아리를 스트레칭하여 순환을 도와줍니다.

1. 두 다리를 앞으로 뻗어줍니다.
2. 오른 다리를 접어 발등이 반대쪽 허벅지 위로 오게 합니다.
3. 오른손을 등 뒤로 돌려 오른 발을 잡아줍니다.
4. 왼 발목을 꺾어 발꿈치를 앞으로 밀어줍니다.
5. 마시는 숨에 상체를 반듯하게 펴줍니다.

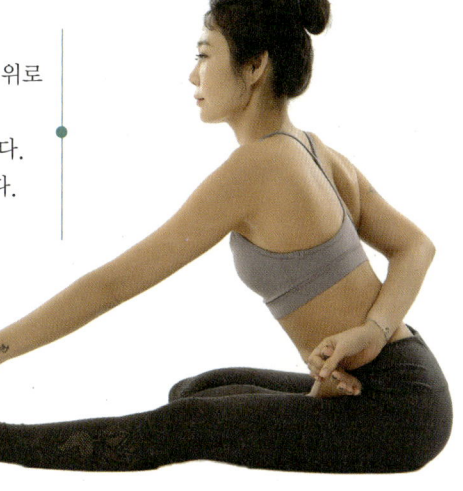

1. 내쉬는 숨에 서서히 상체를 숙입니다.
2. 이때 아랫배부터 내려와 이마와 정강이가 가까워지도록 합니다.
3. 두 어깨가 나란할 수 있도록 오른 어깨를 아래로 눌러줍니다.
4. 30~60초 정도 동작을 유지합니다.
5. 자세를 유지 후 돌아와 다리를 반대로 반대쪽도 같은 방법으로 반복합니다.

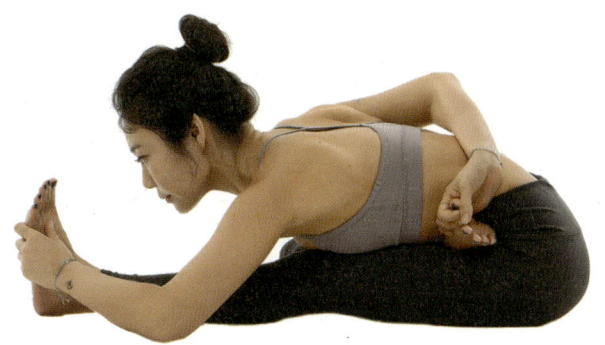

하프 원숭이 자세

원숭이 자세를 완성하기 위한 준비 동작입니다. 허벅지 뒤쪽에 강한 스트레칭 효과를 줍니다.

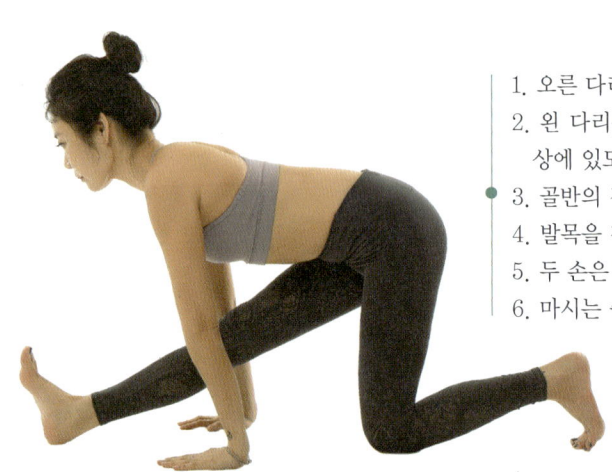

1. 오른 다리는 앞으로 뻗어줍니다.
2. 왼 다리는 무릎을 구부려 무릎과 골반이 일직선 상에 있도록 합니다.
3. 골반의 정렬이 틀어지지 않게 주의합니다.
4. 발목을 꺾어 발꿈치를 바닥에 댑니다.
5. 두 손은 바닥을 짚어줍니다.
6. 마시는 숨에 등을 곧게 펴줍니다.

1. 내쉬는 숨에 상체를 아래로 숙입니다.
2. 상체를 숙였을 때 등이 너무 굽지 않도록 합니다.
3. 이때 골반 정렬이 무너지지 않도록 주의합니다.
4. 30~60초 정도 동작을 유지합니다.
5. 자세를 유지 후 돌아와 다리를 반대로 해서 반대쪽도 같은 방법으로 반복합니다.

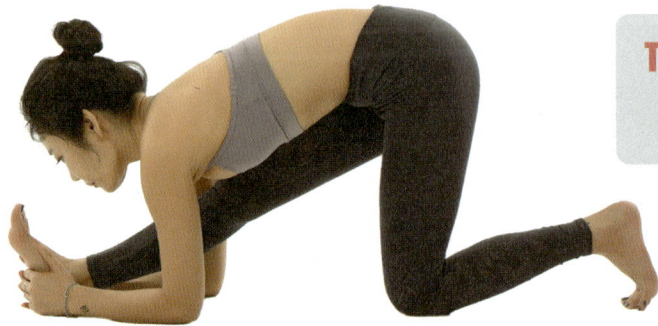

Tip 무릎이 불편하시면 무릎 아래 수건을 놓고 동작합니다.

초승달 자세

허벅지 앞부분과 골반 전문의 근육을 강하게 스트레칭 시켜줍니다. 두 팔을 강하게 합니다.

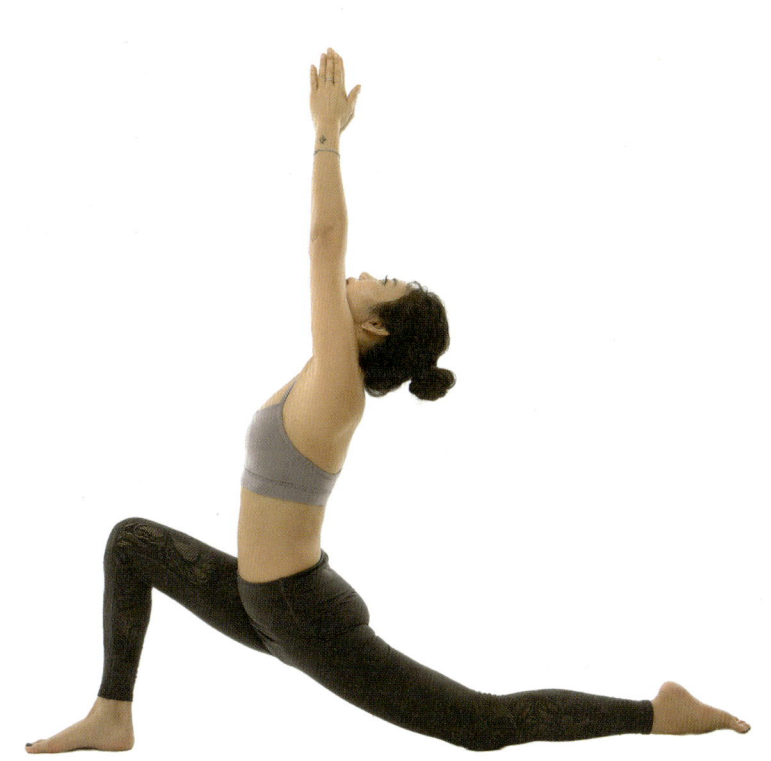

1. 오른발은 앞으로 왼 발은 뒤쪽으로 합니다.
2. 오른 무릎을 발목과 직각으로 하고 왼 다리는 무릎과 발등을 바닥에 놓아줍니다.
3. 마시는 숨에 두 손을 합장하여 위쪽으로 쭉 뻗어줍니다.
4. 내쉬는 호흡에 고개를 들어 엄지손가락을 바라봅니다.
5. 15~30초 정도 자세를 유지한 후 돌아옵니다.
6. 다리를 반대로 반대쪽도 같은 방법으로 반복합니다.

15

변형된 초승달 자세

허벅지 앞쪽을 충분히 스트레칭하여 하체 순환에 도움이 되는 자세입니다.

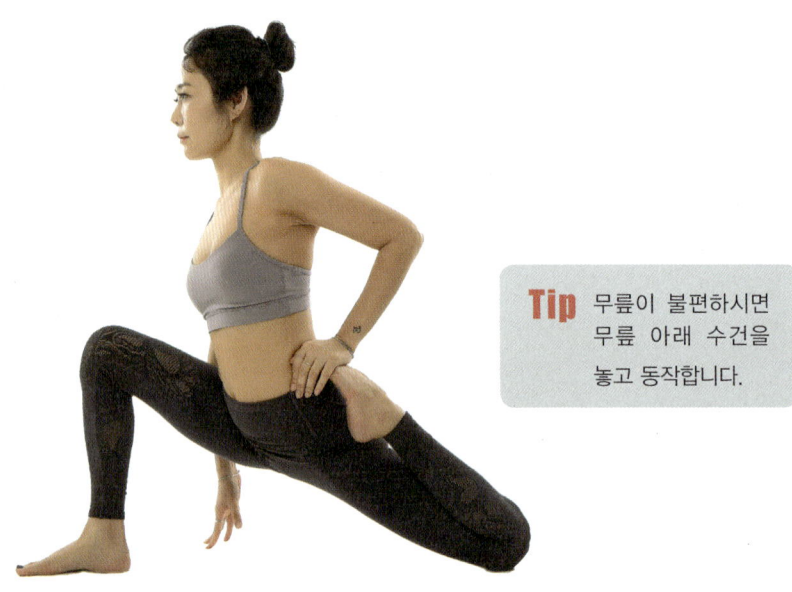

Tip 무릎이 불편하시면 무릎 아래 수건을 놓고 동작합니다.

1. 오른발은 앞으로 왼 발은 뒤쪽으로 합니다.
2. 오른 무릎을 발목과 직각으로 하고 왼 다리는 무릎과 발등을 바닥에 놓아줍니다.
3. 오른손은 바닥으로 향하고 왼 다리는 왼 다리를 구부려 손가락이 아래로 향하게 왼손으로 왼발등을 감싸 쥡니다.
4. 왼발꿈치가 왼골반 바깥쪽에 놓이도록 지긋하게 눌러줍니다.
5. 15~30초 정도 자세를 유지한 후 돌아옵니다.
6. 다리를 반대로 반대쪽도 반복합니다.

다리를 강하게 스트레칭하여 다리라인이 정리되고 좌골신경통에도 도움이 되는 자세입니다.

원숭이 자세

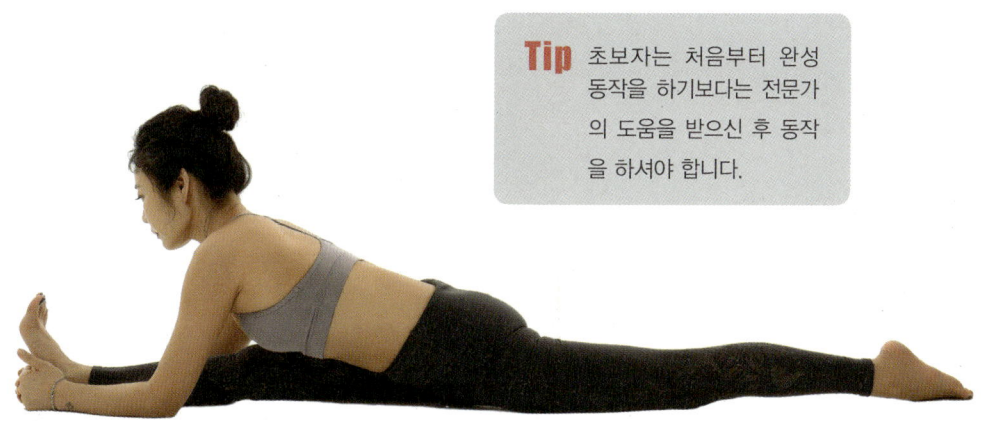

Tip 초보자는 처음부터 완성 동작을 하기보다는 전문가의 도움을 받으신 후 동작을 하셔야 합니다.

1. 오른 다리는 앞으로 하고 왼 다리는 뒤로 쭉 뻗어준다.
2. 오른 발꿈치는 앞으로 밀어 발목을 꺾어 줍니다.
3. 마시는 숨에 상체를 바르게 합니다.
4. 내쉬는 숨에 상체를 아래로 숙여줍니다.
5. 30~60초 정도 호흡하면서 자세를 유지합니다.
6. 동작을 유지할 때 골반이 틀어지지 않도록 주의합니다.
7. 동작을 유지한 후 제자리로 돌아오면 다리의 긴장이 풀어질 때까지 기다려 줍니다.
8. 다리를 반대로 하여 반대쪽도 같은 방법으로 반복합니다.

원숭이 자세 Lv2

다리 뒤쪽 라인을 스트레칭하고 복부 아래쪽의 균형 감각을 키우는 자세입니다.

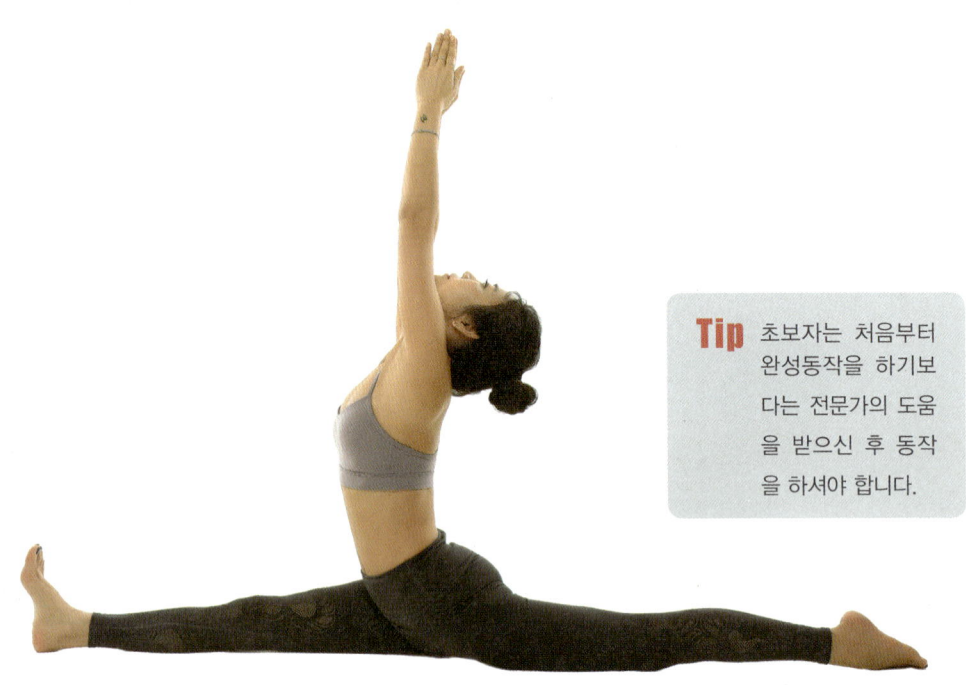

Tip 초보자는 처음부터 완성동작을 하기보다는 전문가의 도움을 받으신 후 동작을 하셔야 합니다.

1. 오른 다리는 앞으로 하고, 왼 다리는 뒤로 쭉 뻗어줍니다.
2. 오른 발꿈치를 앞으로 밀어 발목을 꺾어줍니다.
3. 마시는 숨에 두 손을 합장하여 머리위로 쭉 뻗어줍니다.
4. 내쉬는 숨에 고개를 들어 엄지 손가락을 바라봅니다.
5. 30~60초 정도 호흡하면서 자세를 유지합니다.
6. 동작을 유지한 후 제자리로 돌아오면 다리의 긴장이 풀어질 때까지 기다려줍니다.
7. 다리를 반대로 하여 반대쪽도 같은 방법으로 반복합니다.

허벅지 뒤쪽라인도 정리 되고 앞쪽도 강하게 스트레칭 되는 자세입니다. 또한 척추의 유연성을 길러주고 허리의 혈액순환을 원활하게 하는 자세입니다.

원숭이 자세
Lv3

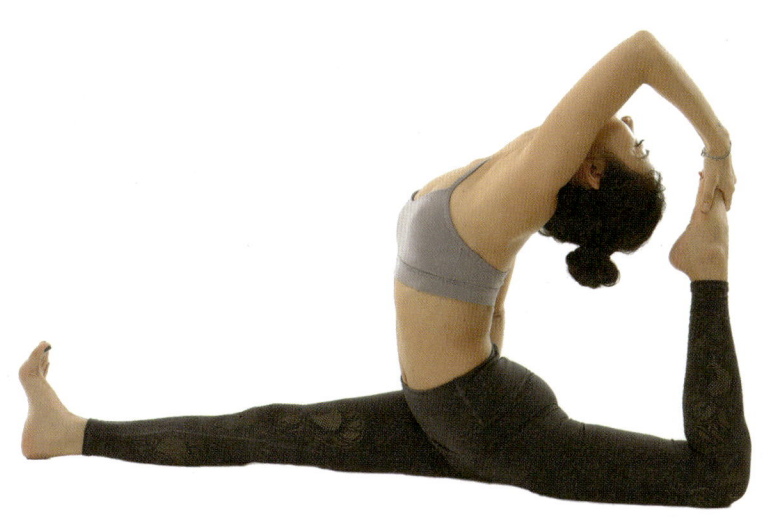

1. 오른 다리는 앞으로 하고, 왼 다리는 뒤로 쭉 뻗어줍니다.
2. 왼 다리는 구부리고 왼손으로 왼발등을 감싸쥡니다.
3. 마시는 숨에 어깨를 돌려 가슴을 열어줍니다.
4. 내쉬는 숨에 머리를 뒤로 젖힙니다.
5. 오른손은 바닥을 짚고 중심을 잡아줍니다.
6. 30~60초 정도 호흡하면서 자세를 유지합니다.
7. 자세를 유지 후 돌아와 다리를 반대로 해서 반대쪽도 같은 방법드로 반복합니다.

다리 스트레칭 자세

허리에 무리를 주지 않고 하체 전체를 스트레칭하는 자세입니다.

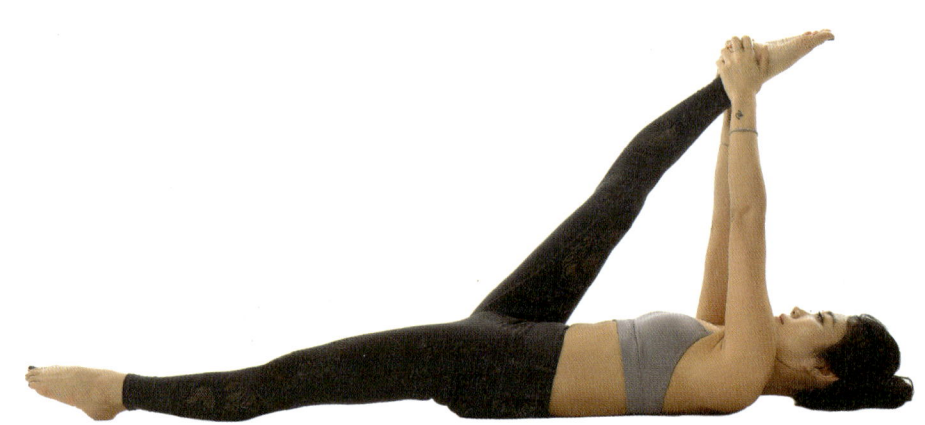

1. 등을 바닥에 대고 누워줍니다.
2. 오른 다리를 들어 올려 두 손으로 발꿈치를 잡아 줍니다.
3. 마시는 숨에 오른 다리를 곧게 펴 줍니다.

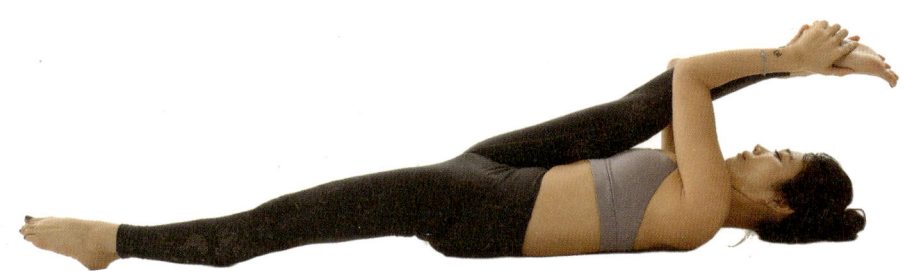

- 1. 내쉬는 숨에 오른 다리를 가슴 쪽으로 당겨줍니다.
- 2. 30~60초 정도 호흡하면서 자세를 유지합니다.
- 3. 동작을 유지할때 다리가 굽혀지지 않도록 최대한 노력합니다.
- 4. 자세를 유지 후 돌아와 다리를 반대로 해서 반대쪽도 같은 방법으로 반복합니다.

허니 버터 꿀벅지

유행을 따르는 편은 아니지만 '꿀벅지'라는 말은 묘하게 어우러지는 달콤함이 좋습니다. 너무 마르지 않은 건강미 넘치는 몸매를 갖고 싶은 것도 사실이고요. 적당히 그을려 햇살 냄새도 좀 나는, 가냘픈 것보다는 강인함도 좀 느껴지는, 겉모습보다는 풍성하고 깊은 내면을 지닌 그런 여성이 되고 싶습니다. 마음속으로 그려 보는 자화상! 세월이 더해질수록 점점 닮아 가고 있겠죠?

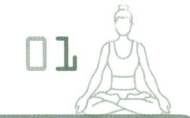

한 발 스쿼트 자세

몸이 밸런스를 잡는 자세로 하체 비만을 해결하는데 효과적인 자세입니다.

1. 몸을 반듯하게 하고 오른 다리는 그대로 두고 왼 다리를 뒤로 보내 발끝으로 서줍니다.
2. 두 손은 총 쏘는 모양을 만들어 두 팔을 귀 옆으로 뻗어줍니다.

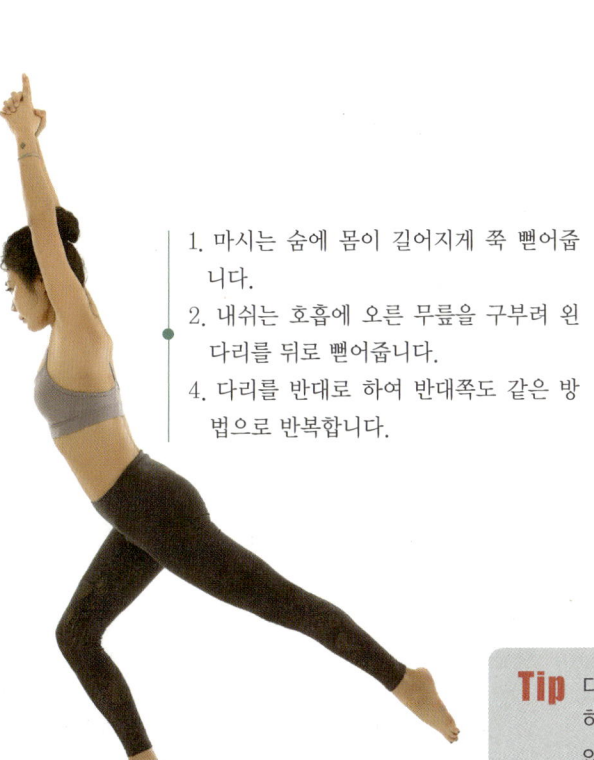

1. 마시는 숨에 몸이 길어지게 쭉 뻗어줍니다.
2. 내쉬는 호흡에 오른 무릎을 구부려 왼 다리를 뒤로 뻗어줍니다.
4. 다리를 반대로 하여 반대쪽도 같은 방법으로 반복합니다.

Tip 다리를 뒤로 뻗을 때 허리가 많이 꺾이지 않도록 합니다.

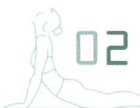

사이드 스쿼트 자세

허벅지에 탄력을 만드는 자세로 엉덩이 바깥쪽 근육이 강화됩니다.

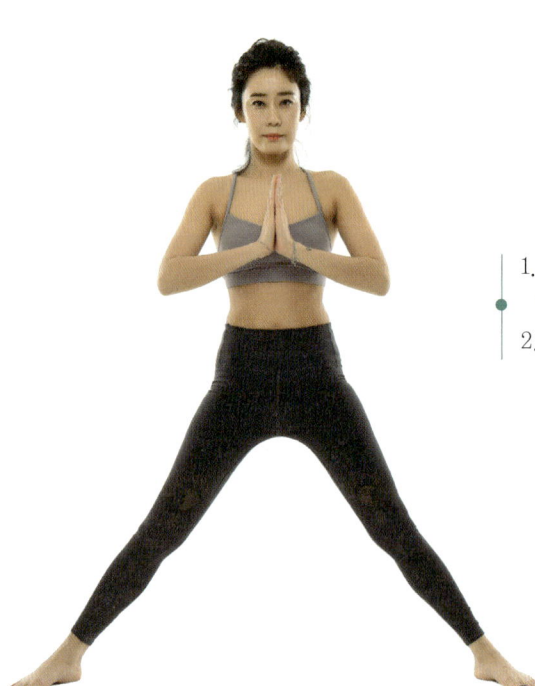

1. 두 다리를 어깨너비 2배 정도 벌리고 발가락은 바깥으로 향하게 서줍니다.
2. 두 손은 가슴 앞에 합장합니다.

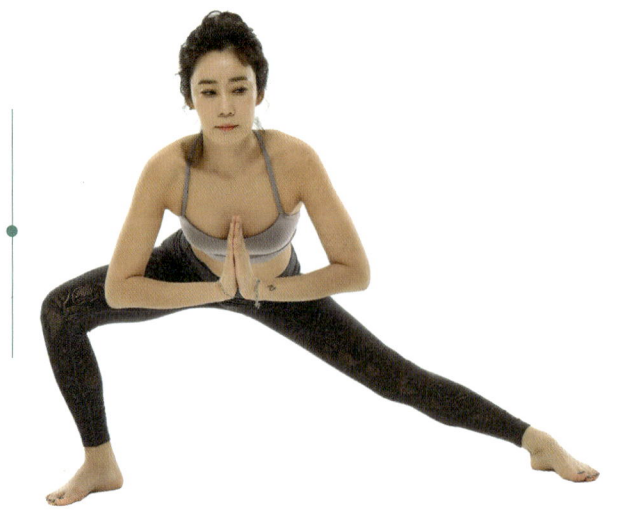

1. 마시는 숨에 오른 무릎을 구부립니다.
2. 내쉬는 숨에 위의 사진처럼 제자리로 돌아갑니다.
3. 15회씩 3~5세트 정도 반복합니다.
4. 동작을 할 때 상체가 한쪽으로 치우치지 않도록 주의합니다.
5. 반대쪽도 같은 방법으로 반복합니다.

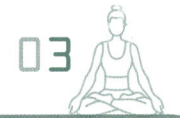

골반을 여는 동작으로 허벅지 안쪽 근육이 탄탄해지고 엉덩이 라인이 예뻐지는 자세입니다.

와이드 스쿼트 자세 Lv1

1. 두 다리를 어깨너비 2배 정도 벌리고 발가락은 바깥으로 향하게 서줍니다.
2. 두 손은 가슴 앞에 합장합니다.

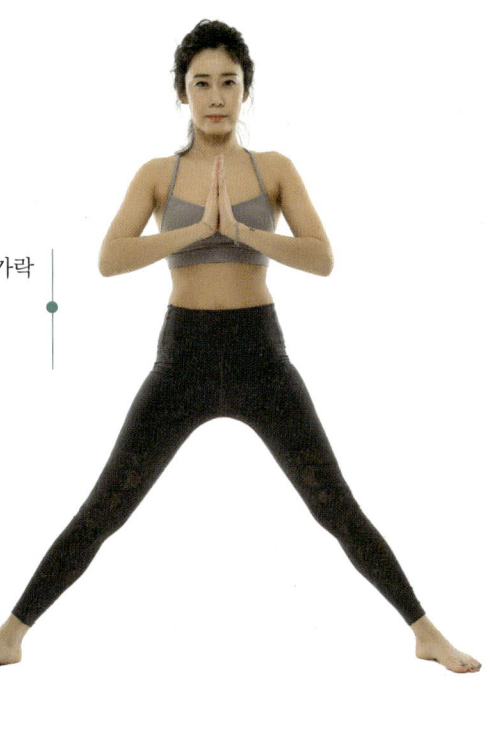

1. 두 손은 합장하여 귀 옆으로 뻗어줍니다.
2. 마시는 숨에 무릎을 직각으로 굽힙니다.
3. 내쉬는 숨에 다리를 펴고 제자리로 돌아옵니다.
4. 15회씩 3~5세트 반복합니다.
5. 무릎을 구부릴 때 무릎이 직각이 되도록 합니다.

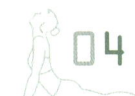

와이드 스쿼트 자세 Lv2

골반을 여는 동작으로 허벅지 안쪽 근육이 탄탄해지고 엉덩이 라인이 예뻐지는 자세입니다. 또한, 척추 라인도 반듯하게 만들어 줍니다.

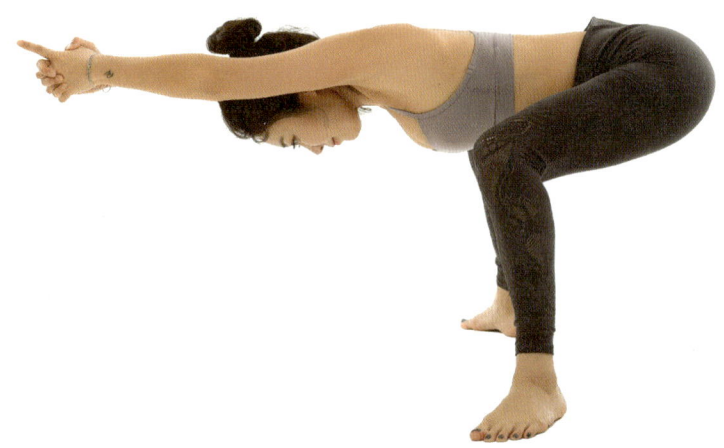

1. 와이드 스쿼트자세 Lv1에서 시작합니다.
2. 마시는 숨에 상체를 반듯하게 세웁니다.
3. 내쉬는 숨에 골반이 무릎과 일직선이 될 때까지 상체를 숙여줍니다.
4. 동작을 30~60초 정도 호흡하면서 유지합니다.
5. 이때 척추를 반듯하게 하고 두 팔과 귀가 일직선에 있도록 합니다.

골반을 옆어주고 허벅지 앞쪽 라인이 스트레칭 되는 자세입니다.

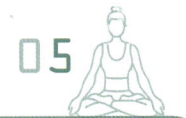

변형된 전사 자세 Lv1

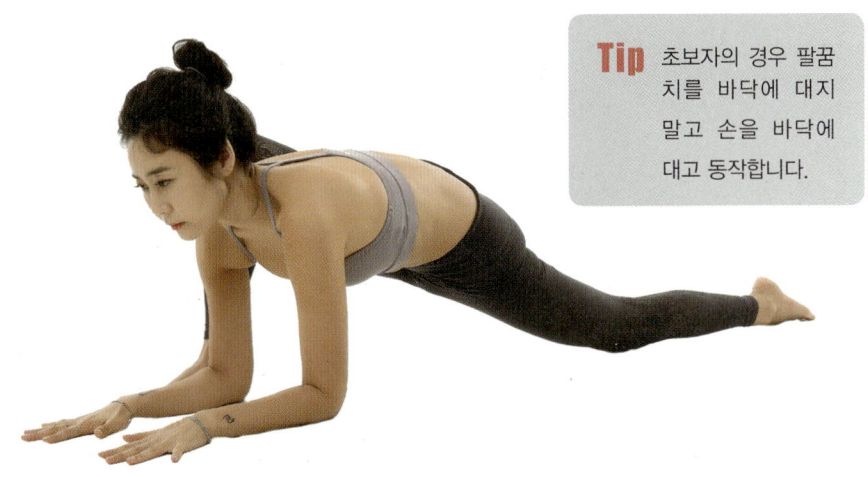

Tip 초보자의 경우 팔꿈치를 바닥에 대지 말고 손을 바닥에 대고 동작합니다.

1. 오른 무릎을 직각으로 오른 다리는 앞으로, 왼 다리는 뒤쪽으로 쭉 뻗어 무릎과 발등을 바닥으로 내립니다.
2. 두 팔꿈치는 구부려 바닥에 댑니다.
3. 마시는 숨에 등을 펴줍니다.
4. 내쉬는 숨에 골반을 아래로 내려줍니다.
5. 30~60초 정도 호흡하면서 자세를 유지합니다.
6. 다리를 반대로 하여 반대쪽도 같은 방법으로 반복합니다.

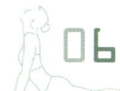

변형된 전사 자세 Lv2

허벅지를 탄탄하게 만들고 뒤쪽 엉덩이 라인을 예쁘게 만들어 주는 자세입니다.

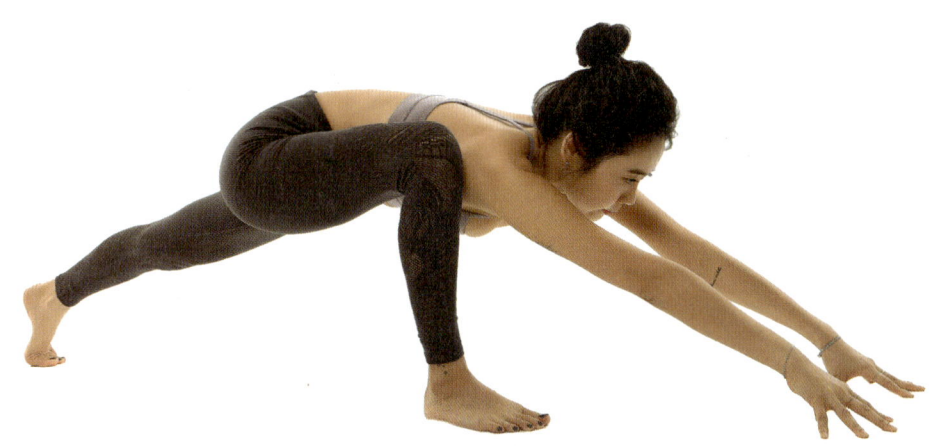

1. 오른 무릎을 직각으로 하고 오른 다리는 앞으로, 왼 다리는 뒤쪽으로 쭉 뻗어 발뒤꿈치를 들어줍니다.
2. 두 손은 앞으로 뻗어 손가락을 세워줍니다.
3. 마시는 숨에 상체를 길게 합니다.
4. 내쉬는 숨에 두 손을 앞으로 조금 더 뻗어줍니다.
5. 30~60초 정도 호흡하면서 자세를 유지합니다.
6. 다리를 반대로 하여 반대쪽도 같은 방법으로 반복합니다.

07 변형된 전사 자세 Lv3

일반 전사 자세보다 하체에 힘이 많이 들어가는 자세입니다. 허벅지 근육이 발달하고 엉덩이 라인이 예쁘게 만들어집니다.

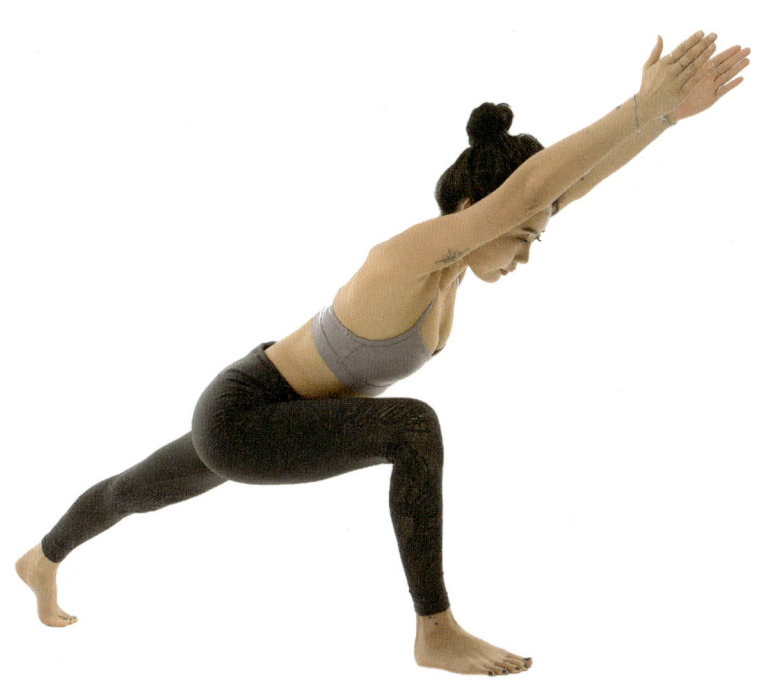

- 1. 오른 무릎을 직각으로 하고 오른 다리는 앞으로, 왼 다리는 뒤로 쭉 뻗어 발뒤꿈치를 높이 들어줍니다.
- 2. 마시는 숨에 두 팔을 귀 옆으로 쭉 뻗어줍니다.
- 3. 내쉬는 숨에 상체를 앞으로 숙여 발뒤꿈치에서 손끝까지 사선에 되게 합니다.
- 4. 30~60초 정도 호흡하면서 자세를 유지합니다.
- 5. 다리를 반대로 하여 반대쪽도 같은 방법으로 반복합니다.

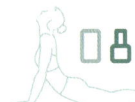

메뚜기 자세 Lv1

허벅지 뒤쪽과 허리가 튼튼해지며 엉덩이에 탄력이 생기는 자세입니다.

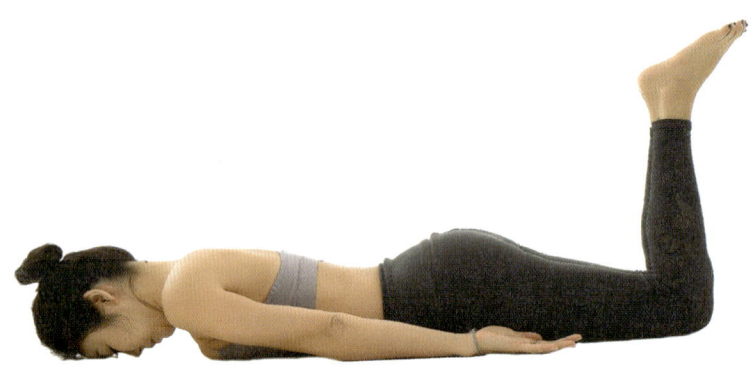

- 1. 이마와 배를 바닥에 대고 엎드려줍니다.
- 2. 두 손을 엉덩이 옆에 손등을 바닥으로 내립니다.
- 3. 두 무릎을 구부려 바닥으로 하고 무릎이 벌어지지 않도록 서로 붙입니다.

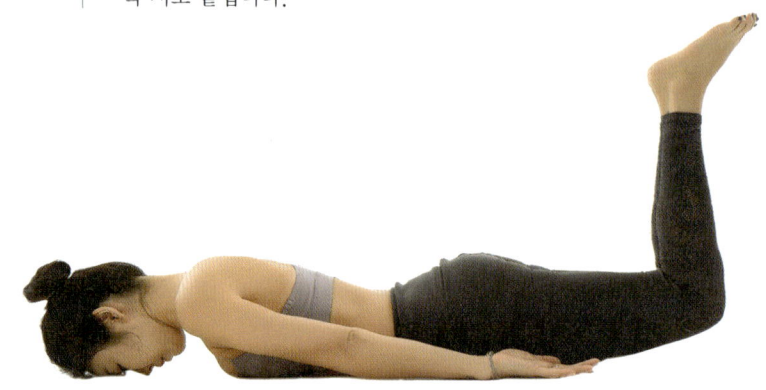

- 1. 마시는 숨에 두 무릎을 바닥에서 들어 올립니다.
- 2. 15~30초 정도 호흡하면서 자세를 유지합니다.
- 3. 이때 두 다리를 직각으로 하여 무릎이 서로 벌어지지 않도록 하고 뒤꿈치가 엉덩이 쪽으로 기울지 않도록 주의합니다.
- 4. 내쉬는 숨에 무릎을 내려줍니다.

변형된 메뚜기 자세 Lv2

09

허벅지 뒤쪽과 안쪽, 허리가 튼튼해지며 엉덩이에 탄력이 생기는 자세입니다.

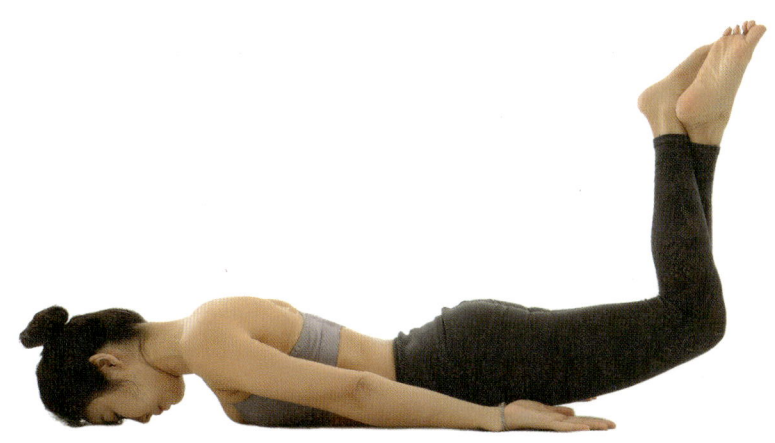

- 1. 이마와 배를 바닥에 대고 엎드려줍니다.
- 2. 두 손을 엉덩이 옆에 손등을 바닥으로 내립니다.
- 3. 두 무릎을 구부리고 두 발은 꼬아줍니다.
- 4. 마시는 숨에 무릎을 바닥에서 들어 올립니다.
- 5. 15~30초 정도 호흡하면서 동작을 유지합니다.
- 6. 내쉬는 숨에 무릎을 아래로 내려줍니다.
- 7. 두 발을 반대로 꼬아 반대쪽도 같은 방법으로 반복합니다.

올리기 자세 Lv1

허리를 강화하는 동작으로 다리의 부기가 빠지고 엉덩이와 허벅지에 탄력이 생깁니다.

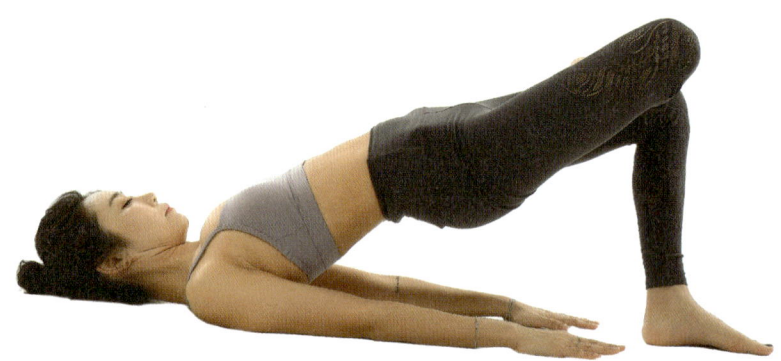

1. 등을 바닥으로 누워줍니다.
2. 두 발은 바닥으로 하고 무릎을 세워줍니다.
3. 오른 다리를 구부려 오른발을 왼 허벅지 위에 올립니다.
4. 마시는 숨에 골반을 높이 들어 올립니다.
5. 자세를 유지할 때 오른 무릎이 세워지지 않도록 골반을 열어줍니다.
6. 30~60초 정도 호흡하면서 자세를 유지합니다.
7. 내쉬는 숨에 골반을 아래로 내려줍니다.
8. 다리를 반대로 하여 반대쪽도 같은 방법으로 반복합니다.

골반 올리기 Lv2

허리를 강화하는 동작으로 다리의 부기가 빠지고 엉덩이와 허벅지에 탄력이 생깁니다.

1. 등을 바닥으로 누워줍니다.
2. 오른 다리는 90도로 뻗어 올리고 왼발을 바닥으로 왼무릎은 세워줍니다.

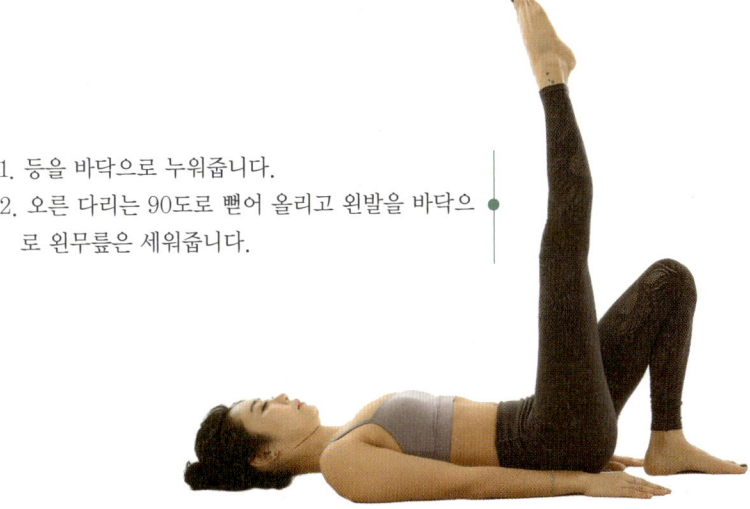

1. 마시는 숨에 골반을 높이 들어 올립니다.
2. 이때 오른 골반이 쳐지지 않도록 다리를 위로 더 뻗어줍니다.
3. 30~60초 정도 호흡하면서 동작을 유지합니다.
4. 내쉬는 숨에 골반을 아래로 내려줍니다.
5. 다리를 반대로 하여 반대쪽도 같은 방법으로 반복합니다.

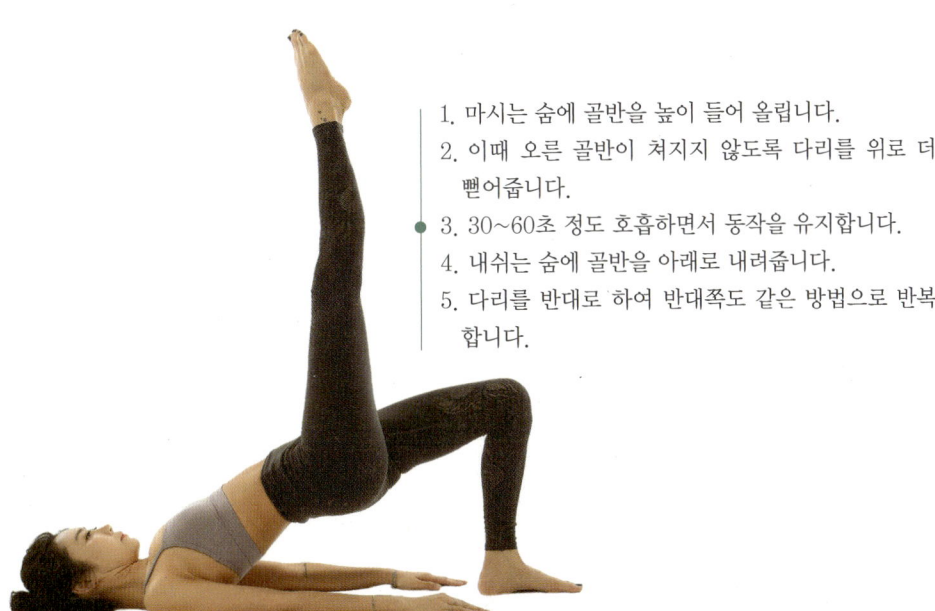

뒤로 돌아! 섹시 백

나의 뒷모습은 어떤 표정을 짓고 있을까요? 편안한가요? 혹은 화가 많이 났나요? 어쩌면 그저 멍한 표정으로 사람들 사이를 스쳐 가고 있을지도 모르겠습니다. 언제나 시간은 빨리 흐르고 우리는 그 초침의 움직임대로 째깍거릴 뿐이니까요. 하지만 나의 뒷모습이 달라진다면 그건 내가 좀 더 강해지고 여유롭고 활기 넘치는 사람이 되었다는 의미일 겁니다. 알아차렸겠지만 우리의 몸은 다양한 표정을 짓는 바로 우리의 거울이랍니다.

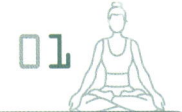

삼각근과 어깨, 등 근육 강화에 좋은 자세입니다.

등 강화 자세

1. 두 다리는 골반 너비로 서 줍니다.
2. 두 무릎을 구부려 줍니다. 이때 무릎이 발가락보다는 앞쪽에 있지 않도록 합니다.
3. 엄지손가락을 세운 상태로 주먹을 가볍게 쥐어줍니다.
4. 두 팔은 허벅지와 같은 방향으로 뻗어줍니다.
5. 마시는 숨에 척추를 반듯하게 합니다.

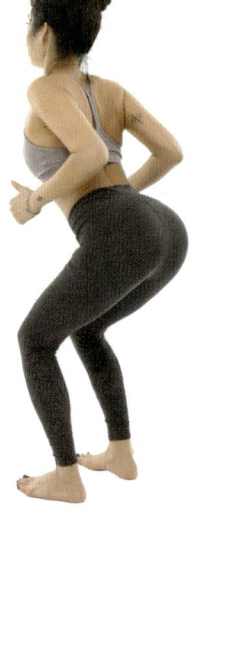

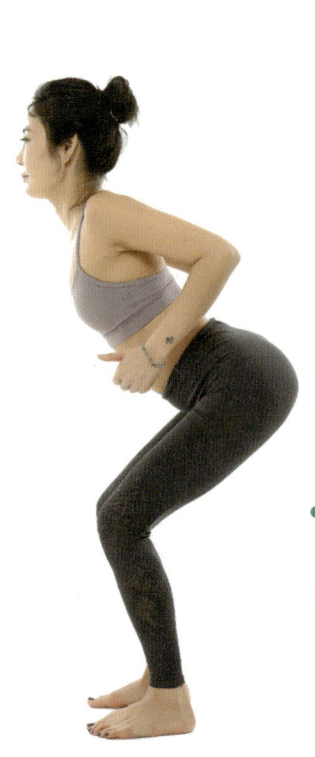

1. 내쉬는 숨에 팔꿈치를 구부려 위쪽 방향으로 등 뒤로 최대한 당겨줍니다.
2. 골반은 뒤로 빼고, 상체는 앞으로 숙여지지 않도록 합니다.
3. 팔꿈치를 뒤로 당길 때 되도록이면 팔꿈치를 옆구리 가까이 붙이면서 동작합니다.
4. 10회씩 3~5회 반복합니다.

Chapter 3 건강하게! 슬림하게! 슬림한 요가! _ 215

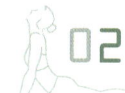

무용수자세

신체의 균형감을 발달시키고 몸가짐을 우아하게 합니다. 이는 다리 근육을 고르게 하고 강화시킵니다. 어깨뼈가 완전한 운동을 하게 되며, 가슴도 활짝 열려집니다.

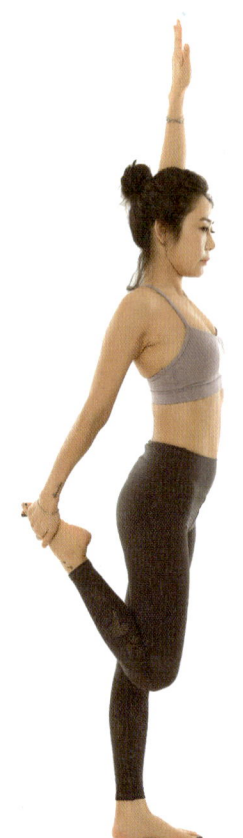

1. 두 다리를 붙여 반듯하게 해서 서줍니다.
2. 두 팔은 귀옆으로 위로 뻗어줍니다.
3. 오른 무릎을 구부려 오른 손으로 새끼발가락 쪽으로 발등을 감싸줍니다.
4. 이때 두 다리를 붙여줍니다.

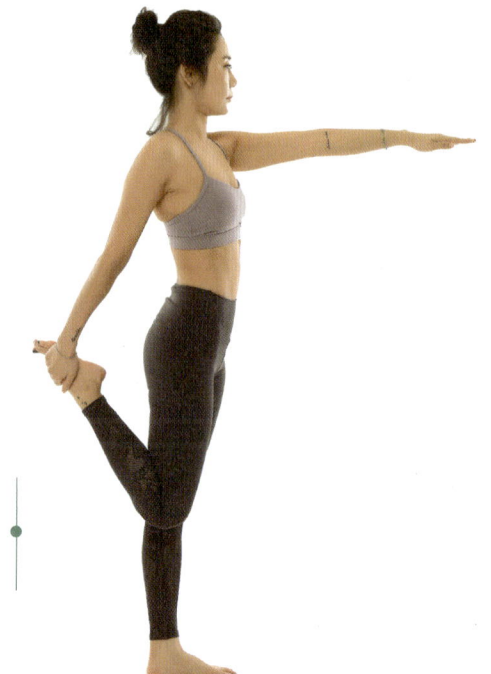

1. 왼팔을 앞으로 뻗어줍니다.
2. 이때 손바닥은 바닥으로 향해줍니다.
2. 숨을 마십니다.

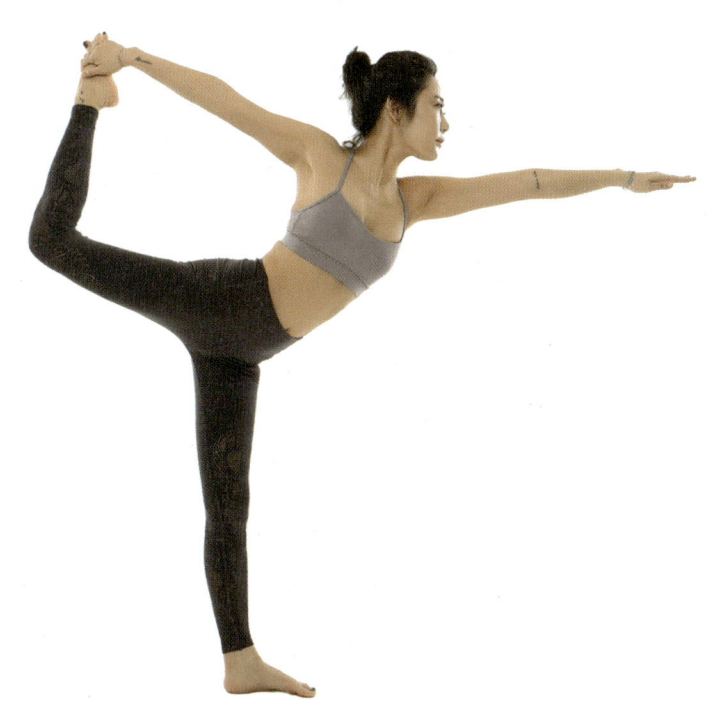

- 1. 내쉬는 숨에 상체를 숙여줍니다.
 2. 동작을 할 때 오른 다리를 위쪽으로 멀리 뻗어 올려줍니다.
 3. 서 있는 왼쪽 다리는 골반에서 발목까지 같은 라인에 있도록 하며 힘을 주고 균형을 맞추도록 합니다.
 4. 시선은 손끝을 향하게 합니다.
 5. 15~20초 정도 동작을 유지합니다.
 6. 반대쪽도 같은 방법으로 반복합니다.

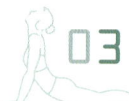

무용수 자세 Lv2

몸의 균형감각을 키워주고 가슴을 확장하고 척추라인과 골반을 정력하는데 좋은 자세입니다.

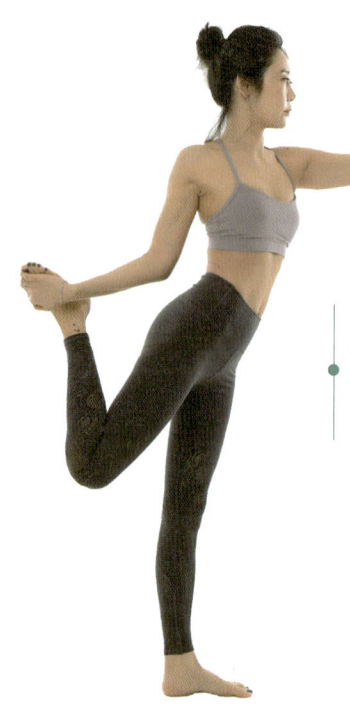

1. 반듯하게 서줍니다.
2. 왼팔은 앞으로 쭉 뻗어줍니다.
3. 오른 무릎을 구부리고 오른손으로 발등을 감싸 줍니다.

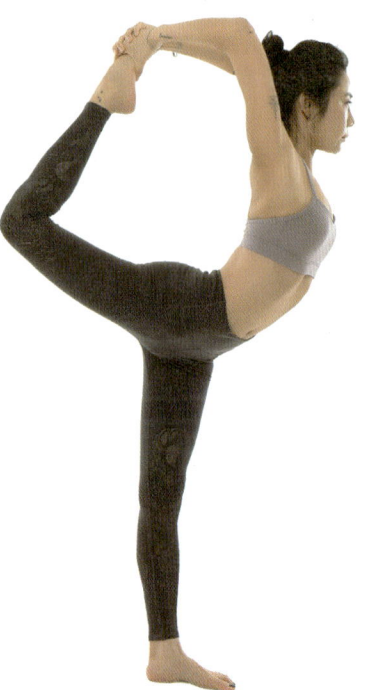

1. 마시는 숨에 가슴을 열어 어깨를 돌려줍니다.
2. 내쉬는 숨에 다리를 위로 더 뻗어줍니다.
3. 마시는 숨에 가슴을 더 많이 열고 이번엔 왼팔도 머리 뒤로 돌려 오른발등을 잡아줍니다.
4. 내쉬는 숨에 다리를 더 강하게 뻗어줍니다.
5. 30~60초 정도 호흡하면서 자세를 유지합니다.
6. 다리를 반대로 하여 반대쪽도 같은 방법으로 반복합니다.

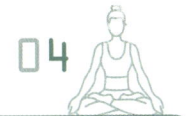

변형된 트위스트 자세

척추 전체를 스트레칭하는 동작으로 어깨의 유연성을 길러 줍니다.

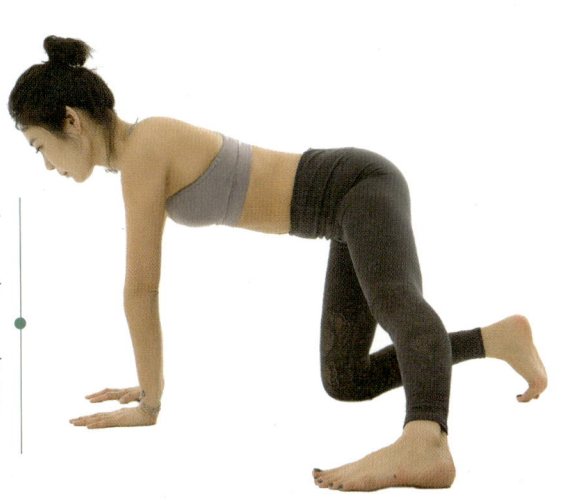

1. 두 팔은 어깨너비로 두 다리는 골반너비로 해서 기어가는 네발자세를 만들어 줍니다.
2. 왼 다리는 골반 위치에서 옆으로 쭉 뻗어줍니다.
3. 이때 오른 발꿈치는 세우고 왼발은 발목을 꺾어 발가락이 정면을 향하도록 만들어줍니다.

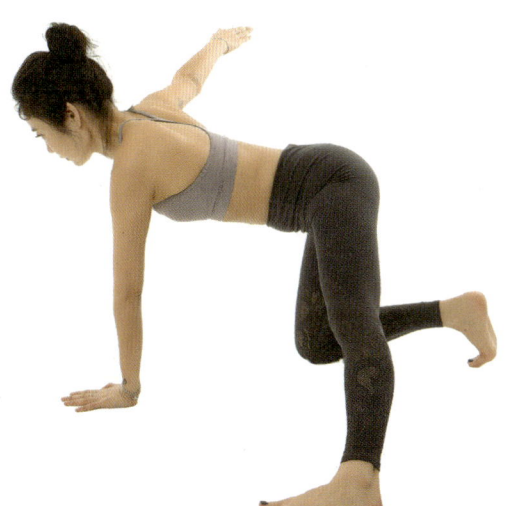

1. 마시는 숨에 오른팔을 옆으로 뻗어줍니다.

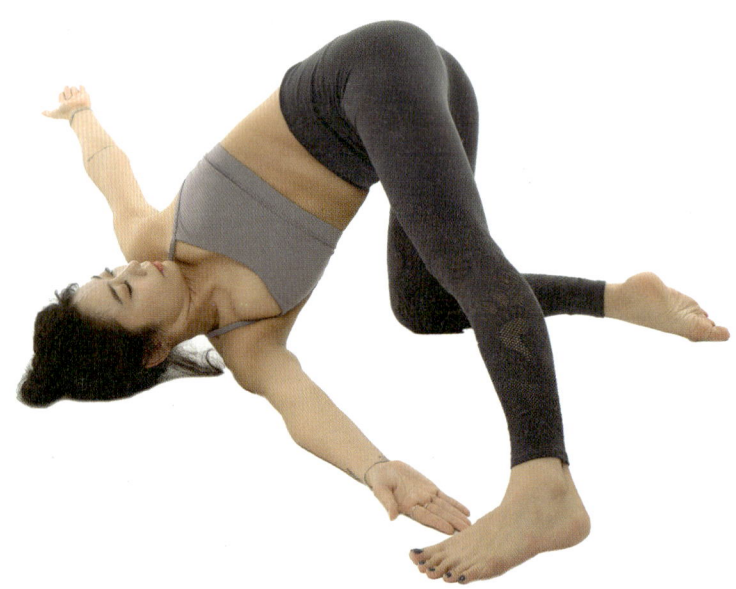

- 1. 내쉬는 숨에 오른손과 오른쪽 어깨를 반대쪽으로 깊숙이 넣어 줍니다.
- 2. 바닥을 짚은 왼을 높이 들어 최대한 뒤쪽으로 넘겨줍니다.
- 3. 자세를 30~60초 정도 유지하며 호흡합니다.
- 4. 시선은 천장을 바라볼 수 있도록 천천히 머리를 돌려 뒤통수를 바닥에 댑니다.
- 5. 반대쪽도 같은 방법으로 반복해봅니다.

05 변형된 고양이 자세 4

어깨 유연성을 길러 팔라인이 다듬어 지고 가슴을 확장하고 척추라인과 골반을 정렬하는데 좋은 자세입니다.

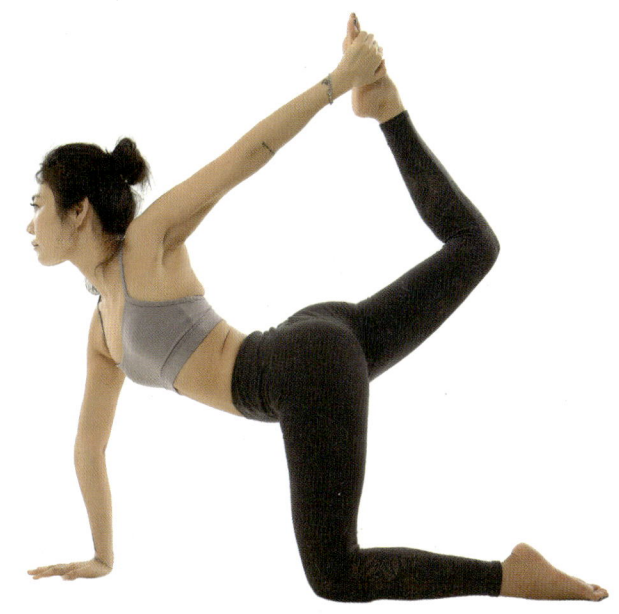

1. 두 팔은 어깨너비, 두 다리는 골반너비로 해서 기어가는 네 발 자세를 만들어 줍니다.
2. 왼손으로 오른 발등을 잡아줍니다. 이때 엄지 발날쪽으로 감싸쥐어줍니다.
3. 마시는 숨에 가슴을 쭉 열어줍니다

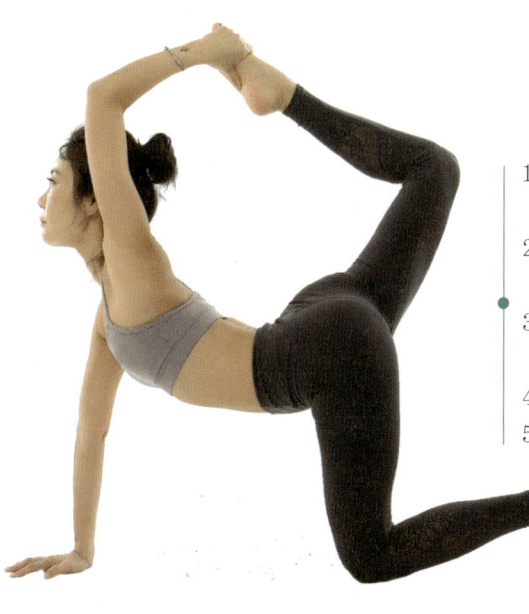

1. 내쉬는 숨에 팔꿈치가 앞으로 향하게 어깨를 돌려 줍니다.
2. 마시는 숨에 다리를 위쪽으로 좀 더 강하게 밀어 가슴이 확장될 수 있도록 합니다.
3. 동작을 할 때 손으로 발을 꼭 잡아 발을 놓치지 않도록 합니다.
4. 15~20초 정도 동작을 유지합니다.
5. 팔과 다리를 반대로 해서 반대쪽도 반복합니다.

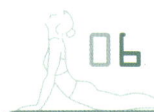

낙타자세

굽은 등을 펴주고 처진 어깨를 정상화 시켜줍니다. 엉덩이를 탄력있게 하고 척추와 고관절, 목근육을 강화해줍니다.

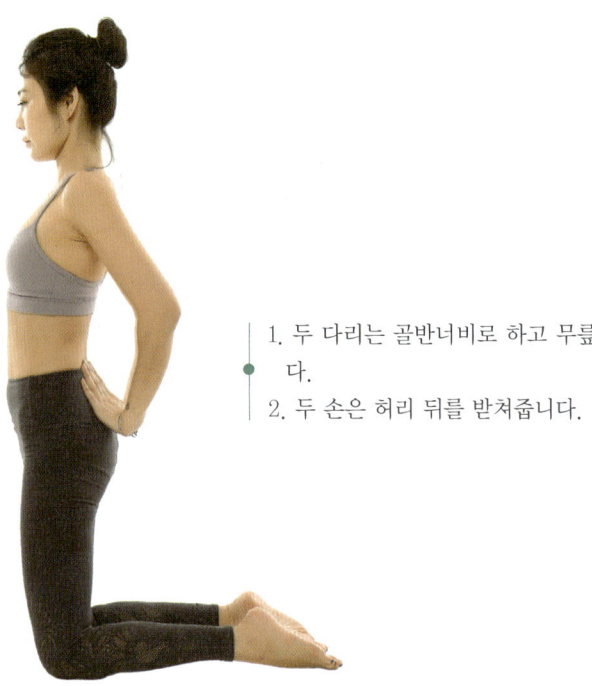

1. 두 다리는 골반너비로 하고 무릎으로 서 줍니다.
2. 두 손은 허리 뒤를 받쳐줍니다.

1. 마시는 숨에 상체를 천천히 뒤쪽으로 후굴합니다.
2. 내쉬는 숨에 골반을 앞으로 밀어줍니다.
3. 가슴이 충분히 열렸을 때 고개를 뒤쪽으로 젖혀줍니다.

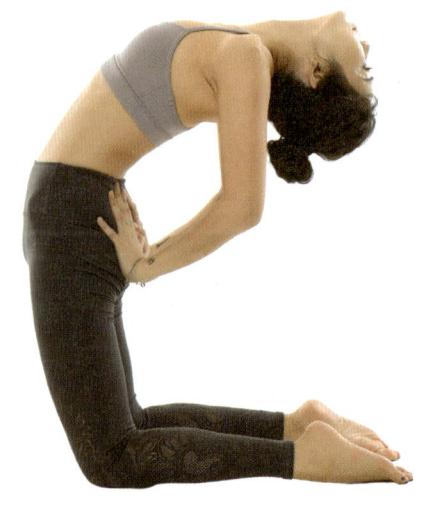

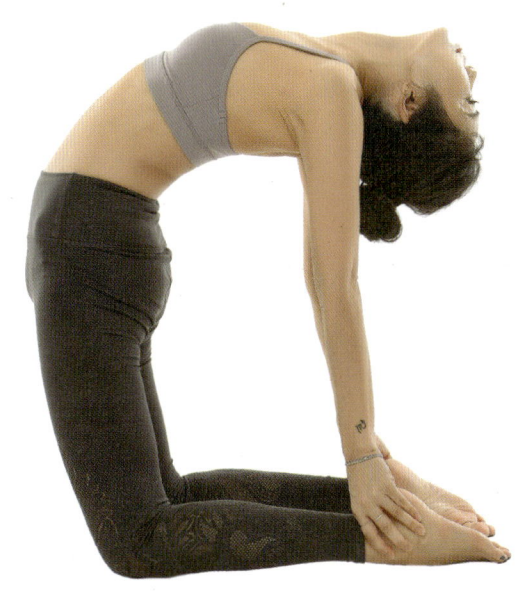

- 1. 충분히 후굴이 되었을 때 허리 뒤를 받치던 오른 손을 떼어 오른 발꿈치를 잡아줍니다.
- 2. 30~60초 정도 호흡하면서 자세를 유지합니다.
- 3. 제자리로 돌아올 때는 한 손 한 손 허리 뒤를 받치고 천천히 상체를 일으킵니다.
- 4. 동작이 끝나고 나면 아기자세로 쉬어줍니다.

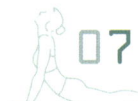

비둘기 자세

굽은 등과 어깨에 좋은 자세입니다. 하체의 혈액순환도 촉진해 주는 좋은 동작입니다.

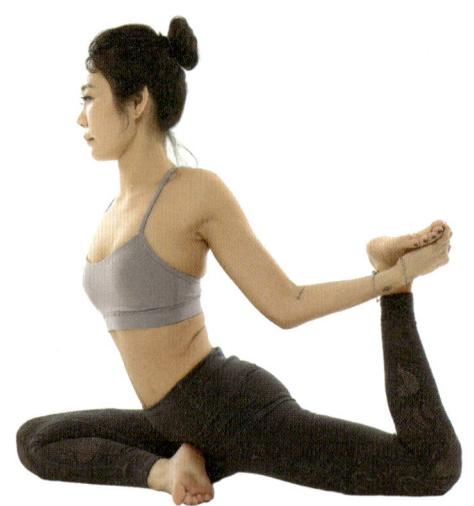

1. 오른 다리는 앞으로 구부려 발꿈치가 회음부 쪽으로 오게 합니다.
2. 왼 다리는 뒤쪽으로 쭉 뻗어 줍니다.
3. 왼 다리를 구부려 왼손으로 왼 발등을 감싸줍니다.
4. 발을 잡을 때 손가락이 엄지쪽 발날쪽으로 오게 잡아줍니다.

1. 마시는 숨에 어깨를 돌려 가슴을 열어 줍니다.
2. 내쉬는 숨에 머리를 뒤로 젖힙니다.
3. 오른팔을 등 뒤로 돌려 오른 발을 잡아줍니다.
4. 마시는 숨에 다리를 뒤로 밀어줍니다.
5. 이때 가슴을 좀 더 열 수 있도록 노력합니다.
6. 30~60초 정도 자세를 유지합니다.
7. 자세를 유지 후 돌아와 다리를 반대로 해서 반대쪽도 같은 방법으로 반복합니다.

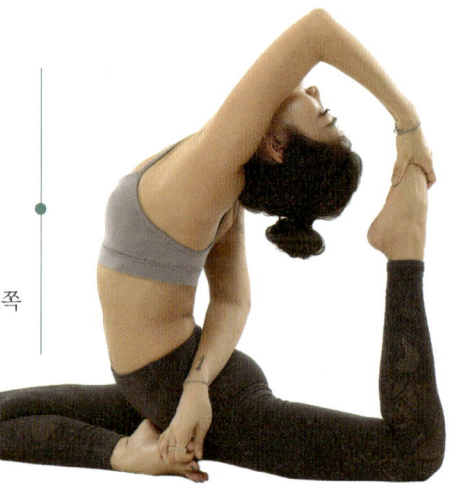

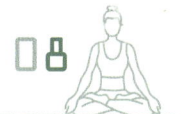

아치자세 Lv1

아치자세는 팔과 다리의 힘이 길러지고 등과 하체로 이어지는 뒤쪽 라인이 예뻐지는 효과가 있습니다. 가슴을 팽팽하게 여는 자세이기도 해서 몸 앞쪽 라인까지 스트레칭됩니다.

1. 두 다리를 골반너비로 하여 등을 바닥으로 누워줍니다.
2. 손가락을 어깨방향으로 손바닥을 귀옆에 두고 바닥을 짚어줍니다.
3. 두 다리를 구부려 발바닥을 바닥으로 합니다.

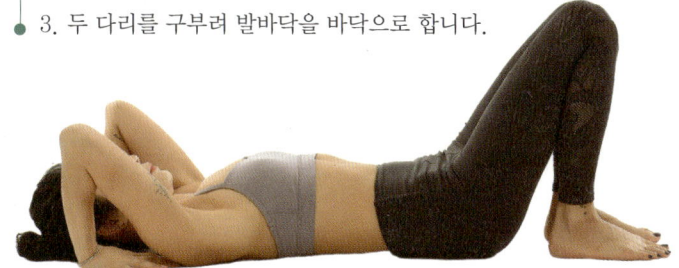

1. 마시는 숨에 골반을 들어 올립니다.
2. 숨을 내쉽니다.

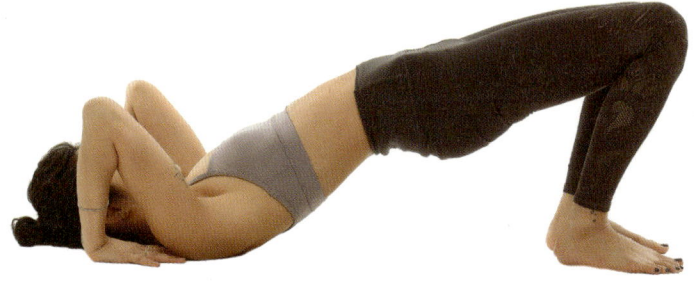

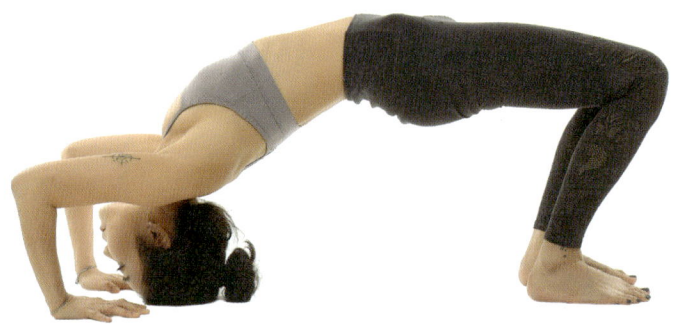

- 1. 마시는 숨에 골반을 들어 올립니다.
- 2. 내쉬는 숨에 정수리를 바닥에 댑니다.

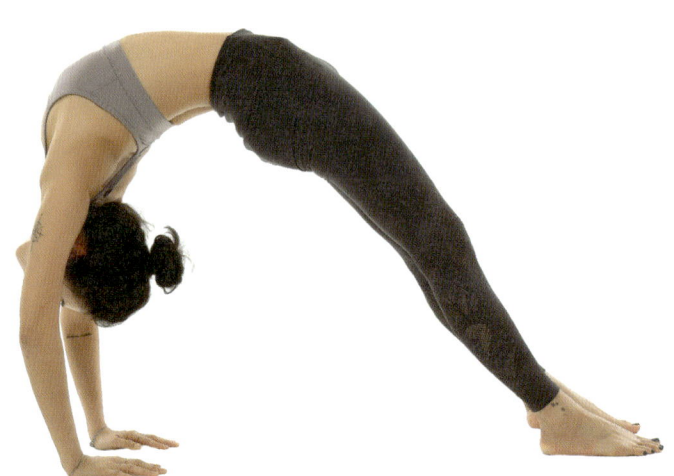

- 1. 마시는 숨에 두 팔을 쫙 펴서 몸을 끝까지 들어 올려 상체를 아치 모양으로 만들어 줍니다.
- 2. 내쉬는 숨에 어깨에서 손목까지 일직선을 만들고 두 다리를 쭉 펴줍니다.
- 3. 발끝이 바깥 방향으로 향하지 않도록 주의합니다.
- 4. 30~60초 정도 호흡하면서 자세를 유지합니다.
- 5. 제자리로 돌아갈 때는 역순으로 하고 마지막에 아기 자세로 쉬어줍니다.

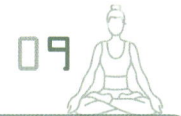

아치자세는 팔과 다리의 힘이 길러지고 등과 하체로 이어지는 뒤쪽 라인이 예뻐지는 효과가 있습니다. 가슴을 팽팽하게 여는 자세이기도 해서 몸 앞쪽 라인까지 스트레칭됩니다.

아치자세 Lv2

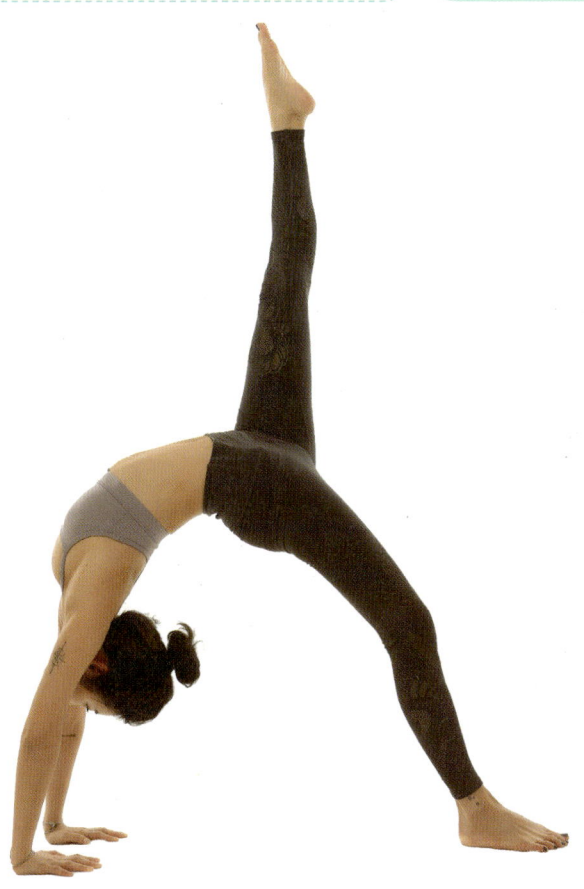

1. 앞의 '아치자세 Lv1' 자세에서 시작합니다.
2. 왼다리를 구부려 가슴쪽으로 당겨줍니다.
3. 마시는 숨에 왼 다리를 위쪽으로 쭉 뻗어줍니다.
4. 내쉬는 숨에 두 팔과 오른 다리에 힘을 주어 왼 다리를 더 위로 뻗어 올립니다.
5. 동작을 30~60초 정도 호흡하면서 자세를 유지합니다.
6. 다리를 내릴 때는 왼 다리를 구부려 가슴 쪽으로 당겼다가 바닥에 내립니다.
7. 반대쪽 다리도 같은 방법으로 반복합니다.
8. 두 다리 전부 동작을 하고 난 뒤 제자리로 돌아올 때는 완성된 동작의 역순으로 하고 마지막에 아기 자세로 쉬어줍니다.

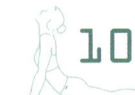

10 변형된 메뚜기 자세1

골반의 균형을 맞춰 주는 자세입니다. 등과 다리 뒤쪽의 대각선 라인에 자극을 주어 등 근육도 정리되고 힙업에도 도움이 됩니다.

1. 이마와 배를 바닥으로 엎드려줍니다.
2. 두 팔은 손바닥을 바닥으로 어깨너비로 벌려 쭉 뻗어줍니다.
3. 두 다리는 골반 너비로 벌려 발등을 바닥으로 놓습니다.

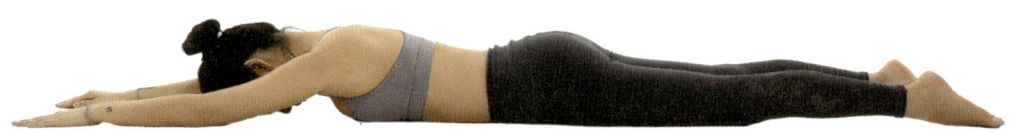

1. 마시는 숨에 오른 팔과 왼 다리를 위로 들어올립니다.
2. 동작을 할 때 왼손은 바닥을 짚고 오른 발등도 바닥으로 합니다.
3. 내쉬는 숨에 오른팔과 왼 다리를 제자리로 내립니다.
4. 마시는 숨에 왼팔과 오른 다리를 위로 들어 올립니다.
5. 내쉬는 숨에 왼팔과 오른 다리를 제자리로 내립니다.
6. 15회씩 3~5세트 반복합니다.

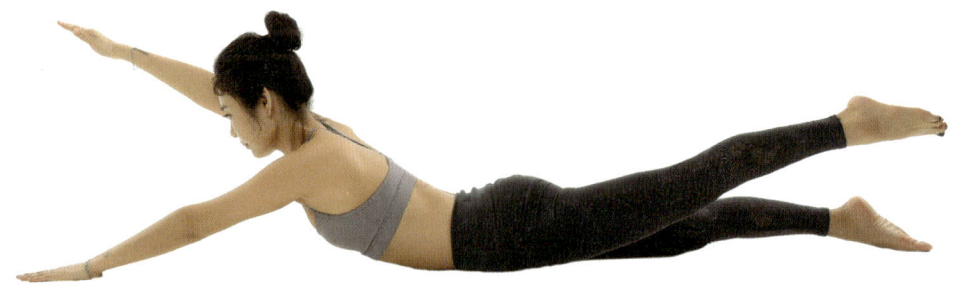

변형된 활자세 2

허벅지와 등 근육이 강화되고 척추가 유연해지는 동작입니다.

1. 이마와 배를 바닥에 대고 엎드려줍니다.
2. 두 팔은 머리 위로 뻗어올립니다.
3. 어깨가 긴장하지 않도록 합니다.
4. 왼손으로 오른 발등을 잡아줍니다.

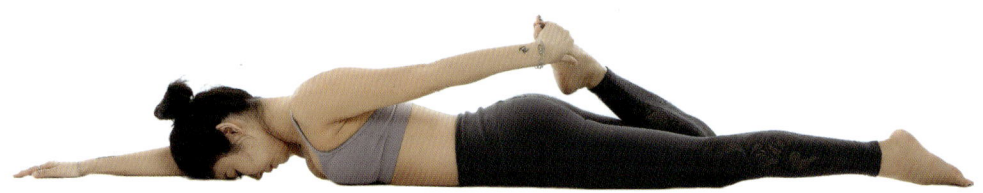

1. 마시는 숨에 오른 다리를 위로 밀어 올립니다.
2. 다리가 위로 올라가면서 자연스럽게 상체도 위로 올립니다.
3. 내쉬는 숨에 다리를 뒤로 밀어냅니다.
4. 이때 오른손은 바닥을 짚고 왼발등도 바닥에서 뜨지 않도록 합니다.
5. 30~60초 정도 호흡하면서 자세를 유지합니다.
6. 자세를 유지 후 돌아와 팔과 다리를 반대로 해서 반대쪽도 같은 방법으로 반복합니다.

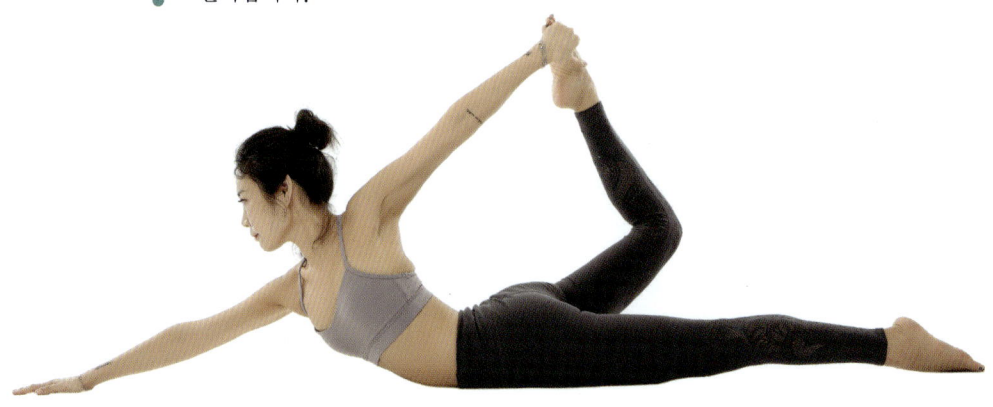

12주에 완성되는
슬림한 요가

초판 발행 2025년 08월 08일
초판 인쇄 2025년 08월 13일

지은이 여동구, 이정은
사진작가 나혁주
펴낸이 김태헌
펴낸곳 스타파이브

주소 경기도 고양시 일산서구 일산동 1093
출판등록 2021년 3월 11일 제2021-000062호
전화 031-911-3416
팩스 031-911-3417

*낙장 및 파본은 교환해 드립니다.
*본 도서는 무단 복제 및 전재를 법으로 금합니다.
*가격은 표지 뒷면에 표기되어 있습니다.